Interaktionsspannungen zwischen
Körperbehinderten und Nichtbehinderten

Interaktionsspannungen zwischen Körperbehinderten und Nichtbehinderten

Verbales und nonverbales Verhalten gegenüber Körperbehinderten

von

Heinrich Tröster

Bielefeld

Verlag für Psychologie · Dr. C. J. Hogrefe

Göttingen · Toronto · Zürich

Heinrich Tröster, Dipl.-Psych., Dr. phil., geb. 1953, Psychologie-Studium in Marburg/Lahn. 1980—1982 Wissenschaftlicher Mitarbeiter an der Klinik für Psychotherapie der Philipps-Universität Marburg. Seit 1982 Wissenschaftlicher Mitarbeiter in der Arbeitseinheit „Psychologische Rehabilitation II" der Fakultät für Psychologie und Sportwissenschaft der Universität Bielefeld.

Diese Arbeit wurde von der Fakultät für Psychologie und Sportwissenschaft der Universität Bielefeld im Februar 1987 als Dissertation angenommen und von der Westfälisch-Lippischen Universitätsgesellschaft mit dem Dissertationspreis 1987 ausgezeichnet. Die Arbeit ist im Sonderforschungsbereich 227 „Prävention und Intervention im Kindes- und Jugendalter" der Universität Bielefeld entstanden und wurde auf seine Veranlassung unter Verwendung der ihm von der Deutschen Forschungsgemeinschaft zur Verfügung gestellten Mittel gedruckt.

Druck und Bindearbeiten: Dieterichsche Universitätsbuchdruckerei
W. Fr. Kaestner GmbH & Co. KG, D-3400 Göttingen-Rosdorf.

Printed in Germany.

ISBN 3-8017-0309-6

Inhaltsverzeichnis

*) Auf die Wiedergabe des Anhangs dieser Arbeit wurde verzichtet. Eine Kopie des Anhangs kann vom Verfasser angefordert werden.

Verzeichnis der Abbildungen und Tabellen

Vorbemerkung

Für die meisten Nichtbehinderten sind soziale Kontakte zu behinderten Menschen nicht selbstverständlich. In der Regel sind Begegnungen mit Behinderten selten und werden, sofern sich zufällig ein Zusammentreffen ergibt, oftmals als ein außergewöhnliches Ereignis empfunden, das aus dem Rahmen alltäglicher sozialer Kontakte fällt. Außerhalb der Routine des gewohnten sozialen Umgangs stehend ist eine erstmalige Begegnung mit einem behinderten Menschen für die meisten Nichtbehinderten mit Unsicherheit und Verlegenheit verbunden und durch Spannungen und Mißverständnisse belastet, so daß soziale Kontakte zwischen Behinderten und Nichtbehinderten vielfach erst gar nicht zustande kommen oder aber frühzeitig abgebrochen werden. Dabei stehen dem Gelingen sozialer Interaktionen zwischen Behinderten und Nichtbehinderten weniger die 'physischen Barrieren' im Wege, die sich aus den funktionalen Beeinträchtigungen des Behinderten ergeben, vielmehr ist es oftmals ein beiderseitiges Gefühl von Unbehagen und Befangenheit, das als eine 'psychische Barriere' die Aufnahme und Aufrechterhaltung sozialer Kontakte zwischen Behinderten und Nichtbehinderten erschwert.

Welchen Beitrag kann nun die sozialpsychologische Forschung zum Abbau von Spannungen und Unbehagen zwischen Behinderten und Nichtbehinderten leisten? Bisher richtete sich das Interresse sozialpsychologischer Untersuchungen, soweit sie sich mit Fragestellungen der Rehabilitationspsychologie befaßten, vornehmlich auf die Erfassung von Einstellungen der Nichtbehinderten gegenüber Behinderten. Erfragt wurden Meinungen und Ansichten über Behinderte mit dem Ziel, Vorurteile gegenüber Behinderten offenzulegen sowie deren Ursachen und Auswirkungen aufzuklären. Im Vordergrund der praktischen Konsequenzen, die sich aus den Untersuchungsergebnissen ergeben, steht das Bemühen, durch Informationen und Aufklärung, aber auch durch die Förderung sozialer Kontakte zwischen Behinderten und Nichtbehinderten negative Einstellungen und Vorurteile abzubauen, um damit ein günstiges Meinungsklima für die soziale Integration behinderter Menschen in der Öffentlichkeit zu schaffen. So sollte beispielsweise durch das von der UNO 1981 proklamierte 'internationale Jahr der Behinderten' die Öffentlichkeit auf die Belange behinderter Menschen aufmerksam gemacht werden, um Verständnis und Interesse für die Probleme zu wecken, die sich für die Betroffenen aus der Behinderung ergeben. Das Ergebnis der zahlreichen Bemühungen offizieller und privater Initiativen wurde jedoch nicht nur von der wissenschaftlichen Begleitforschung skeptisch beurteilt, sondern auch von einem Teil der Betroffenen selbst scharf kritisiert (vgl. HOLTZ 1982).

Während Arbeiten zu Einstellungen gegenüber Behinderten vor allem in der deutschsprachigen Forschungsliteratur dominieren, wurde das konkrete Verhalten gegenüber behinderten Menschen bisher nur sehr selten untersucht. Trotz einer mittlerweile über 30-jährigen Forschungstradition auf diesem Gebiet bleibt weithin ungeklärt, wie Einstellungen gegenüber Behinderten im offenen Verhalten gegenüber einem behinderten Menschen wirksam werden und hinsichtlich welcher Aspekte sich das Verhalten gegenüber Behinderten von dem gegenüber Nichtbehinderten unterscheidet. Dementsprechend sind insbesondere Überlegungen darüber, in welcher Weise das Verhalten Nichtbehinderter bei der Begegnung mit Behinderten zu Spannungen und Unbehagen führt und mithin soziale Kontakte zwischen Behinderten und Nichtbehinderten erschwert, weitgehend auf Vermutungen, ungesicherten Annahmen und weitreichenden Verallgemeinerungen angewiesen. Obwohl die Benachteiligung behinderter Menschen in ihren Möglichkeiten, soziale Beziehungen zu Nichtbehinderten aufzubauen und aufrechtzuerhalten, offenkundig ist, fehlt es an gesicherten Erkenntnissen darüber, wie sich diese Benachteiligung in konkreten sozialen Interaktionen manifestiert und welche Prozesse dem zugrunde liegen.
Die vorliegende Untersuchung versucht, durch die Erfassung des offenen Verhaltens gegenüber körperbehinderten Interaktionspartnern Anhaltspunkte für die Mechanismen zu gewinnen, die Spannungen und Unbehagen zwischen Behinderten und Nichtbehinderten verursachen und aufrechterhalten. Eine experimentelle Untersuchung soll die Unterschiede im verbalen und nonverbalen Verhalten gegenüber körperbehinderten und nichtbehinderten Interaktionspartnern offenlegen. Von den Ergebnissen dieses Vergleichs werden Aufschlüsse über die Verhaltensmuster erwartet, die Spannungen in 'gemischten' Interaktionen hervorrufen und einer 'Normalisierung' sozialer Kontakte zwischen Behinderten und Nichtbehinderten entgegenstehen.
Mit dieser Problemstellung steht die Arbeit im Spannungsfeld zwischen einem eher anwendungsorientierten und einem eher grundlagenorientierten Interesse. Aus der Perspektive der angewandten Forschung geht es vorrangig darum, die Sicht für die Möglichkeiten zu eröffnen, Spannungen und Unbehagen zwischen Behinderten und Nichtbehinderten abzubauen und Ansätze für interventive oder präventive Maßnahmen zu erkunden, die 'gemischte' soziale Kontakte erleichtern und fördern. Demgegenüber liegt der Interessensschwerpunkt der sozialpsychologischen Grundlagenforschung stärker darin, Modelle zur Erklärung von 'Interaktionsspannungen' zwischen Behinderten und Nichtbehinderten zu entwickeln und anhand empirischer Daten zu evaluieren.

Aus diesen beiden Akzenten der Problemstellung (die sicherlich mit entsprechenden Erwartungen der Leser korrespondieren) ergeben sich teilweise unterschiedliche Anforderungen an die Untersuchung, die, wie sich im Verlauf der Auseinandersetzung mit dieser Thematik zeigte, nur schwer zu vereinbaren sind. Sollen in erster Linie Ansätze für die praktische Möglichkeiten des Abbaus von Spannungen und Unbehagen in tagtäglichen Begegnungen zwischen Behinderten und Nichtbehinderten gewonnen werden, wird es erforderlich, durch die Untersuchung alltagsnaher Interaktionen zwischen Behinderten und Nichtbehinderten der Komplexität sozialer Begegnungssituationen im Alltag möglichst umfassend Rechnung zu tragen, um die Übertragbarkeit der Ergebnisse auf ein breites Spektrum realer Kontaktsituationen sicherzustellen. Das Bemühen, komplexe soziale Begegnungssituationen in einer experimentellen Untersuchung nachzuvollziehen, stößt jedoch oftmals an die Notwendigkeit, aus dem vielschichtigen Bedingungsgefüge sozialer Interaktionen einzelne Faktoren zu isolieren und damit die Vielzahl möglicher Einflußfaktoren zu reduzieren, um die Determinanten spannungserzeugender Prozesse offenzulegen.
Um beiden Aspekten der Problemstellung gerecht zu werden, wurde versucht, allgemeine Ansätze und Ergebnisse der Sozialpsychologie mit einer eher an den praktischen Problemen orientierten Sichtweise der Rehabilitationspsychologie zu verbinden. Daran ist die Hoffnung geknüpft, daß die Ergebnisse einer vorwiegend experimentell arbeitenden Sozialpsychologie für die konkreten Problemstellungen der Rehabilitationspsychologie und deren Ziel, die soziale Ein– bzw. Wiedereingliederung behinderter Menschen zu fördern, nutzbar gemacht werden können.

Während meiner Arbeit an dieser Untersuchung habe ich von vielen Seiten Unterstützung und Hilfe erhalten. Mein besonderer Dank gilt meiner Lebensgefährtin, Frau Elfi Czernik, die mir durch ihre Anteilnahme den notwendigen Rückhalt für die Fertigstellung dieser Arbeit gegeben hat. Herrn Prof. Dr. Michael Brambring danke ich für seine fachliche und persönliche Unterstützung. Für zahlreiche Anregungen und für die kritische Durchsicht des Manuskripts danke ich meiner Kollegin, Frau Dr. Rosemarie Mielke. Einen herzlichen Dank auch an die Mitarbeiterinnen der Arbeitseinheit 'Psychologische Rehabilitation II', Frau Petra Udelhoven, Frau Helga Oldendörp und Frau Gertrud Immelmann, die zur Fertigstellung des Manuskripts beigetragen haben.

Bielefeld, im Frühjahr 1988 — Heinrich Tröster

1. Stand der Forschung

1.1. Interaktionsspannungen zwischen Behinderten und Nichtbehinderten

Ungeachtet der Anstrengungen in der medizinischen, schulischen und beruflichen Rehabilitation und der Verbesserung gesetzlicher Regelungen sind behinderte Menschen auf vielfältige Weise benachteiligt. Diese Benachteiligung wird in den verschiedensten Bereichen offenkundig und ist an unterschiedlichen Parametern ablesbar: So können beispielsweise die Bildungs– und Ausbildungsmöglichkeiten für Behinderte analysiert, die Beschäftigungs– und Berufsaussichten Behinderter mit denen Nichtbehinderter verglichen oder die ökonomischen Bedingungen behinderter Menschen untersucht werden. An vielen dieser Gradmesser gesellschaftlicher Lebenschancen wird ersichtlich, daß das Ziel der 'vollständigen Teilhabe am gesellschaftlichen Leben' für behinderte Menschen noch weit entfernt ist.
Die Benachteiligungen Behinderter zeigen sich jedoch nicht nur in der Verteilung der materiellen Resourcen, etwa in den eingeschränkten Berufs–und Ausbildungsmöglichkeiten, in den verminderten Zugangschancen zum Arbeitmarkt oder in den vielfach ungünstigen ökonomischen Bedingungen. Vielschichtige Benachteiligungen sind für Behinderte auch, und möglicherweise besonders folgenschwer, auf der Ebene konkreter sozialer Interaktion im Alltag erfahrbar. In alltäglichen Begegnungssituationen mit Nichtbehinderten werden die Schwierigkeiten Behinderter deutlich, soziale Kontakte zu Nichtbehinderten zu knüpfen, aufzubauen und aufrechtzuerhalten. Diese Beeinträchtigung sozialer Kontaktmöglichkeiten verhindert letztlich die volle gesellschaftliche Partizipation und trägt zur sozialen Isolation behinderter Menschen bei.
Die vielfältigen Schwierigkeiten, mit denen Behinderte in alltäglichen Begegnungen mit Nichtbehinderten konfrontiert sind und die größeren Anstrengungen, die von ihnen beim Aufbau und bei der Aufrechterhaltung sozialer Beziehungen zu Nichtbehinderten gefordert werden, ergeben sich jedoch nicht, oder nur zum geringeren Teil, aufgrund der mit der Behinderung einhergehenden Funktions– und Aktivitätseinschränkungen, die oftmals kompensiert oder gemindert werden können. Vielmehr erweist sich die Behinderung in der sozialen Interaktion mit Nichtbehinderten als eine psychologische Barriere, die, ungeachtet ihrer funktionalen Auswirkungen, den spannungsfreien Ablauf der Interaktion gefährdet und so die Anbahnung sozialer Kontakte vielfach schon im Anfangsstadium unterbindet. In den alltäglichen Begegnungen mit Nichtbehinderten entpuppt sich so die Behinderung als ein 'Stigma', das die Entwicklung tragfähiger sozialer Beziehungen für den Behinderten nachhaltig erschwert.
Als Ausgangspunkt und Grundlage für die Beeinträchtigung gesellschaftlicher Partizipationsmöglichkeiten behinderter Menschen können die vielschichtigen Belastungen alltäglicher sozialer Kontakte zwischen Behinderten und Nichtbehinderten angesehen werden. Ein beiderseitiges Unbehagen, eine mehr oder weniger kaschierte Verlegenheit und eine unterschwellige Beklommenheit kenn-

zeichnen in weitem Umfang erstmalige Begegnungen zwischen Behinderten und Nichtbehinderten. Daran wird deutlich, daß im Vergleich zur Routine des alltäglichen sozialen Umgangs zwischen Nichtbehinderten, Interaktion zwischen Behinderten und Nichtbehinderten in besonderer Weise belastet und für beide Partner mit Spannungen und Verunsicherungen verbunden sind.
Diese Belastungen sozialer Kontakte zwischen Behinderten und Nichtbehinderten werden im folgenden zusammenfassend mit dem Begriff 'Interaktionsspannungen' gekennzeichnet. Mit der Wahl dieses Etiketts soll verdeutlicht werden, daß aufgrund der Behinderung eines Partners der normale, reibungslose Fluß sozialer Interaktion gestört, eine spannungsfreie Begegnung erschwert und damit der Kontakt zwischen Behinderten und Nichtbehinderten einer besonderen Belastung ausgesetzt ist. Anhaltspunkte für die Störungen 'gemischter' Interaktion finden sich auf verschiedenen Ebenen: Interaktionsspannungen äußern sich im beiderseitigen Gefühl des Unbehagens, der Verlegenheit und der Befangenheit während der Interaktion, zeigen sich in einer allgemeinen Verhaltensunsicherheit und Gehemmtheit Nichtbehinderter in ihrem Verhalten gegenüber Behinderten und werden durch offene oder versteckte Tendenzen Nichtbehinderter offenkundig, enge Kontakte zu Behinderten zu meiden. STENSRUD & STENSRUD (1981) sprechen von einem 'interpersonalen Streß' und kennzeichnen damit die besondere Belastung Behinderter in sozialen Interaktionen mit Nichtbehinderten. Aufgrund der zahlreichen Hinweise auf Verhaltensunsicherheiten und Meinungstendenzen Nichtbehinderter gegenüber Körperbehinderten diagnostiziert CLOERKES (1979) eine "pathologische Grundstruktur der Interaktion mit physisch abweichenden Personen" (CLOERKES 1979, S. 411).
Auf die negativen Auswirkungen der Behinderung in sozialen Kontakten mit Nichtbehinderten und der damit verbundenen Gefahr der sozialen Isolation behinderter Menschen ist wiederholt hingewiesen worden (vgl. z.B. HENSLE 1979). So ist auch die Notwendigkeit, neben der medizinischen, der schulischen und der beruflichen Rehabilitation die soziale Ein– bzw. Wiedereingliederung behinderter Menschen zu fördern, unbestritten.
Die Erörterung der Beeinträchtigungen und Schwierigkeiten sozialer Beziehungen zwischen Behinderten und Nichtbehinderten endet jedoch vielfach mit dem Hinweis auf negative Einstellungen, Vorurteile und diskriminierendes Verhalten Nichtbehinderter. Damit wird jedoch nicht deutlich, in welchen Verhaltensweisen sich Interaktionsspannungen während einer konkreten Interaktion zwischen Behinderten und Nichtbehinderten manifestieren und welche psychischen Mechanismen der Interaktionsstörung zugrunde liegen.
Mit dem Ziel, diese Lücke zu schließen, wurden in der vorliegenden Arbeit die Auswirkungen der Behinderung auf das verbale und nonverbale Verhalten nichtbehinderter Interaktionspartner untersucht. Durch die Aufdeckung der Unterschiede im Interaktionsverhalten Nichtbehinderter in Abhängigkeit von der Behinderung des Interaktionspartners sollte die Verhaltensgrundlage der Interaktionsspannungen zwischen Behinderten und Nichtbehinderten aufgeklärt und ein Beitrag zur Erklärung des beiderseitigen Unbehagens, der Spannung und der Unsicherheit in 'gemischten' sozialen Kontakten geleistet werden.

1.1.1. Präzisierung der Themenstellung: Interaktion und Behinderung

Angesichts der vielfältigen Formen sozialer Interaktion sowie der großen Bandbreite unterschiedlicher Behinderung ist eine Eingrenzung des Themenbereichs notwendig, um den Ausschnitt sozialer Kontakte zwischen Behinderten und Nichtbehinderten im Alltag zu verdeutlichen, der im Rahmen dieser Arbeit aufgegriffen wird. Eine erste Konturierung der Problemstellung ergibt sich mit einer Präzisierung der Begriffe 'Interaktion' und 'Behinderung'.

Präzisierung des Ausschnitts sozialer Interaktionen. Im weitesten Sinne kann unter einer Interaktion ein wechselseitig aufeinander bezogenes verbales und/ oder nonverbales Verhalten zweier oder mehrerer (physisch–anwesender) Personen verstanden werden. Diese allgemeine und umfassende Definition beinhaltet jedoch eine große Vielfalt unterschiedlicher Formen und Arten von Interaktionen, so daß zur näheren Charakterisierung des Typs sozialer Kontakte, auf die sich die folgenden Ausführungen beziehen werden, eine weitere Spezifizierung erforderlich wird.
Eine sicherlich nicht erschöpfende Unterscheidung verschiedener Arten von Interaktionen nach dem Grad der Verbindlichkeit kann die angesprochenen sozialen Kontakte zwischen Behinderten und Nichtbehinderten am besten verdeutlichen. Dem einen Extrempol dieser Dimension können unverbindliche und zufällige Begegnungen zwischen Behinderten und Nichtbehinderten zugeordnet werden, die ein nur kurzzeitiges, zufälliges und in weitgehend standardisierter Form ablaufendes Aufeinandertreffen beinhalten, die von den Partnern keine persönliche Beteiligung, sondern nur eine beiläufige und oberflächliche Zuwendung erfordern und bei denen die Beteiligten kein längerfristiges Zusammensein oder zukünftige Kontakte erwarten. Beispiele dafür sind flüchtige Begegnungen zwischen Behinderten und Nichtbehinderten auf der Straße, in Geschäften, im Bus oder in der Straßenbahn etc., die für die Beteiligten in der Regel keine Konsequenzen nach sich ziehen.
Den anderen Extrempol dieser Dimension bilden Interaktionen zwischen engen Freunden, zwischen Familienmitgliedern oder zwischen Ehepartnern etc., die auf längerfristigen, persönlichen Beziehungen der Interaktionspartner aufbauen und eine zukünfige Beziehung mit einschließen. Die Verbindlichkeit des Kontaktes ergibt sich aus einer gemeinsamen 'Geschichte' (d.h. gemeinsamen Erfahrungen der Partner) und der Erwartung einer gemeinsamen 'Zukunft' (d.h. zukünftigen Interaktionen) der Beziehung.
Mit dem Thema dieser Arbeit werden soziale Kontakte zwischen Behinderten und Nichtbehinderten aufgegriffen, die weder so unverbindlich sind wie flüchtige Begegnungen auf der Straße oder in Geschäften, noch den Grad an Verbindlichkeit besitzen wie Gespräche zwischen guten Bekannten, zwischen Freunden oder zwischen Familienmitgliedern. Der angesprochene Ausschnitt sozialer Kontakte kann durch einige Aspekte näher eingegrenzt und schwerpunktartig charakterisiert werden: (1) Es sind erstmalige Begegnungen zwischen einander unbekannten Personen. Die Interaktion baut somit nicht auf gemeinsamen Erfah-

rungen auf und hat insofern keine 'Geschichte'. (2) Die Rahmenbedingungen der Interaktion lassen von den Beteiligten nicht nur eine oberflächliche und beiläufige Aufmerksamkeit, sondern ein gewisses Maß an persönlicher Beteiligung und Zuwendung für den Partner erwarten. (3) Aufgrund der Dauer der Interaktion und/oder aufgrund des Grades gegenseitiger Zuwendung kann sich, über äußere Merkmale hinaus, ein erster Eindruck vom Partner bilden, so daß ein gegenseitiges Kennenlernen und ein Anknüpfen eines eventuell längerfristigen Kontaktes möglich ist.
Beispiele für diesen Ausschnitt sozialer Interaktionen sind Begegnungen zwischen Behinderten und Nichtbehinderten anläßlich einer Geselligkeit, ein erstmaliges Zusammentreffen am Arbeitsplatz oder in der Schule, Gespräche, die sich in Lokalen, im Restaurant oder im Zugabteil ergeben, etc. Nicht eingeschlossen sind Kontakte zwischen Behinderten und Nichtbehinderten, die sich in erster Linie aufgrund der sozialen Rollen der Beteiligten ergeben oder die durch die Ausübung berufsbezogener Rollen geprägt sind, wie beispielsweise Arzt–Patient–, Lehrer–Schüler–, Arbeitgeber–Arbeitnehmer–Kontakte.

Eingrenzung der Behinderung. Behinderung wird allgemein durch drei Komponenten, 'Impairment', 'Disability' und 'Handicap' definiert (vgl. World Health Organization 1980): Eine Schädigung physiologischer und/ oder anatomischer Strukturen (Impairment) führt zu Funktions– und Aktivitätseinschränkungen (Disability), die für den Betroffenen Benachteiligungen im sozialen Kontext (Handicap) zur Folge haben. Diese drei Bestimmungsstücke erlauben einerseits eine Unterscheidung zwischen 'Behinderung' und 'Krankheit', sowie andererseits eine Abgrenzung der Gruppe der Behinderten von anderen, sozial–benachteiligten Randgruppen (z.B. Nichtseßhafte, Ausländer). Als Grundlage und Ausgangspunkt für die Analyse der Auswirkungen der Behinderung in sozialen Interaktionen mit Nichtbehinderten ist diese weitgefaßte Definition jedoch nicht ausreichend, da die im sozialen Kontakt mit Nichtbehinderten bedeutsamen Determinanten der Behinderung nicht deutlich werden.
Mit Blick auf die große Bandbreite unterschiedlicher Behinderungen kann nicht davon ausgegangen werden, daß alle Behinderungen gleiche oder ähnliche Implikationen für soziale Interaktionen haben. Vielmehr ist die Belastung sozialer Kontakte mit Behinderten wesentlich von der Art und dem Ausmaß der Behinderung abhängig. Damit wird eine nähere Spezifizierung der Behinderungsform notwendig, auf die sich die Problemstellung der Arbeit bezieht. Dazu werden zunächst einige allgemeine Gesichtspunkte herausgestellt, nach denen Behinderungen im Hinblick auf ihre Bedeutsamkeit in sozialen Interaktionen mit Nichtbehinderten zusammengefaßt bzw. unterschieden werden können.

Funktionale Beeinträchtigung kommunikativer Fähigkeiten. Für Art und Ausmaß der Auswirkungen einer Behinderung in der Interaktion ist es zunächst einmal bedeutsam, ob und in welchem Umfang die Behinderung für den Betroffenen eine Beeinträchtigung seiner kommunikativen Fähigkeiten beinhaltet. So ist beispielsweise die Kommunikation mit Stotterern oder Gehörlosen unmittelbar durch die funktionalen Konsequenzen der Behinderung erschwert. Dementsprechend stellen soziale Kontakte mit Sprach–, Hör– oder Sehbehinderten andere, stärker durch den Ausfall des jeweiligen Gesichtssinns bestimmte Anforderungen an die Interaktionspartner als beispielsweise Begegnungen zwischen Körperbehinderten und Nichtbehinderten. Unter diesem Gesichtspunkt können Sinnesbehinderungen (Hörbehinderung, Sprachbehinderung, Sehbehinderung) und geistige Behinderung, die mit einer direkten Beeinträchtigung kommunikativer Fähigkeiten und Fertigkeiten verbunden sind, von den Behinderungen unterschieden werden, die für den Interaktionspartner zwar auffällig sind, jedoch nicht unmittelbar die kommunikative Kompetenz des Betroffenen mindern.

Auffälligkeit der Behinderung. Sowohl für den Nichtbehinderten als auch für den Behinderten ist es entscheidend, ob die Behinderung für den Interaktionspartner während des ersten Zusammentreffens unmittelbar auffällig ist oder erst im weiteren Verlauf des Kontaktes bemerkt wird.
Unmittelbar auffällig sind sichtbare Behinderungen (z.B. orthopädische oder kosmetische Behinderungen), die bei der ersten Begegnung sofort ins Auge fallen und somit für den Nichtbehinderten das dominierende Merkmal seines Gegenüber darstellen. Demgegenüber sind nicht–sichtbare Behinderungen (z.B. chronische Krankheiten wie Epilepsie etc., psychische Behinderung, Lernbehinderung, Alkoholabhängigkeit etc.) während des ersten Zusammentreffens für den Nichtbehinderten nicht unmittelbar auffällig und werden dementsprechend erst im weiteren Verlauf der Begegnung oder unter Umständen erst in näheren, längerfristigen Kontakten für die Interaktionspartner bedeutsam.
Der Grad der Auffälligkeit ist jedoch nicht allein von der Sichtbarkeit der Behinderung, sondern gelegentlich auch von den situativen Gegebenheiten des sozialen Kontaktes abhängig. So wird beispielsweise eine Gehörlosigkeit oder eine Sprachbehinderung erst während eines Gesprächs in erheblichem Maße auffällig, während sie bei Begegnungen auf der Straße nicht bemerkt wird. Dagegen ist die Behinderung eines Beinamputierten während einer Unterhaltung für den Interaktionspartner nicht oder nur in geringem Maße auffällig, wohingegen sie für Passanten auf der Straße sofort offenkundig wird.
Auch das Verhalten des Behinderten in Interaktionen mit Nichtbehinderten wird möglicherweise vom Grad der Auffälligkeit seiner Behinderung bestimmt. Im Hinblick auf die Visibilität der Behinderung unterscheidet GOFFMAN (1967, S. 56f) die Situation des `Diskreditierten' , dessen Stigma sich dem Gegenüber unmittelbar aufdrängt und der somit seine Behinderung nicht verbergen kann, von der Situation des `Diskeditierbaren' , dessen Stigma nicht sofort offensichtlich wird und der damit die Möglichkeit hat, im sozialen Kontakt mit Nichtbehinderten die Information über seine Behinderung zu steuern (`Stigma–Management').

Ästhetische Beeinträchtigung durch die Behinderung. Mit Blick auf die Bedeutung der physischen Attraktivität für die Anbahnung neuer Kontakte und den weiteren Aufbau langfristiger sozialer Beziehungen ist anzunehmen, daß Reaktionen Nichtbehinderter wie auch das Verhalten Behinderter in sozialen Interaktionen in erheblichem Maße vom Grad der ästhetischen Beeinträchtigung abhängig sind, die mit der Behinderung verbunden sind. So werden "ästhetische Barrieren" (HENSLE 1979, S. 218) vielfach als die wichtigste Ursache für die soziale Distanz zu Behinderten angesehen (vgl. SEYWALD 1976, 1977; ALTEMÖLLER & EGGERT 1981). Nach dem Ausmaß der ästhetischen Beeinträchtigung sind kosmetische Behinderungen (Gesichtsentstellung, Fettleibigkeit), Mißbildungen und Kleinwüchsigkeit solchen Behinderungen gegenüberzustellen, die das äußere Erscheinungsbild des Behinderten in der Regel nicht (z.B. Gehörlosigkeit, Sprachbehinderung) oder nur wenig (z.B. Blindheit, leichte orthopädische Behinderungen) beeinträchtigen.

Angenommene Ursache der Behinderung. Eine weitere Determinante sozialer Reaktionen gegenüber Behinderten sind Vorstellungen Nichtbehinderter über die Ursachen der Behinderung. Für die soziale Distanz zu Behinderten ist dabei von besonderer Bedeutung, inwieweit dem Behinderten eine Eigenverantwortung für seine Behinderung unterstellt wird (vgl. FREIDSON 1966). Im Hinblick auf die von Nichtbehinderten wahrgenommene Verantwortlichkeit des Behinderten können Drogenabhängigkeit, Alkoholabhängigkeit und Fettleibigkeit, deren Ursache vielfach in einem moralischen Fehlverhalten des Betroffenen gesehen wird, von anderen Behinderungen unterschieden werden, deren Verursachung in der Regel weniger dem Behinderten selbst zugeschrieben wird.
Die Themenstellung dieser Arbeit bezieht sich auf soziale Interaktionen zwischen Nichtbehinderten und Körperbehinderten. Diese Spezifizierung der Behinderung umfaßt allerdings noch eine große Bandbreite unterschiedlicher körperlicher Schädigungen (z.B. vielfältige Formen orthopädischer und kosmetischer Behinderungen, Mißbildungen, Haltungsschäden), die jedoch auf der Grundlage der oben skizzierten Gesichtspunkte im Hinblick auf ihre Implikation in der sozialen Interaktion mit Nichtbehinderten zusammengefaßt werden können: Mit der Körperbehinderung werden Behinderungen angesprochen, die im allgemeinen keine Einschränkung kommunikativer Fähigkeiten zur Folge haben, bei denen dem Betroffenen keine Eigenverantwortung unterstellt wird, die aber aufgrund ihrer Visibilität in der Interaktion in der Regel in starkem Maße auffällig und, in Abhängigkeit von Form und Ausmaß der körperlichen Schädigung, mit einer ästhetischen Beeinträchtigung verbunden sind. Mit dieser Einordnung der Körperbehinderung sollte, in Abgrenzung zu anderen Behinderungen, die allgemeine Grundlage der Schwierigkeiten deutlich werden, die sich in Interaktionen zwischen Nichtbehinderten und Körperbehinderten für beide Partner ergeben.

1.1.2. Die Belastung sozialer Kontakte aus der Sicht Körperbehinderter und Nichtbehinderter

Erste Aufschlüsse über die Belastung sozialer Interaktionen zwischen Körperbehinderten und Nichtbehinderten ergeben sich aus den Erfahrungen der Beteiligten. Dabei lassen sich bereits einige allgemeine Problembereiche erkennen, die, ungeachtet der Vielfalt individueller Erfahrungen, oftmals Anlaß für Spannungen, Unbehagen und Verlegenheit in der Interaktion sind und so den Aufbau stabiler sozialer Beziehungen zwischen Körperbehinderten und Nichtbehinderten häufig schon im Anfangsstadium des Kontaktes gefährden.

Belastungen der sozialen Interaktion aus der Sicht Körperbehinderter. Ausführliche Interviews mit Körperbehinderten über ihre Schwierigkeiten und Probleme mit Nichtbehinderten (z.B. WHITE et al. 1948; vgl. auch WRIGHT 1960) sowie Erfahrungsberichte Behinderter (ZOLA 1981; EGGLI 1981), aber auch die Erlebnisse Nichtbehinderter bei der Simulation einer Körperbehinderung (KLEE 1980, S. 144f; MATTHEWS 1980) veranschaulichen das Spektrum der Schwierigkeiten, mit dem Körperbehinderte im Kontakt mit Nichtbehinderten konfrontiert sind. Im einzelnen lassen sich drei Verhaltensbereiche Nichtbehinderter näher herausstellen, von denen aus der Sicht Körperbehinderter eine besondere Belastung der Interaktion ausgeht (vgl. WRIGHT 1960).

Neugierverhalten Nichtbehinderter. Eine sichtbare Behinderung, als ein ungewöhnliches, 'kurioses' Attribut seines behinderten Interaktionspartners nimmt oftmals die Aufmerksamkeit des Nichtbehinderten in einer Weise in Anspruch, die vom Körperbehinderten als unangenehm und belastend empfunden wird. Vor allem im Anfangsstadium des Kontaktes findet die Behinderung häufig eine übermäßige und vielfach als ungebührlich empfundene Beachtung des nichtbehinderten Interaktionspartners, die sich im `Anstarren' des behinderten Gegenübers, in verstohlenen Blicken auf seine Behinderung oder aber in unangemessenen Fragen nach der Behinderung äußert. Da eine offen gezeigte Neugierde die Regel der Höflichkeit und des Anstandes verletzt, wird die durch die Behinderung gefesselte Aufmerksamkeit Nichtbehinderter eher in verdeckter als in offener Form zum Ausdruck kommen, so daß auch bei Nichtbehinderten Spannungen und Unbehagen entstehen.
Da für den Betroffenen die Behinderung ein untrennbarer Bestandteil seines Körpers ist, wird ein offenes Anstarren, ein mehr oder weniger verstecktes Hinsehen und insbesondere taktlose Fragen nach und Anspielungen auf die Behinderung von Behinderten häufig als eine Verletzung ihrer Privatsphäre empfunden. Diesem Eindringen in die Privatsphäre kann sich der Körperbehinderte nicht erwehren, da er aufgrund der Sichtbarkeit seiner Behinderung keine Möglichkeit hat, diese zu verbergen oder Art und Umfang ihrer Offenlegung in der Interaktion zu kontrollieren.

Hilfreiches Verhalten Nichtbehinderter. Je nach Art und Ausmaß der mit der Behinderung einhergehenden Funktionsbeeinträchtigungen sowie in Abhängigkeit von den Erfordernissen der Situation ist der Behinderte auf die Unterstützung und Hilfeleistungen durch Nichtbehinderte angewiesen, die eine weitere Quelle der Belastung der Interaktion zwischen Behinderten und Nichtbehinderten sein können.
So gaben 20% der von JAKUBIK (1978) befragten Körperbehinderten an, "daß die oft unsachgemäße Hilfestellung seitens der Nichtbehinderten für sie ein zusätzliches Handicap bedeutet" (JAKUBIK 1978, S.203). Aber nicht allein die Unangemessenheit der Hilfeleistungen Nichtbehinderter, als ein häufiger Anlaß für Mißverständnisse und Fehleinschätzungen, erschwert die soziale Interaktion, vielmehr gefährdet das vielfältige Angewiesensein auf die Hilfestellung Nichtbehinderter grundsätzlich die Selbstndigkeit und Unabhängigkeit des Behinderten. Diese Abhängigkeit von der Unterstützung durch Nichtbehinderte ist für den Betroffenen häufig mit dem Gefühl der Hilflosigkeit, des Ausgeliefertseins oder des \`Anderen–zur–Last–fallens' verbunden und wird als eine Einschränkung der Selbstbestimmung erlebt. Unabhängig von der Notwendigkeit und Angemessenheit der Hilfestellung ist die Einseitigkeit des Gebens und Nehmens von Hilfe vielfach die Grundlage für eine asymmetrische, ungleichgewichtige Beziehung zwischen Nichtbehinderten und Behinderten, in der die soziale Stellung des Behinderten gefährdet und seine unterlegene Position im sozialen Kontakt mit Nichtbehinderten festgelegt ist. Insofern der Behinderte eine gute Absicht des nichtbehinderten Helfers unterstellen muß, wird es ihm schwer fallen, die angebotene oder aufgedrängte Hilfe zurückzuweisen, um auf diese Weise seine Unabhängigkeit und Selbständigkeit zu wahren.

Freundliches Verhalten Nichtbehinderter. Im Unterschied zu Interaktionen zwischen Nichtbehinderten werden Sympathiebekundungen Nichtbehinderter im sozialen Kontakt mit Behinderten von diesen häufig ambivalent erlebt und können so zu einer Quelle von Spannungen und Unbehagen werden.
Angesichts eines freundlichen, zuvorkommenden und rücksichtsvollen Verhaltens stellt sich für den Behinderten grundsätzlich die Frage, ob die Sympathiebekundungen seines nichtbehinderten Gegenübers Ausdruck einer formalen, der sozialen Norm entsprechenden Höflichkeit sind oder auf einer echten, seiner Person geltenden Sympathie beruhen. Diese Unsicherheiten in der Interpretation eines positiven Verhaltens sind häufig von ambivalenten Gefühlen gegenüber dem nichtbehinderten Interaktionspartner begleitet. Insbesondere wenn die Sympathiebekundungen eher auf die Bedürfnisse des Nichtbehinderten ausgerichtet sind und weniger der Person des Behinderten gelten, werden sie als eine Form des Mitleids erlebt, die eine herablassende Haltung des Nichtbehinderten zum Ausdruck bringt und den behinderten Interaktionspartner herabsetzt.

Belastungen der sozialen Interaktion aus der Sicht Nichtbehinderter. Aus breit angelegten Befragungen Nichtbehinderter (JANSEN 1972; v. BRACKEN 1976; JAKUBIK 1978; SEIFERT & STANGL 1981) sowie aus Interviews mit Nichtbehinderten über ihre Erfahrungen in Begegnungen mit Körperbehinderten (JANSEN 1972, S. 111f) ergeben sich vielschichtige Hinweise auf mögliche Konfliktquellen in sozialen Kontakten zwischen Nichtbehinderten und Körperbehinderten. Anhand von drei Problembereichen kann die Belastung der Interaktion mit Körperbehinderten aus der Sicht Nichtbehinderter näher verdeutlicht werden.

Verhaltensunsicherheit Nichtbehinderter. Die Interaktion mit Behinderten ist für die Mehrzahl Nichtbehinderter eine Ausnahmesituation, die aus der Routine alltäglicher Kontakte herausfällt und oftmals neuartige und ungewohnte Anforderungen an die sozialen Fertigkeiten nichtbehinderter Interaktionspartner stellt. Insofern verwundert es nicht, daß sich, als das hervorstechendste Ergebnis allgemeiner Befragungen, eine generelle Verhaltensunsicherheit Nichtbehinderter bei Begegnungen mit Körperbehinderten herausstellt. So betonten viele Respondenten in der Voruntersuchung von JANSEN (1972, S. 50), `daß man einem Behinderten oft hilflos gegenübersteht'. Eine breite Zustimmung findet auch die Behauptung, daß `viele Leute nicht wissen, wie sie sich einem Körperbehinderten gegenüber verhalten sollen', der 90% der Respondenten in der Untersuchung von JANSEN (1972, S. 93) und 93% in der Befragung von SEIFERT & STANGL (1981, S. 207) zustimmten. Der postalischen Umfrage von JAKUBIK (1978) zufolge scheuen 59% der Nichtbehinderten den Kontakt zu Behinderten, aus Angst, mißverstanden zu werden. Auch daß viele Nichtbehinderte in einem mehr oder weniger starkem Maße `Verlegenheit' (42%) und `Unbehagen' (61%) bei der Begegnung mit Körperbehinderten empfinden, kann ebenso als Hinweis auf eine allgemeine Verunsicherung im Verhalten gegenüber Körperbehinderten gewertet werden (SEIFERT & STANGL 1981, S. 92). Diese Anhaltspunkte lassen vermuten, daß eine Begegnung mit einem Körperbehinderten vielfach die eingefahrenen und bewährten Muster sozialen Verhaltens in Frage stellt und damit für den nichtbehinderten Interaktionspartner einen Verlust der gewohnten Sicherheit mit sich bringt.

Emotionale Reaktionen Nichtbehinderter. Die von JANSEN (1972, S. 111f) durchgeführten Tiefeninterviews mit 60 Nichtbehinderten über ihre Empfindungen und Reaktionsweisen bei der Begegnung mit Körperbehinderten geben erste, eindrucksvolle Aufschlüsse über die emotionalen Reaktionen Nichtbehinderter. Vor allem bei erstmaligen Begegnungen steht das Erleben der Fremdartigkeit des körperbehinderten Gegenübers im Vordergrund. Die damit einhergehenden emotionalen Reaktionen weisen in zwei Richtungen: Zum einen werden, besonders durch ein unerwartetes Zusammentreffen mit Körperbehinderten, die gravierende ästhetische Beeinträchtigungen aufweisen, schockartige Reaktionen ausgelöst, die sich im Gefühl des Abgestoßenseins, der Angst, des Abscheus und des Ekels niederschlagen. Neben diesen aversiven Reaktionen sind spontane Empfindungen von Mitleid, Mitgefühl, Erschüttertsein und der Wunsch zu helfen, kennzeichnend für die unmittelbare emotionale Reaktion Nichtbehinderter bei der Konfrontation mit Körperbehinderten.

Unsicherheit Nichtbehinderter über die praktischen Konsequenzen der Funktionsbeeinträchtigung. Aufgrund ihrer mangelnden Erfahrung im Umgang mit Körperbehinderten sind Nichtbehinderte vielfach nicht in der Lage, die praktischen Konsequenzen der Funktionsbeeinträchtigung ihres körperbehinderten Gegenübers richtig einzuschätzen.
Die damit einhergehende, zum Teil erhebliche Unsicherheit über die praktischen Anforderungen und konkreten Erwartungen, die vor allem in Kontakten mit orthopädisch Behinderten an die nichtbehinderten Partner gestellt werden, kann zu einer weiteren Quelle beiderseitigen Unbehagens und Verlegenheit werden (vgl. JAKUBIK 1978). So sind sich Nichtbehinderte in vielen Situationen unsicher, ob eine Hilfestellung von ihnen erwartet wird, in welchem Umfang sie erforderlich und angemessen, und in welcher Weise sie angebracht ist. Aufgrund ihrer Unerfahrenheit und mangelnden Routine stehen Nichtbehinderte häufig vor einem Konflikt, da sie einerseits ihre Hilfe und Unterstützung nicht verweigern, andererseits sich aber auch nicht aufdrängen und damit die Selbständigkeit ihres behinderten Partners einschränken wollen. Sofern sich im fortgeschrittenen Stadium des Kontaktes die Frage nach gemeinsamen Unternehmungen stellt, besteht oftmals Unsicherheit darüber, den Behinderten daran zu beteiligen.
Somit ist die Unerfahrenheit Nichtbehinderter mit den praktischen Auswirkungen einer Körperbehinderung häufig Anlaß für Mißverständnisse und Fehleinschätzungen, die zu Kristallisationspunkten für Interaktionsspannungen werden können.

1.2. Soziologische Beiträge zur Analyse von Interaktionsspannungen

Nach der Beschreibung potentieller Konfliktquellen in der Interaktion zwischen Nichtbehinderten und Körperbehinderten aus der Sicht der Beteiligten werden im folgenden soziologische Ansätze, soweit sie sich auf Interaktionsprozesse beziehen, kurz skizziert.
Im Vordergrund soziologischer Beiträge steht die Beschreibung der Rollensituation Behinderter und Nichtbehinderter in `gemischten' Interaktionen und die Analyse der aus der besonderen Rollenbeziehung resultierenden wechselseitigen Erwartungen in Interaktionen zwischen `physisch Abweichenden' und `Normalen'. Damit werden in einer eher übergreifenden Sichtweise die Rahmenbedingungen sozialer Beziehungen zwischen Behinderten und Nichtbehinderten deutlich, die sich aus den sozialen Rollen und den damit verbundenen, gesellschaftlich–vermittelten Erwartungshaltungen der Beteiligten ergeben.

Auf der Grundlage der Arbeiten von DAVIS (1961; deutsch: 1968), GOFFMAN (1963; deutsch: 1967) und SEYWALD (1976, 1977) werden im folgenden anhand von vier Hypothesen schwerpunktartig soziologische Ansätze zur Erklärung von Interaktionsspannungen zwischen Behinderten und Nichtbehinderten vorgestellt.

1.2.1. Die Behinderung als Mittelpunkt der Interaktion

Die Regeln sozialer Beziehungen verlangen, daß sich die Teilnehmer an einer offenen und strukturierten Interaktion (z.B. unverbindliche erstmalige Begegnungen) der Gesamtpersönlichkeit des Gegenübers zuwenden und kein ausschließliches oder dominierendes Interesse an einzelnen Attributen der Interaktionspartner zeigen (DAVIS 1961; GOFFMAN 1961). Insbesondere fordern soziale Normen einen Verzicht auf eine offene Zur–Kenntnisnahme von Eigenschaften und Merkmalen, die eine soziale Schichtung der Interaktionsteilnehmer begründen. Statt dessen besteht eine allgemein akzeptierte, normative Erwartung oder unausgesprochene Übereinkunft, dem Interaktionspartner eine ungerichtete, nicht–wertende Aufmerksamkeit entgegenzubringen und ein offenes Reagieren auf sozial–stufende Merkmale, die Statusunterschiede zwischen den Interaktionspartnern aufzeigen, zu vermeiden.
Nun aber ist die sichtbare Behinderung des Interaktionspartners für den Nichtbehinderten das dominante, sich seiner Aufmerksamkeit aufdrängende Attribut, das die Person des Behinderten in den Augen des Nichtbehinderten diskreditiert. Eine sichtbare oder auf andere Weise in der Interaktion auffällige Behinderung stellt somit für den Nichtbehinderten nicht ein Merkmal unter vielen dar, sondern ist das zentrale Attribut seines Interaktionspartners, das einen großen Teil seiner Aufmerksamkeit fesselt. Vor allem beim erstmaligen Zusammentreffen ist die Behinderung des Gegenübers für den Nichtbehinderten der Mittelpunkt der Interaktion und "Kristallisationspunkt deplacierter Aufmerksamkeit" (SEYWALD 1976, S. 91).
Während die Behinderung des Interaktionspartners seine Aufmerksamkeit in Anspruch nimmt, ist es dem Nichtbehinderten, um nicht eine soziale Stufung zu verdeutlichen, gleichzeitig verwehrt, die Behinderung offen zur Kenntnis zu nehmen. Um die Regeln des Anstandes nicht zu verletzen, sieht sich der Nichtbehinderte vielmehr genötigt, sich so zu verhalten, als ob die Behinderung seines Gegenübers irrelevant wäre. Diese normative Forderung beschreibt SEYWALD (1976) in Anlehnung an Überlegungen von DAVIS (1961) und GOFFMAN (1961) als `soziale Irrelevanzregel'. In der Befolgung der Irrelevanzregel wird der Nichtbehinderte bemüht sein, die Behinderung des Interaktionspartners geflissentlich zu übersehen, indem er z.B. direkte oder indirekte Anspielungen auf die Behinderung vermeidet, Gesprächsthemen, die die Behinderung berühren könnten, aus dem Weg geht, sich vor einem offenen Anstarren der Behinderung, aber auch vor einem verdächtigen Wegsehen hütet und vor

allem, indem er die eigene Unbehaglichkeit angesichts dieses aussichtslosen Unterfangens zu verbergen sucht. Im Gegenzug wird auch der Behinderte versuchen, die Verlegenheit des anderen zu übersehen und die Anzeichen des eigenen Unbehagens zu kaschieren. Dieses fortgesetzte Bemühen, die Behinderung `zu übersehen', während sie doch gleichzeitig einen großen Teil der Aufmerksamkeit fesselt, ist für beide Partner mit starken Spannungen verbunden, die entweder zu einem schnellen Abbruch der Interaktion oder aber, wenn die Irrelevanzregel nicht durchbrochen wird, zu einer `pathologischen Interaktionsstruktur' (SEYWALD 1976) führen.

Das Festhalten an der Irrelevanzregel, d.h. die Aufrechterhaltung der Fiktion der Irrelevanz der Behinderung für die Interaktion, führt zu einer "Scheinnormalität" (SEYWALD 1976, S. 93) der Interaktion. Die Begegnung findet auf einer "als ob" Basis statt (DAVIS 1961; WRIGHT 1960, S. 20), bei der der Behinderte zwar mit einer formalen Höflichkeit rechnen kann, ihm aber eine tatsächliche Akzeptierung verwehrt bleibt ("Phantom Acceptance" nach GOFFMAN 1967, S. 152).

1.2.2. Die Behinderung als widersprüchlicher niedriger Statusfaktor

Wie DAVIS (1961) aus Interviews mit Körperbehinderten folgert, sehen Nichtbehinderte in der Behinderung einen Widerspruch zu anderen, statusbezogenen Eigenschaften und Merkmalen des behinderten Interaktionspartners, wie etwa seiner Berufszugehörigkeit, seiner Kleidung, seiner Redeweise, seinen Interessen, seinen Freizeitaktivitäten usw.. Besonders dann, wenn weitere Merkmale und Attribute einen hohen Status des Interaktionspartners anzeigen (z.B. eine hohe Berufsposition, ein attraktives Aussehen), erleben Nichtbehinderte einen Widerspruch zu seiner Behinderung. Dieser Widerspruch wird in der Regel dadurch aufgelöst, daß die in den Augen der Nichtbehinderten unvereinbaren Attribute des Interaktionspartners dem dominanten und diskreditierenden Statusmerkmal `Behinderung' untergeordnet werden.

Nach SEYWALD (1976, S. 79) führt dieser Widerspruch zu einem "Interrollenkonflikt": Die Behinderung definiert eine gering bewertete soziale Rolle, die mit anderen sozialen Rollen des Behinderten, die sich z.B. aus seinem Beruf oder aus seinem Familienstand ergeben, für unvereinbar gehalten wird. In der Verarbeitung dieses `Interrollenkonfliktes' werden die der Behindertenrolle widersprechenden Rollenerwartungen dem Merkmal `Behinderung', als dem `dominanten niedrigen Statusfaktor' ("Master-Status" nach HOHMEYER 1975, S. 8) untergeordnet. Die Dominanz des diskreditierenden Statusmerkmals `Behinderung' wird von WRIGHT (1960) als `Spread-Effect' der Behinderung beschrieben: Aufgrund der physischen Andersartigkeit wird auf eine generelle, speziell psychische Andersartigkeit des Behinderten geschlossen und so der Widerspruch zwischen den für unvereinbar gehaltenen Attributen aufgelöst.

Im Rahmen dieses Ansatzes können Interaktionsspannungen auf unvereinbare Erwartungshaltungen des Nichtbehinderten zurückgeführt werden, die durch die Behinderung als ein diskreditierendes Merkmal einerseits und anderen, mit einem höheren Status verknüpften Attributen des behinderten Interaktionspartners andererseits hervorgerufen werden.
In ähnlicher Weise sieht GOFFMAN (1967, S. 10) in der Diskrepanz zwischen \`virtualer' und \`aktualer sozialer Identität' des Behinderten die Ursache für Interaktionsspannungen. Die \`virtuale soziale Identität' wird dabei bestimmt von dem Satz von Attributen, der bei den Mitgliedern einer bestimmten Gruppe normativ erwartet und in der Interaktion antizipiert wird, während sich die \`aktuale soziale Identität' aus den tatsächlich wahrgenommenen Eigenschaften des Interaktionspartners ergibt. Die Behinderung, als ein stigmatisierendes Merkmal, verursacht danach eine Diskrepanz zwischen der erwarteten \`virtualen' und der tatsächlich wahrgenommenen, \`aktualen' Identität des Interaktionspartners und bringt dadurch eine Belastung des reibungslosen und spannungsfreien Ablaufes der Interaktion mit sich.

1.2.3. Uneindeutigkeit normativer Verhaltensregeln

Für soziale Interaktionen existieren normative Regeln, die das Verhalten der Interaktionspartner im allgemeinen und im besonderen die Art und Weise von Gefühlsäußerungen gegenüber dem Interaktionspartner regulieren. Selbst ambivalente Gefühle und Einstellungen müssen nicht notwendigerweise eine Störung der Interaktion hervorrufen, da die Interaktionspartner auf allseits akzeptierte Verhaltensregeln zurückgreifen können, die auch in schwierigen Fällen einen störungsfreien Fluß der Interaktion gewährleisten (vgl. DAVIS 1961).
Da Nichtbehinderte in der Regel keine oder nur wenig Erfahrungen im Umgang mit Behinderten haben, stehen dem Nichtbehinderten in Interaktionen mit Behinderten derartige verhaltensorientierende Normen nicht oder nur in beschränktem Umfang zur Verfügung. Insbesondere für die Bewältigung starker emotionaler Reaktionen, die oft durch die Behinderung eines Gegenübers ausgelöst werden, fehlen dem Nichtbehinderten klare Verhaltensmuster, die ihm in der Interaktion die nötige Sicherheit geben. Die Folge fehlender oder unklarer Verhaltensnormen ist ein Verlust der gewohnten Sicherheit und damit einhergehend ein beiderseitiges Unbehagen in \`gemischten' Interaktionen. Für SCHÖNBERGER (1971, S. 68) ist die "mangelhafte Ausprägung der sozialen Rolle" des Behinderten und, infolge davon, das Fehlen sozialer Verhaltensnormen, die wichtigste Ursache für Verlegenheit und Befangenheit Nichtbehinderter im sozialen Kontakt mit Behinderten.

1.2.4. Ambivalenz sozialer Normen

CLOERKES (1979, 1984) führt "die pathologische Grundstruktur der Interaktion mit physisch abweichenden Personen" (CLOERKES 1979, S. 411) auf einen Konflikt zwischen sozialen Normen zurück, die für das Verhalten gegenüber Behinderten widersprüchliche Handlungsanweisungen bereitstellen. Die Behinderung löst bei Nichtbehinderten \`originäre Reaktionen' aus, die sich in affektiver Ablehnung und Abscheu äußern. Diese negativen \`originären' Reaktionen stehen im Widerspruch zu den \`offiziell erwünschten Reaktionen', die von der sozialen Norm, Behinderte zu akzeptieren und als gleichberechtigte Partner anzuerkennen, gefordert werden (CLOERKES 1984).
Im Unterschied zu der ursprünglichen Konzeption von ESSER (1967) und JANSEN (1972, S. 127), die \`originäre Reaktionen' als spontane, nicht sozial bedingte, affektive Reaktionen auf Behinderung ansehen und sie von \`gesellschaftlich überformten Reaktionen' abheben, sieht CLOERKES (1984) \`originäre Reaktionen' jedoch ebenfalls als gesellschaftlich vermittelte und durch den Sozialisationsprozeß in früher Kindheit erworbene Reaktionen an (vgl. auch CLOERKES 1980). Der Autor spricht von der "Problematik widersprüchlicher Normen", "die sich daraus ergibt, daß dem Individuum auf der einen Seite per Sozialisation negative Einstellungen (gegenüber Behinderten, d.A.) vermittelt, ja anerzogen werden, während gleichzeitig auf der anderen Seite dieselbe Gesellschaft ein offenes \`Ausleben' dieser überwiegend affektiven Tendenzen mißbilligt und durch strenge moralisch–soziale Normen zu unterbinden sucht" (CLOERKES 1979, S. 78). Nach diesem Erklärungsansatz wird in der frühen Kindheit durch die Sozialisation zunächst eine affektive Ablehnung Behinderter vermittelt, um sie sodann im weiteren Verlauf des Sozialisationsprozesses negativ zu sanktionieren, so daß Nichtbehinderte in der Begegnung mit Behinderten mit widersprüchlichen Handlungsanweisungen konfrontiert sind. Aus dieser Sichtweise werden Interaktionsspannungen als Ausdruck eines Konfliktes zwischen der "sozial vorgeschriebenen Akzeptierung Behinderter" und den in früher Kindheit anerzogenen \`originären Reaktionen' verstanden (CLOERKES 1984).

1.2.5. Zusammenfassung

Häufiger Ausgangspunkt soziologisch orientierter Ansätze ist die Behinderung als ein \`Stigma', das die soziale Identität des Betroffenen in den Augen Nichtbehinderter herabsetzt, seinen Status im sozialen Kontakt mindert und dadurch den Betroffenen in der Wahrnehmung Nichtstigmatisierter "zutiefst diskreditiert" (GOFFMAN 1967, S. 11). Infolge seiner diskreditierenden Wirkung werden durch das Stigma des Interaktionspartners die gesellschaftlich vermittel-

ten Erwartungen und normativen Verhaltensanforderungen, die gewöhnlich das Funktionieren sozialer Interaktionen garantieren, in Frage gestellt, so daß ein reibungsloser Ablauf der Interaktion nicht mehr gewährleistet ist und die Interaktion nur unter Spannungen und Unbehagen der Beteiligten aufrecht erhalten werden kann. Die allgemeine Grundlage der "pathologischen Interaktionsverläufe" (CLOERKES 1979, S. 424) zwischen Behinderten und Nichtbehinderten kann aus dieser Sichtweise in schwer einzuhaltenden, wenig prägnanten oder widersprüchlichen Verhaltensanforderungen gesehen werden, denen sich Nichtbehinderte im sozialen Kontakt mit Behinderten ausgesetzt sehen.
Damit rücken die gesellschaftlichen Rahmenbedingungen ins Blickfeld, die die wechselseitigen Rollenerwartungen und normativen Verhaltensanforderungen begründen, welche sich für die sozialen Beziehungen Behinderter nachteilig auswirken. Aufgrund des hohen Allgemeinheitsgrades der zugrunde liegenden Annahmen sowie durch die Verwendung umfassend-globaler, vielfach nicht ausreichend expliziter Kategorien und Begriffe wird jedoch im Rahmen soziologischer Analysen die Verhaltensgrundlage der Interaktionsspannungen zwischen Behinderten und Nichtbehinderten nicht deutlich. Infolge ihrer mangelnden Operationalisierbarkeit sind die postulierten Zusammenhänge und Prozesse einer empirischen Prüfung nur schwer zugänglich, zumal sie oftmals nur durch anekdotische Schilderungen belegt werden. Somit bleibt weiter zu klären, in welchen Verhaltensweisen und unter welchen Bedingungen Interaktionsspannungen zwischen Behinderten und Nichtbehinderten zum Ausdruck kommen.

1.3. Einstellungen gegenüber Behinderten

Im Anschluß an die ersten Hinweise auf potentielle Belastungsquellen in 'gemischten' sozialen Kontakten aus der Sicht der Beteiligten (1.1.2.) und der Skizzierung der konflikthaften Rollenerwartungen aus der Perspektive soziologischer Analysen (1.2.) wird im folgenden der Frage nachgegeangen, inwieweit die Ergebnisse sozialpsychologischer Einstellungsuntersuchungen zur Aufklärung von Interaktionsspannungen beitragen.
Angesichts der Vielfältigkeit der damit angeschnittenen Fragestellungen kann der Problembereich an dieser Stelle jedoch nicht vollständig wiedergegeben oder gar umfassend erörtert werden. Übersichten über die mittlerweile recht umfangreiche Literatur zum Thema `Einstellungen gegenüber Behinderten', die hier nur ausschnitthaft berücksichtigt werden kann, finden sich bei McDANIEL (1969), KUTNER (1971), SILLER (1976), CLOERKES (1979), SCHNEIDER & ANDERSON (1980), LIVNEH (1982) und TRÖSTER (1987).
Ausgehend von einem komprimierten Überblick über die gebräuchlichsten Verfahren und allgemeinen Ergebnisse zur Erfassung von Einstellungen gegenüber Behinderten wird sich die Erörterung, dem Thema dieser Arbeit entspre-

chend, auf die Frage konzentrieren, inwieweit Einstellungen Nichtbehinderter gegenüber Behinderten eine Vorhersage ihres Verhaltens gegenüber körperbehinderten Interaktionspartnern erlauben und so möglicherweise als Erklärungsgrundlage für Interaktionsspannungen in 'gemischten' sozialen Kontakten in Betracht gezogen werden können.

1.3.1. Methoden und Ergebnisse der Untersuchung von Einstellungen gegenüber Behinderten

Allgemeines Ziel der Untersuchung von Einstellungen gegenüber Behinderten ist es, bei Nichtbehinderten eine stabile Tendenz zu identifizieren, sich gegenüber behinderten Personen in bestimmter, konsistenter Weise zu verhalten. Die Einstellung wird dabei als eine dauerhafte, über verschiedene Situationen und Zeitpunkte hinweg stabile Disposition betrachtet, auf behinderte Personen mit bestimmten, positiven oder negativen Gefühlen und Vorstellungen zu reagieren, vorteilhafte oder unvorteilhafte Meinungen über Behinderte zu vertreten und sich gegenüber Behinderten in zugewandter oder ablehnender Weise zu verhalten.

Verfahren der Einstellungsmessung. Einstellungen, als ein gedankliches Konstrukt zur Erklärung von Verhalten, sind selbst nicht beobachtbar, sondern werden aus den Reaktionen auf bzw. aus dem Verhalten gegenüber dem Einstellungsobjekt – in diesem Fall behinderte Personen – erschlossen. Zur Erfassung von Einstellungen gegenüber Behinderten kommen fast ausschließlich 'verbale' Verfahren zum Einsatz (vgl. HORNE 1985, S. 26ff; TRÖSTER 1987). Dabei wird aufgrund der schriftlich-verbalen Reaktionen (Antworten) Nichtbehinderter auf schriftlich-verbale Aussagen über Behinderte auf die zugrunde liegende Einstellung geschlossen. Die gebräuchlichsten Verfahren zur Erfassung von Einstellungen gegenüber Behinderten können in vier Gruppen zusammengefaßt werden (vgl. TRÖSTER 1987):

- Im Rahmen allgemeiner Befragungen werden Nichtbehinderte durch Interviews und Fragebögen zu ihren Ansichten und Meinungen über Behinderte in einem breiten Spektrum sozialer Bereiche (Schule, Familie, Beruf, Freizeit, etc.) befragt. Antworten, die auf mangelndes Wohlwollen und negative Gefühle gegenüber Behinderten schließen lassen, die eine Befürwortung der sozialen Segregation Behinderter dokumentieren oder eine stereotypisierende Zuschreibung unvorteilhafter Eigenschaften zum Ausdruck bringen, werden als Indikatoren einer negativen, vorurteilshaften Einstellung gegenüber Behinderten gewertet (vgl. JANSEN 1972; v. BRACKEN 1976; SEIFERT & STANGL 1981; CHRISTIANSEN-BERNDT 1981).

- Über soziale Distanzskalen werden Nichtbehinderte nach ihrer Bereitschaft gefragt, Behinderte in unterschiedlich engen sozialen Beziehungen (z.B. als Ehepartner, Arbeitskollege, Nachbar etc.) zu akzeptieren. Aufgrund der Ablehnung sozialer Beziehungen zu behinderten Personen wird auf eine negative Einstellung gegenüber Behinderten geschlossen (z.B. TRINGO 1970; ALBRECHT et al. 1982; SEIFERT 1984).

- Bei den, nur gelegentlich eingesetzten projektiven Verfahren wird der Respondent nicht direkt über das Einstellungsobjekt befragt, vielmehr werden aus seinen Reaktionen auf indirektes Stimulusmaterial (z.B. TAT-Bilder) – unter der Annahme eines Projektionsmechanismus – Rückschlüsse auf seine Einstellung gegenüber Behinderten gezogen. Mit diesem Vorgehen wird versucht, 'unverfälschte', von Tendenzen zur sozialen Erwünschtheit bereinigte Reaktionen gegenüber Behinderten zu erfassen (z.B. WOLFGANG & WOLFGANG 1968; KLECK et al. 1968; STANGL 1984).

- Ausgehend von den Arbeiten von YUKER und Mitarbeiter (YUKER et al. 1960, 1966) wurden vor allem in den USA eine Reihe standardisierter, auf psychometrischer Grundlage konstruierter Einstellungsskalen vorgestellt, wie z.B. die 'Attitude Toward Disabled Persons-Scale' (ATPD; YUKER et al. 1960, 1966), die 'Disability Factor-Scale' (DFS; SILLER et al. 1967, 1968) sowie die in Anlehnung an diese amerikanischen Verfahren entwickelte, deutschsprachige 'Skala zur Erfassung von Einstellungen gegenüber Körperbehinderten' (EKB; SEIFERT & BERGMANN 1983).

Jedes dieser Verfahren zur Erfassung von Einstellungen gegenüber Behinderten ist mit spezifischen Vor- und Nachteilen verbunden (vgl. dazu TRÖSTER 1987). Insgesamt erscheint die Reliabilität dieser Verfahren, vor allem aber die der psychometrischen Einstellungsskalen noch am besten gesichert, während die Validität der meisten Verfahren nur lückenhaft belegt werden kann.

Zur Konzeption von Einstellungen gegenüber Behinderten. Unter konzeptionellen Gesichtspunkten stellt sich die Frage, ob eine allgemeine, generelle Einstellung gegenüber Behinderten angenommen werden kann, die von einer Person allen Behinderten, unabhängig von der Art ihrer Behinderung, gleichermaßen entgegengebracht wird, oder ob die Einstellung entscheidend von der Art der Behinderung determiniert wird und dementsprechend von einer unterschiedlichen Einstellung gegenüber verschiedenen Behindertengruppen auszugehen ist. Die beiden Positionen führen zu 'unspezifischen' oder 'spezifischen' Einstellungsskalen: So erfaßt die ATDP (YUKER et al. 1960, 1966) Einstellungen gegenüber 'Behinderten' (Disabled Persons), ohne die Art der Behinderung näher zu spezifizieren, wohingegen beispielsweise mit der 'Attitudes to Deafness-Scale' (AD; COWEN et al. 1967) Einstellungen gegenüber einer spezifischen Behindertengruppe – Gehörlose – erhoben werden.

Ein weiterer konzeptioneller Unterschied kann in der Dimensionalität der erfaßten Einstellungen gesehen werden (vgl. SILLER 1976; TRÖSTER 1986). Den älteren, eindimensionalen Verfahren (z.B. die ATDP), die Einstellungen gegenüber Behinderten auf einem eindimensionalen Akzeptierungs – Ablehnungs – Kontinuum lokalisieren, stehen neuere Skalen gegenüber (z.B. die DFS, die EKB), die über faktorenanalytisch gewonnene Subskalen mehrere Einstellungsdimensionen erfassen.
Dabei konnte ein stabiler Faktor extrahiert werden, der inhaltlich Spannungen und Unsicherheit bei der Begegnung mit Behinderten wiedergibt. So enthält die DFS die Subskala `Interaction Strain', die speziell das Ausmaß des Unbehagens und der Verlegenheit in sozialen Kontakten mit Behinderten erfaßt (Beispielitems: `Ich fühle mich unbehaglich, wenn ich in die Nähe eines Behinderten komme'; `Ich wäre verwirrt bei dem Gedanken, einen Abend zusammen mit einem Behinderten verbringen zu müssen'). Einen vergleichbaren Aspekt erfaßt die deutschsprachige EKB mit der Subskala `Unbehagen beim Kontakt mit Behinderten – Kontaktunsicherheit' (Beispielitems: `In Gegenwart eines Schwerbehinderten (z.B. eines Rollstuhlfahrers) kann man sich nicht recht wohlfühlen'; `Es ist schwieriger, mit einem Behinderten ins Gespräch zu kommen als mit einem Nichtbehinderten').

Qualität der Einstellungen gegenüber Behinderten. Weitgehend unabhängig von den eingesetzten Verfahren verweisen die Ergebnisse der Einstellungsuntersuchungen nach Ansicht der Mehrzahl, vor allem der deutschsprachigen Autoren (z.B. JANSEN 1972; V. BRACKEN 1976; SEIFERT & STANGL 1981), auf ungünstige Einstellungen gegenüber Behinderten. So finden sich zahlreiche Anhaltspunkte für eine emotionale Ablehnung Behinderter, für die Zuschreibung ungünstiger Eigenschaften, für eine weit verbreitete Befürwortung einer sozialen Segregation Behinderter sowie für die Tendenz Nichtbehinderter, persönliche Kontakte zu Behinderten zu meiden.
Konsistente Unterschiede in den Einstellungen Nichtbehinderter ergeben sich in Abhängigkeit von der Art der Behinderung. Einstellungen gegenüber Körperbehinderten sind, im Vergleich zu denen gegenüber anderen Behindertengruppen (z.B. geistig Behinderte, psychisch Behinderte) relativ günstig, wobei im einzelnen eine Reihe weiterer Faktoren wie z.B. der Schweregrad der Behinderung, der Grad der Auffälligkeit und das Ausmaß der ästhetischen Beeinträchtigung in Betracht gezogen werden müssen (vgl. dazu CLOERKES 1979, S. 166f; SCHNEIDER & ANDERSON 1980; TRÖSTER 1986).

Negative Einstellungen gegenüber Behinderten als Ursache für Interaktionsspannungen? Angesichts der Resultate einer beträchtlichen Anzahl von Einstellungsuntersuchungen, die nach Ansicht der Autoren auf ungünstige Einstellungen Nichtbehinderter gegenüber Behinderten verweisen, stellt sich die Frage, ob Interaktionsspannungen in `gemischten' sozialen Kontakten auf negative Einstellungen Nichtbehinderter gegenüber ihren behinderten Interaktionspartnern zurückgeführt werden können. Danach wäre eine generelle negative Disposition gegenüber Behinderten und in deren Folge ein ablehnendes, zurückweisendes oder feindseliges Verhalten Nichtbehinderter in der Interaktion mit Behinderten als die Ursache für Spannungen, Unbehagen und Verlegenheit in `gemischten' Kontakten anzusehen.

1.3.2. Einstellungen und Verhalten gegenüber Behinderten

Dieser Erklärungsansatz, wonach in negativen Einstellungen Nichtbehinderter die Ursache für Interaktionsspannungen gesehen wird, geht von der Vorstellung aus, daß eine ungünstige Einstellung gegenüber Behinderten in einem negativ-akzentuierten Verhalten Nichtbehinderter gegenüber behinderten Interaktionspartnern verhaltenswirksam wird und damit eine Belastung der Interaktion mit sich bringt. Die Möglichkeit, Interaktionsspannungen in `gemischten' Kontakten auf eine generelle, negative Disposition und ein damit einhergehendes, ablehnendes und zurückweisendes Verhalten des Nichtbehinderten gegenüber seinem behinderten Interaktionspartner zurückzuführen, setzt jedoch voraus, daß die gemessenen Einstellungen gegenüber Behinderten und das tatsächliche Verhalten gegenüber einem behinderten Interaktionspartner übereinstimmen. Sofern aufgrund einer verbal erfaßten, negativen Einstellung gegenüber Behinderten auf ein entsprechendes, negativ akzentuiertes Interaktionsverhalten gegenüber einem behinderten Interaktionspartner geschlossen werden kann, könnte in einer ungünstigen Einstellung Nichtbehinderter die Ursache – und in darauf basierenden ablehnenden, zurückweisenden oder feindseligen Reaktionen gegenüber dem behinderten Interaktionspartner die Verhaltensgrundlage für Interaktionsspannungen gesehen werden.
Für die Beurteilung dieses Erklärungsansatzes stellt sich somit das Problem der Einstellungs-Verhaltens-Konsistenz und speziell die Frage, ob und inwieweit verbal erfaßte Einstellungen gegenüber Behinderten eine Vorhersage des Interaktionsverhaltens in Interaktionen mit Behinderten erlauben. Erste Aufschlüsse über den Zusammenhang zwischen Einstellungen und Verhalten lassen sich zunächst einmal von den Ergebnissen der vorliegenden empirischen Untersuchungen erwarten.

Empirische Untersuchungen zum Zusammenhang zwischen Einstellungen und Verhalten gegenüber Behinderten. Wenngleich den Einstellungsuntersuchungen in der Regel die vielfach implizite Annahme zugrunde liegt, daß eine negative Einstellung zu diskriminierendem, abwertendem Verhalten führt und eine positive Einstellung mit zugewandtem, freundlichem Verhalten gegenüber behinderten Personen einhergeht (z.B. YUKER 1965), wurde jedoch der empirischen Überprüfung der unterstellten Einstellungs-Verhaltens-Konsistenz bisher nur wenig Beachtung geschenkt. CLOERKES (1979, S. 394ff) beispielsweise findet nur 17 Untersuchungen, in denen Einstellungs- und Verhaltensaspekte gegenüber

Behinderten erfaßt wurden und darunter lediglich vier Arbeiten, die nach Ansicht des Autors eine Konsistenz zwischen Einstellungen und Verhalten gegenüber Behinderten aufzeigen.
Eine systematische Analyse der relevanten Faktoren, die eine Einstellungs–Verhaltens–Konsistenz in Bezug auf Behinderte fördern oder mindern, ist vor allem durch die Verschiedenheit der vornehmlich in Felduntersuchungen erfaßten Verhaltensaspekte erschwert (vgl. TRÖSTER 1986). In der Mehrzahl der vorliegenden Arbeiten wurde der Zusammenhang zwischen den Einstellungen professioneller Helfer ('Professionals') und Effektivitätsaspekten ihrer beruflichen Arbeit mit Behinderten, überwiegend psychisch Behinderte, untersucht. Im Vordergrund steht dabei die Frage, inwieweit sich die Einstellungen von Krankenschwestern und Pflegepersonal in Kliniken (z.B. TOOMEY et al. 1961; ELLSWORTH 1965; CANTER 1963; COHEN & STRUENING 1964; LAWTON 1965) gegenüber Behinderten in der Qualität ihrer beruflichen Arbeit niederschlagen. Aufgrund der besonderen Population ('Professionals') und der spezifischen Verhaltenskriterien (Effektivitätsaspekte erfaßt durch die Beurteilungen von Patienten, Vorgesetzten oder die Ergebnisse von Prüfungen) geben diese Untersuchungen jedoch keinen Aufschluß über den Zusammenhang zwischen Einstellungen gegenüber Behinderten und dem Interaktionsverhalten gegenüber behinderten Interaktionspartnern, zumal auch die Ergebnisse insgesamt sehr heterogen sind.
Während bei 'Professionals' aufgrund ihrer beruflich bedingten Kontakte zu Behinderten verschiedene, der zugrunde liegenden Fragestellung entsprechende Verhaltenskriterien zur Verfügung stehen, trifft die Untersuchung des Zusammenhangs zwischen Einstellungen und Verhalten bei Laien auf die Schwierigkeit, angmessene Verhaltenskriterien zu finden, zumal Begegnungen mit Behinderten für Nichtbehinderte außerhalb der vom Untersucher hergestellten Kontakte in der Regel selten sind. So wurde denn auch in den wenigen, bisher vorliegenden Untersuchungen kein offenes Verhalten gegenüber Behinderten, sondern eine verbalisierte Verhaltensintention erfragt. FISCHER (1971) fragte Studenten nach ihrer Bereitschaft zu persönlichen Kontakten mit Psychatriepatienten im Rahmen eines Hilfsprogramms und fand nur einen geringen korrelativen Zusammenhang ($r = .18$ bis $r = .36$) mit verschiedenen Einstellungsmaßen. Zu ähnlichen Ergebnissen ($r = .30$) kommen MULFORD & MURPHY (1968), die Einstellungen gegenüber psychisch Behinderten mit der Bereitschaft, sich für die Einrichtung einer Klinik für psychisch Kranke einzusetzen, korrelieren (vgl. auch LAFAVE et al. 1967).
Aufgrund dieser unspezifischen und teilweise mehrdeutigen Verhaltenskriterien lassen sich aus den vorliegenden Untersuchungen keine Anhaltspunkte für einen Zusammenhang zwischen Einstellungen gegenüber Behinderten und dem tatsächlichen Interaktionsverhalten gegenüber behinderten Interaktionspartnern gewinnen. Eine Verallgemeinerung der Ergebnisse dieser Untersuchungen wird insbesondere dadurch erschwert, daß vielfach ein einmaliges Verhalten erfaßt wurde, das aus dem Rahmen gewohnter, alltäglicher Verhaltensweisen fällt und dessen

Repräsentativität für das Verhalten gegenüber Behinderten und speziell für das Interaktionsverhalten somit eingeschränkt ist.
Lediglich von COWEN et al. (1967) wurde der Versuch unternommen, einen Zusammenhang zwischen Einstellungen und Verhalten in Interaktionen aufzuzeigen. Zur Überprüfung der prognostischen Validität der `Attitudes to Deafness–Scale' (AD–Skala) teilen COWEN et al. (1967) ihre Stichprobe in zwei Extremgruppen auf. Zweieinhalb Monate nach der Einstellungsmessung wurden die Vpn zu einem gemeinsamen Gespräch mit einem nichtbehinderten und einem behinderten Konföderierten zusammengeführt, der während der Unterhaltung ein sichtbares Hörgerät trug. Im Anschluß an das Gespräch wurden die Vpn gebeten, die beiden Stimuluspersonen auf einer Polaritätsskala vergleichend zu beurteilen. Während die Vpn mit extrem günstigen Einstellungen gegenüber Gehörlosen keine der beiden Stimuluspersonen bevorzugten, beurteilten die Vpn mit extrem negativen AD–Werten den Interaktionspartner mit dem Hörgerät negativer als den nichtbehinderten Interaktionspartner.
Die Autoren werten dieses Ergebnis als Beleg für die prognostische Validität der AD–Skala und sehen insbesondere die Möglichkeit, aufgrund der gemessenen Einstellungen offenes Verhalten gegenüber Gehörgeschädigten vorherzusagen. Abgesehen davon, daß Extremgruppen verglichen wurden und insofern eine Überschätzung der Konsistenz zwischen Einstellungen und Verhalten in Rechnung gestellt werden muß, wurde, wie auch CLOERKES (1979 S. 408) einwendet, von den Autoren jedoch kein offenes Verhalten gegenüber einem behinderten Interaktionspartner erfaßt. Vielmehr wurden verbale Beurteilungen des nichtbehinderten und behinderten Interaktionspartners verglichen, die außerhalb der Interaktionssituation erhoben wurden.
Die relativ wenigen Ansätze zur Überprüfung der Beziehungen zwischen Einstellungen und Verhalten gegenüber Behinderten können insgesamt die vielfach unterstellte Konsistenz nicht belegen. Insbesondere fehlt eine ausreichende empirische Basis, die einen Rückschluß von den gemessenen Einstellungen Nichtbehinderter gegenüber Behinderten auf die Qualität ihres Verhaltens gegenüber einem behinderten Interaktionspartner rechtfertigen könnte.
Abgesehen von dem Fehlen einschlägiger Untersuchungen ist die Möglichkeit, aufgrund verbal erfaßter Einstellungen auf das tatsächliche Verhalten gegenüber behinderten Personen zu schließen, mit einer Reihe von Annahmen verknüpft, deren nachfolgende Erörterung eine direkte Übertragbarkeit der Ergebnisse von Einstellungsuntersuchungen auf das Interaktionsverhalten gegenüber Behinderten weiter problematisiert.

Zugrunde liegende Annahmen. Die Ergebnisse der Einstellungsuntersuchungen basieren fast ausschließlich auf `verbalen' Verfahren (Papier– und Bleistift–Verfahren). Dabei werden z.B. im Rahmen von allgemeinen Befragungen, durch standardisierte Einstellungsskalen oder unstandardisierte Fragebögen schriftlich–verbale Reaktionen (Antworten) auf ebenfalls schritlich–verbale Stimuli erfaßt. Die Stimuli beinhalten Aussagen über eine Personengruppe, die durch einen Kategoriennamen oder ein `Label' (z.B. `Behinderte', `Körperbehinderte', `Blinde') mehr oder weniger eindeutig bezeichnet wird (z.B. `Es ist schwieriger, mit einem Behinderten ins Gespräch zu kommen als mit einem Nichtbehinderten'; `Behinderte erwarten oft, daß man auf sie besonders Rücksicht nimmt'; vgl. EKB; SEIFERT & BERGMANN 1983). Dabei wird angenommen, daß durch das Etikett oder `Label' affektive Reaktionen und stereotype Vorstellungen über die Personengruppe ausgelöst werden, die eine grundlegende, über unterschiedliche Situationen hinweg stabile Disposition gegenüber den einzelnen Mitgliedern dieser Gruppe anzeigen.

Stereotype Vorstellungen über Behinderte. Einer Übertragung der Ergebnisse von Einstellungsuntersuchungen auf das Verhalten liegt die Annahme zugrunde, daß in einer realen Begegnung mit einem behinderten Interaktionspartner die gleichen oder ähnliche stereotype Vorstellungen verhaltenswirksam werden, wie sie durch das verbale `Label' (z.B. `Körperbehinderte', `Blinde') ausgelöst werden. Auf die Bedeutsamkeit dieser Voraussetzungen für die Einstellungs-Verhaltens-Konsistenz machen die Ergebnisse experimenteller Untersuchungen von LORD et al. (1984) aufmerksam. Danach ist die Möglichkeit, aufgrund einer allgemeinen (unspezifischen) Einstellung gegenüber einer sozialen Gruppe das Verhalten gegenüber einem individuellen Mitglied dieser Gruppe vorherzusagen, davon abhängig, inwieweit die Stimulusperson tatsächlich solche Eigenschaften besitzt, die Bestandteil des Stereotyps sind und als zentral für die soziale Gruppe angesehen werden. So konnten die Autoren zeigen, daß Einstellungen (gegenüber der sozialen Gruppe) und Verhalten (gegenüber einem einzelnen Mitglied dieser Gruppe) dann übereinstimmen, wenn die Stimulusperson (für das Stereotyp) typische Charakteristika aufweist. Weichen dagegen die wahrgenommenen Eigenschaften der Stimulusperson von den stereotypen Vorstellungen über die Gruppe ab, so kann das Verhalten gegenüber dieser Person nicht durch die (allgemeine) Einstellung gegenüber der sozialen Gruppe vorhergesagt werden.
Diesen Überlegungen zufolge wäre die Möglichkeit, aufgrund allgemeiner Einstellungen gegenüber Behinderten auf ein, diesen Einstellungen entsprechendes Verhalten gegenüber einer einzelnen behinderten Person zu schließen, daran gebunden, daß im Einzelfall die wahrgenommenen Eigenschaften der behinderten Person mit den stereotypen Vorstellungen über Behinderte übereinstimmen (wenn darüber hinaus vorausgesetzt wird, daß tatsächlich konturierte stereotype Vorstellungen über die Gruppe der Behinderten existieren). Sofern sicherlich nicht alle Behinderten `behindertentypische Charakteristika' aufweisen, kann erwartet werden, daß verbal erfaßte Einstellungen gegenüber Behinderten und das spezifische Verhalten gegenüber einer behinderten Person häufig nicht übereinstimmen.

*Spezifität des Stimulus.*Im Vergleich zu den vielfältigen Formen von Behinderungen sind die bei der Einstellungsmessung verwendeten verbalen Etikettierungen unspezifisch und für die Respondenten oftmals uneindeutig. So verzichtet beispielsweise die ATDP (YUKER et al. 1960, 1966) – das mit Abstand am häufigsten verwendete Meßinstrument zur Erfassung von Einstellungen gegenüber Behinderten – ganz auf eine Spezifizierung der Art der Behinderung und

spricht von `Disabled Person' oder von `Disabled People'. Ebenso verwendet die deutschsprachige EKB (SEIFERT & BERGMANN 1983) die allgemeine Bezeichnung `Körperbehinderte' oder `Behinderte'.
Wiederholt wurde auf die Gefahr der Verwendung allgemeiner, uneindeutiger und wenig konturierter Bezeichnungen hingewiesen (z.B. JANSEN 1972; CLOERKES 1979). So fragte JANSEN (1972, S. 44, 84) seine Respondenten nach ihren Vorstellungen zum Begriff `Körperbehinderung' und fand eine große Bandbreite unterschiedlicher Behinderungsformen, die unter diese Bezeichnung subsumiert wurden. Dies weist auf die Gefahr eines interindividuell unter Umständen sehr unterschiedlichen Verständnisses derselben Bezeichnung. Denn ob man sich unter einem `Körperbehinderten' einen Rollstuhlfahrer, eine Person mit einer Bein– oder Armamputation, mit einer Gesichtsentstellung oder mit einer chronischen Krankheit vorstellt, wird, wie verschiedene Untersuchungen zeigen, die Beantwortung der entsprechenden Items der Einstellungsskalen beeinflussen. So ersetzte BATES (1965) die allgemeine Bezeichnung `Disabled Person' bzw. `Disabled People' der ATDP durch `Handicapped', `Heart Condition', `Nervous Breakdown' und `Wheelchair' und fand in Abhängigkeit von der Spezifizierung des allgemeinen Terminus `Disabled' signifikante Unterschiede der ATDP–Werte – ein Ergebnis, das nicht zuletzt die Übertragbarkeit der ATDP–Befunde auf spezifische Behinderungsgruppen infrage stellt. Zu ähnlichen Ergebnissen kommt auch ELLSBERRY (1973), die die ATDP mit den Bezeichnungen `Amputee', `Blind–', `Deaf–', `Disabled–', und `Facially Scarred Person' vorlegte (vgl. auch FREED 1964).
Angesichts der enormen Variationsbreite der Behinderungsformen bringt die Verwendung spezifischer Bezeichnungen sicherlich keinen entscheidenden Vorteil, zumal Einstellungsskalen, die Einstellungen gegenüber verschiedenen Behinderungsgruppen (und auch gegenüber ethnischen Minoritäten) erfassen, untereinander zum Teil hoch korrelieren (vgl. SILLER 1970; HARTH 1971; JONES 1974). Dennoch ist fraglich, ob aufgrund verbaler Reaktionen auf allgemeine Aussagen über eine sehr heterogene, und zudem nur global etikettierte Personengruppe (z.B. `Behinderte', `Körperbehinderte') auf eine spezifische Klasse von Verhaltensweisen (Interaktionsverhalten) gegenüber Personen mit spezifischen Behinderungen geschlossen werden kann. Ergebnisse von AJZEN & FISHBEIN (1980) weisen darauf hin, daß eine Verhaltensvorhersage noch am ehesten aufgrund spezifischer und nicht aufgrund allgemeiner Einstellungen möglich ist.

1.3.3. Personalisierungs – Effekt

Nicht zuletzt aufgrund fehlender Einstellungs – Verhaltens – Untersuchungen erscheint die Möglichkeit, von verbal erfaßten negativen Einstellungen gegenüber Behinderten auf ein entsprechendes ablehnendes und zurückweisendes Verhalten gegenüber behinderten Interaktionspartnern zu schließen, unbefriedigend. Vielmehr wird die Übertragbarkeit der verbalen Reaktionen auf ein allgemeines `Label', wie sie im Rahmen von Einstellungsuntersuchungen erfaßt werden, auf das tatsächliche Verhalten gegenüber einer behinderten Person durch die Befunde einiger Einstellungsuntersuchungen infrage gestellt, in denen das allgemeine `Label' (z.B. `Behinderte', `Körperbehinderte') durch einen stärker die Person des Behinderten hervorhebenden Stimulus ersetzt wurde.
WHITEMAN & LUKOFF (1965) ersetzten die Begriffe `Blindheit' (Blindness) und `Körperbehinderung' (Physical Disability) durch die Bezeichnung `blinde Person' (Blind Person) bzw. `körperbehinderte Person' (Physically Disabled Person). Auf dem Semantischen Differential wurde der Stimulus `blinde' bzw. `körperbehinderte Person' positiver beurteilt als die entsprechende Behinderung. Während `Blindheit' signifikant ungünstiger bewertet wurde als `Körperbehinderung', wurde eine `blinde' und eine `körperbehinderte Person' gleichermaßen positiv beurteilt (vgl. auch LUKHOFF & WHITEMAN 1961). Diese Ergebnisse zeigen, daß die verbalen Reaktionen auf die Eigenschaft `Behinderung' negativer sind als auf eine Person, die diese Eigenschaft besitzt.
Vereinzelte Hinweise auf Einstellungsuntersuchungen lassen vermuten, daß eine weitere `Personalisierung' des verbalen Stimulus mit positiven verbalen Reaktionen Nichtbehinderter einhergeht. So fand SILLER (1965, z.n. YUKER et al. 1970, S.74) günstigere Einstellungen, wenn in den Items der `Disability Factor – Scale' (DFS) der Begriff `Amputee' durch die Bezeichnung `Person Missing a Leg' ersetzt wurde.
Ein weiterer Anhaltspunkt für die Auswirkung einer `Personalisierung' des Stimulus ist in den Ergebnissen von JAFFE (1965, 1967) zu sehen. Eine einzelne, durch persönliche und biographische Angaben näher beschriebene behinderte Person (`Sketch – Person') wurde auf dem Semantischen Differential deutlich positiver bewertet als das entsprechende `Label' (`Amputee', `Retarded', `Former Mental Patient'). Mit einem ähnlichen Vorgehen wie bei JAFFE (1967) versuchte GOLIN (1970) die zugrunde liegenden Bedingungen für diesen Effekt zu identifizieren, indem sie den Umfang der Informationen über die `Sketch – Person' sowie die Art ihrer Darstellung variierte. Die Ergebnisse dieser Untersuchung weisen darauf hin, daß der Effekt der `Personalisierung' unabhängig davon ist, ob die `Sketch – Person' positiv oder negativ porträtiert wird. Ebenso wenig erwies sich der Umfang der Information über die behinderte Stimulusperson als bedeutsam: Für eine positive Bewertung reicht es offenbar schon aus, eine behinderte Stimulusperson durch einige wenige, zusätzliche Informationen (Angabe des Namens, des Alters und des College) zu beschreiben. Dabei wurde

die körperbehinderte `Sketch–Person' sogar positiver eingeschätzt als eine Stimulusperson ohne Hinweis auf eine Behinderung (nichtbehinderte `Sketch–Person').
Diese Untersuchungsergebnisse belegen, daß bewertende verbale Reaktionen Nichtbehinderter auf eine behinderte Stimulusperson günstiger sind als die auf das entsprechende `Label'. Zur Erklärung dieses `Personalisierungs–Effektes' lassen sich einige, vorerst noch ungesicherte und weitgehend spekulative Ansatzpunkte anführen.
Die Porträtierung einer einzelnen behinderten Person könnte möglicherweise bewirken, daß im Zuge der Beschreibung die Behinderung gegenüber anderen Informationen über die Stimulusperson in den Hintergrund gerückt wird, so daß andere Merkmale, sowie weitere, vermutete Eigenschaften der Person an Bedeutung gewinnen. Danach sollten sich mit zunehmenden Informationen über die Person die Einschätzungen einer behinderten und einer nichtbehinderten Stimulusperson angleichen. Allerdings geben die Ergebnisse von GOLIN (1970), nach denen der Umfang der Information über die behinderte Person keinen Einfluß auf den `Personalisierungs–Effekt' hat, Anlaß, weitere Erklärungsmöglichkeiten in Betracht zu ziehen.
Sofern durch das `Label' stärker die Behinderung und durch die `Personalisierung' mehr die Person des Behinderten in das Zentrum der Aufmerksamkeit gerückt wird, kann der `Personalisierungs–Effekt mit der Annahme erklärt werden, daß die Reaktionen auf die Behinderung stärker durch die Angst, selbst behindert zu werden, bestimmt werden, wohingegen die Reaktion auf einen Menschen, der von dieser Behinderung betroffen ist, eher von positiven Tendenzen, wie Bewunderung und Anteilnahme, geprägt ist (vgl. YUKER et al. 1970, S.74).
Möglicherweise könnte auch die Tendenz zur sozialen Erwünschtheit stärker sein, wenn statt der Behinderung mehr die Person des Behinderten wahrgenommen wird. Nach CLOERKES (1979; S. 390) "kann man eher etwas `Schlechtes' über eine Behinderung sagen als über einen behinderten Menschen".
Unabhängig von den möglichen Ursachen, die dem `Personalisierungs–Effekt' zugrunde liegen, geben diese Ergebnisse Anlaß, eine direkte Übertragung der Ergebnisse von Einstellungsuntersuchungen, die in der Regel durch die Vorgabe allgemeiner Etikettierungen (z.B. `Behinderte', `Körperbehinderte') gewonnen wurden, auf das tatsächliche Verhalten gegenüber einem einzelnen behinderten Interaktionspartner infrage zu stellen. Wenn weniger die Behinderung im Vordergrund steht, infolge der `Personalisierung' des Stimulus statt dessen die Aufmerksamkeit mehr der Person des Behinderten gilt, werden bei Nichtbehinderten möglicherweise vielschichtigere und, im Vergleich zur Vorgabe eines allgemeinen `Labels', positvere Assoziationen hervorgerufen. Es scheint, daß die Beschreibung einer einzelnen behinderten Person andere, und insgesamt günstigere Reaktionen auslöst als Aussagen über `Behinderte' oder über `Körperbehinderte', wie sie üblicherweise im Rahmen der Einstellungsmessung vorgegeben werden. Somit erscheint ein vorschneller Rückschluß von negativen Einstellungen Nichtbehinderter gegenüber Behinderten auf ein entsprechendes, konsistent

negativ akzentuiertes Verhalten gegenüber behinderten Interaktionspartnern nicht gerechtfertigt. Ein direkter Vergleich verbaler Reaktionen auf eine behinderte mit denen auf eine nichtbehinderte Stimulusperson sollte erste Aufschlüsse über den Einfluß der Behinderung auf das Verhalten gegenüber Behinderten geben.

1.3.4. Sympathie – Effekt der Behinderung

Eine Untersuchung des Einflusses der Behinderung auf das Verhalten Nichtbehinderter macht eine isolierte Variation des Merkmals 'Behinderung' notwendig. Sofern alle weiteren Merkmale der Stimulusperson konstant gehalten werden, können Unterschiede in den Reaktionen auf eine behinderte und nichtbehinderte Stimulusperson auf die Behinderung zurückgeführt werden.

Verbale Reaktionen Nichtbehinderter auf verbales Stimulusmaterial. Einen derartigen Vergleich der Reaktionen nichtbehinderter Vpn in Abhängigkeit von der Behinderung der Stimulusperson ermöglicht das Vorgehen von SCHEIER et al. (1978). Die Autoren legten ihren Vpn Mitschriften eines fiktiven Interviews zur Beurteilung vor. Der Interviewpartner wurde in der Experimentalbedingung als ein behinderter Student (Rollstuhlfahrer) und in der Kontrollbedingung ohne Hinweis auf eine Behinderung vorgestellt. Bei identischen Interviewvorlagen wurde der behinderte Interviewpartner von den Vpn positiver beurteilt als der nichtbehinderte Interviewpartner, unabhängig davon, ob die (behinderte oder nichtbehinderte) Stimulusperson vorteilhaft oder unvorteilhaft portraitiert wurde.

SCHEIER et al. (1978) bezeichnen die positivere Bewertung der behinderten im Vergleich zur nichtbehinderten Stimulusperson als 'Sympathie – Effekt'. Ein Hinweis auf die Zuverlässigkeit dieses Effektes ist darin zu sehen, daß ein 'Sympathie – Effekt' nicht nur wiederholt bei der Einschätzung behinderter Stimuluspersonen gefunden wurde (z.B. CARVER et al. 1979), sondern auch gegenüber Mitgliedern ethnischer Minoritäten (vgl. z.B. CARVER et al. 1977; DIENSTBIER 1970) auftritt.
Die naheliegende Erklärung, nach der der 'Sympathie – Effekt' aus dem Bestreben der Vpn resultiert, sich in sozial erwünschter Weise darzustellen und insbesondere eine mit der Abwertung des Behinderten verbundene offene Verletzung sozialer Normen zu vermeiden, wurde von CARVER et al. (1978) geprüft. Die Autoren verwenden die gleichen Interviewmitschriften wie SCHEIER et al. (1978), wobei der fiktive Interviewpartner als Behinderter (Rollstuhlfahrer), als Schwarzer oder ohne stigmatisierende Zusatzinformationen vorgestellt wurde. Unter üblichen Ratingbedingungen (Vorgabe von Polaritätenskalen) zeigte sich ein 'Sympathie – Effekt' zugunsten der stigmatisierten Personen (Behinderter, Schwarzer). Unter Bogus – Pipeline – Bedingungen – wobei die Vpn durch eine entsprechende Manipulation zu der Überzeugung gebracht werden, der Versuchsleiter könne ihre 'wahren' Einstellungen physio-

logisch messen (vgl. SIGALL & PAGE 1971; MUMMENDEY & BOLTEN 1985) – wurde der schwarze Interviewpartner negativer beurteilt als die nichtstigmatisierte Stimulusperson. Dagegen wurde der Rollstuhlfahrer auch unter Bogus–Pipeline–Bedingungen weiterhin günstiger bewertet als die nicht–stigmatisierte Stimulusperson. Da unter Bogus–Pipeline–Bedingungen ebenfalls ein 'Sympathie–Effekt' zugunsten des Behinderten auftritt, schließen CARVER et al. (1978), daß der positiven Bewertung der behinderten Stimulusperson nicht eine bewußte Verfälschung der Beurteilungen in Richtung der sozialen Erwünschtheit zugrunde liegt (vgl. auch SIGALL & PAGE 1972).

Verbale Reaktionen Nichtbehinderter auf visuelles Stimulusmaterial. Im Rahmen der Untersuchungen von SCHEIER et al. (1978) und von CARVER et al. (1978, 1979) wurde die Behinderung im Zusammenhang mit anderen biographischen Angaben jeweils nur kurz und eher beiläufig erwähnt.
Aber auch dann, wenn die Vpn mit visuellen Stimuli konfrontiert werden und die Behinderung möglicherweise auffälliger und dominierender wird, zeigt sich ein 'Sympathie–Effekt' zugunsten des Behinderten. COMER & PILIAVIN (1975) lassen in einer Untersuchung zur Eindrucksbildung (Impression Formation) Fotografien eines Nichtbehinderten und eines Körperbehinderten (Rollstuhlfahrer) von nichtbehinderten und behinderten Vpn auf Polaritätenskalen einschätzen, wobei die auf dem Foto abgebildete Person und die Behinderung ausbalanciert wurde. Sowohl von den nichtbehinderten als auch von den behinderten Vpn wurde der Rollstuhlfahrer hinsichtlich einer großen Bandbreite unterschiedlicher Persönlichkeitseigenschaften konsistent günstiger beurteilt als die nichtbehinderte Stimulusperson (vgl. auch BRABHAM & THORESON 1973).
MITCHELL (1976) verwendete als Stimulusmaterial Videoaufnahmen eines Beratungsgesprächs zwischen einem Klienten und einem (behinderten oder nichtbehinderten) Therapeuten. Das Gespräch wurde simultan über zwei verschiedene Videokameras so aufgezeichnet, daß der Therapeut auf den Aufnahmen der ersten Kamera mit Rollstuhl und auf den Aufzeichnungen der zweiten Kamera ohne Rollstuhl zu sehen war. Auf diese Weise konnte den Vpn in der Experimental– und Kontrollgruppe jeweils ein identisches Gespräch mit einer Stimulusperson, die sich nur durch die Behinderung unterschied, vorgeführt werden. Die Ergebnisse zeigen einen durch die Behinderung hervorgerufenen 'Sympathie–Effekt': Der Therapeut wurde von den Vpn hinsichtlich einer Reihe gesprächstherapeutischer Qualitätsmerkmale (Empathic Understanding, Level–Regard, Congruence) günstiger beurteilt, wenn er im Rollstuhl zu sehen war.

Erklärungsweise. Zur Erklärung der positiveren Bewertung einer behinderten im Vergleich zu einer nichtbehinderten Stimulusperson werden vereinzelte Hinweise diskutiert, die jedoch bisher noch nicht systematisch überprüft wurden. Mit dem Verweis auf die 'Wertbezogenheit' des Einstellungsobjektes 'Behinderte' wird der 'Sympathie–Effekt' auf die Tendenz zur sozialen Erwünschtheit zurückgeführt. Danach ist die positive Reaktion auf eine behinderte Stimulusperson

Ausdruck des Bestrebens der Vpn, sich (bewußt) in vorteilhafter Weise darzustellen, indem sie einer sozialen Norm folgen, die ein freundliches und zuvorkommendes Verhalten gegenüber Behinderten fordert oder zumindest eine offene Ablehnung Behinderter verbietet (`Norm–to–be–kind'–Hypothese). Die Ergebnisse der oben aufgeführten Bogus–Pipeline–Untersuchung (CARVER et al. 1978; vgl. auch SIGALL & PAGE 1972) konnten diesen Erklärungsansatz jedoch nicht stützen.
SCHEIER et al. (1978) sehen in der `Individualisierung' des Behinderten eine Erklärungsgrundlage für die Diskrepanz zwischen den Ergebnissen allgemeiner Einstellungsuntersuchungen und der positiv akzentuierten Bewertung eines einzelnen Behinderten. Die Beschreibung einer einzelnen behinderten Person, mit der, statt der Behinderung, stärker die Person des Behinderten in den Vordergrund gerückt wird, ruft danach bei Nichtbehinderten positive Tendenzen wie Sympathie, Anteilnahme und Bewunderung hervor, die jedoch im Widerspruch zu den negativen, stereotypen Vorstellungen über Behinderte stehen. Nach diesem Erklärungsansatz ist der `Sympathie–Effekt' das Ergebnis einer Überkompensation der Vpn infolge ihres Bemühens, bei ihrer Reaktion auf eine einzelne behinderte Person den Einfluß des negativ bewerteten Stereotyps auszugleichen.
Verschiedentlich wurden attributionstheoretische Überlegungen zur Erklärung des `Sympathie–Effekts' diskutiert: Durch die Beschreibung einer behinderten Stimulusperson (z.B. im Rahmen von Interviewmitschriften) werden die physischen und psychischen Umweltbedingungen des Behinderten auffällig. Damit wird bei den Vpn der Eindruck hervorgerufen oder verstärkt, daß Behinderte im Vergleich zu Nichtbehinderten größere Schwierigkeiten und Hindernisse überwinden müssen. In Anlehnung an KELLY's `Argumentation Principle' (KELLY 1971, S. 12) wird der `Sympathie–Effekt' darauf zurückgeführt, daß die Vpn berücksichtigen, daß es Behinderte in der Regel schwerer als Nichtbehinderte haben und sie somit bei ihrer Bewertung einer behinderten Stimulusperson die größeren Mühen und Anstrengungen positiv in Rechnug stellen, die von Behinderten bei der Bewältigung von Alltagsproblemen gefordert werden.

Geltungsbereich des `Sympathie–Effektes'. Die aufgeführten experimentellen Untersuchungen verdeutlichen, daß eine einzelne behinderte Stimulusperson von nichtbehinderten Vpn hinsichtlich einer großen Bandbreite evaluativer Gesichtspunkte günstiger beurteilt wird als eine vergleichbare nichtbehinderte Stimulusperson. Die Ergebnisse von GOLIN (1970), SCHEIER et al. (1978), CARVER et al. (1978, 1979) und GIBBONS et al. (1980) lassen darüber hinaus vermuten, daß der `Sympathie–Effekt' zugunsten des Behinderten unabhängig davon ist, ob die Stimulusperson vorteilhaft oder unvorteilhaft dargestellt wird. Damit stehen die Ergebnisse experimenteller Untersuchungen im Kontrast zu den Schlußfolgerungen, die die Resultate allgemeiner Einstellungsuntersuchungen nahelegen: Die angenommene negative Disposition gegenüber Behinderten kommt danach nicht in den Eindrucksurteilen über eine einzelne behinderte Stimulusperson zum Ausdruck, vielmehr sind die bewertenden Reaktionen

Nichtbehinderter gegenüber einer einzelnen behinderten Person positiv akzentuiert.
Im Hinblick auf den Geltungsbereich des `Sympathie – Effektes' lassen sich jedoch mit Blick auf die vorliegenden Untersuchungen einige bedeutsame Einschränkungen erkennen, die sich aus der Form der Behinderung, hinsichtlich der untersuchten Stichprobe sowie aus der Art der erfaßten Verhaltensaspekte ergeben.
Eine erste Einschränkung des Geltungsbereichs des `Sympathie – Effektes' ergibt sich im Hinblick auf die Form der Behinderung sowie die Art ihrer Darstellung. In den aufgeführten Untersuchungen wurden ausschließlich körperbehinderte Stimuluspersonen, operationalisiert durch eine Rollstuhlabhängigkeit, vorgegeben. Darüber hinaus wurde die Behinderung in einer Weise dargestellt, die die Funktionsbeeinträchtigungen und Aktivitätseinschränkungen, die mit einer Behinderung verbunden sind, für die Vpn nicht deutlich werden läßt. Teilweise wurde die Funktionstüchtigkeit des Behinderten eher betont (vgl. z.B. JAFFE 1967). Ob ein `Sympathie – Effekt' zugunsten des Behinderten auch unter Bedingungen auftritt, die die Funktionsbeeinträchtigungen stärker auffällig werden lassen, ist bisher noch ungeklärt. Ebenso muß die Frage nach einer positiv akzentuierten Reaktion gegenüber anderen Behindertengruppen (z.B. Personen mit kosmetischen Behinderungen, Mißbildungen) angesichts fehlender systematischer Untersuchungen derzeit noch offenbleiben.
Der Blick auf die untersuchten Stichproben läßt den Geltungsbereich des `Sympathie – Effektes' ebenfalls eingeschränkt erscheinen. Mit Ausnahme der Untersuchung von COMER & PILIAVIN (1975) wurden Studenten, vornehmlich Psychologiestudenten untersucht. Es ist anzunehmen, daß sich studentische Vpn durch vergleichsweise liberale Grundhaltungen und Wertvorstellungen auszeichnen, die sie in besonderem Maße gegenüber Vorurteilen und Diskriminierungen sensibilisieren. Damit ist die Verallgemeinerbarkeit des `Sympathie – Effektes' auf andere, nicht – studentische Populationen begrenzt. Eine weitere Einschränkung ergibt sich im Hinblick auf das Alter der Vpn. Wie die Übersicht von RYAN (1981) verdeutlicht, sind Einstellungen und Verhalten von Kindern und Jugendlichen gegenüber Körperbehinderten eher ungünstig, erst im Erwachsenenalter zeigen sich vermehrt positiv akzentuierte Reaktionen gegenüber Körperbehinderten.
Soweit die bisher erörterten Untersuchungen erkennen lassen, bezieht sich der `Sympathie – Effekt' auf verbale Beurteilungen und Einschätzungen einer behinderten Stimulusperson. Im typischen Untersuchungssetting wird die Vp unter unterschiedlichem Vorwand aufgefordert, ihren Eindruck von einer behinderten bzw. nichtbehinderten Stimulusperson auf einer Ratingskala, einer Adjektivskala, einem Semantischen Differential etc. wiederzugeben. Bei diesem Vorgehen kann davon ausgegangen werden, daß der Vp der wertende Charakter ihrer Einschätzungen bewußt ist und sie möglicherweise berücksichtigt, daß aufgrund ihrer Angaben auf eine positive oder negative Wertschätzung für die (behinderte oder nichtbehinderte) Stimulusperson geschlossen wird. Darüber hinaus bleibt der Vp die Tatsache, daß sie an einer Untersuchung teilnimmt, auch dann nicht verborgen, wenn sie über den eigentlichen Zweck der Untersuchung getäuscht

oder im Unklaren gelassen wird. Somit ist zu berücksichtigen, daß der `Sympathie-Effekt' zugunsten Behinderter auf schriftlich-verbales Verhalten beschränkt ist, bei dem evaluative Aspekte im Vordergrund stehen. Der Frage, inwieweit ein `Sympathie-Effekt' nicht nur in den schriftlich-verbalen Reaktionen, sondern auch im offenen Verhalten gegenüber Behinderten zum Ausdruck kommt, wird im folgenden Kapitel (1.4.) nachgegangen.

1.3.5. Zusammenfassung

Vorliegende Untersuchungen zum Zusammenhang zwischen Einstellungen und Verhalten gegenüber Behinderten geben keinen Aufschluß darüber, ob und in welchem Maße verbal erfaßte Einstellungen Nichtbehinderter in ihrem offenen Verhalten gegenüber behinderten Interaktionspartnern wirksam werden. Angesichts fehlender empirischer Belege erscheint es somit nicht gerechtfertigt, von negativ gefärbten Antworten auf allgemeine Aussagen über Behinderte, wie sie üblicherweise im Rahmen von Einstellungsuntersuchungen erfaßt werden, auf ein durchgängig zurückweisendes und ablehnendes Verhalten in Interaktionen mit Behinderten zu schließen.
Vielmehr ist damit zu rechnen, daß verbal erfaßte Einstellungen Nichtbehinderter gegenüber Behinderten und ihr Verhalten gegenüber einer einzelnen behinderten Person häufig nicht übereinstimmen. So führt die Porträtierung einer einzelnen behinderten Person bei Nichtbehinderten zu positiveren Bewertungen als die Vorgabe eines allgemeinen `Labels'. Dieser `Personalisierungs-Effekt' gibt Anlaß zu der Vermutung, daß das verbale Verhalten Nichtbehinderter gegenüber einem behinderten Interaktionspartner günstiger ist, als ihre Antworten auf allgemeine Aussagen über `Behinderte' oder über `Körperbehinderte' erwarten lassen.
Möglicherweise ist die Grundlage der Interaktionsspannungen in `gemischten' Kontakten nicht in einem konsistent zurückweisenden und ablehnenden Interaktionsverhalten der Nichtbehinderten zu suchen. So zeigt ein direkter Vergleich verbaler Reaktionen Nichtbehinderter auf eine körperbehinderte und eine nichtbehinderte Stimulusperson einen `Sympathie-Effekt' der Behinderung: Eine verbal beschriebene oder visuell dargebotene körperbehinderte Stimulusperson wird positiver beurteilt als eine vergleichbare nichtbehinderte Stimulusperson.

Diese vielfältigen Anhaltspunkte, die gegen eine direkte Übertragung der Ergebnisse von Einstellungsuntersuchungen auf das tatsächliche Verhalten gegenüber einem behinderten Interaktionspartner sprechen, verweisen nicht zuletzt auf die Notwendigkeit, offenes Verhalten Nichtbehinderter in Face-to-face-Kontakten mit Behinderten zu untersuchen.

1.4. Verhaltensaspekte Nichtbehinderter in Face–to–face–Kontakten mit Körperbehinderten

Mit der Untersuchung des Verhaltens Nichtbehinderter im direkten Kontakt mit körperbehinderten wird eine weitere Annäherung an die Bedingungen alltäglicher sozialer Interaktionen erreicht. In der Mehrzahl der vorliegenden Untersuchungen werden dabei (Erst–)Begegnungen zwischen Behinderten und einem Konföderierten des Versuchsleiters arrangiert, der in der Kontrollbedingung als Nichtbehinderter auftritt und in der Experimentalbedingung eine Körperbehinderung, vornehmlich durch das Sitzen in einem Rollstuhl simuliert. Mit diesem Vorgehen wird eine Konfundierung der Behinderung mit anderen, eventuell damit kovariierenden Einflußfaktoren (weitgehend) vermieden, die dann nicht ausgeschlossen werden kann, wenn das Verhalten gegenüber tatsächlich Behinderten mit dem gegenüber nichtbehinderten Stimuluspersonen verglichen wird. Sofern weitere Bedingungen (möglichst) konstant gehalten werden, können Unterschiede im Verhalten der Vpn zwischen Experimental– und Kontrollgruppe mit einiger Berechtigung auf das Vorhandensein (versus Nichtvorhandensein) der Körperbehinderung des Interaktionspartners zurückgeführt werden.

Eine derartige Begegnungssituation erlaubt die Beobachtung und Erfassung unterschiedlicher Verhaltensaspekte nichtbehinderter Vpn gegenüber Körperbehinderten. So wurden verbale Einschätzungen, Beurteilungen und Eindrucksurteile der Vpn über ihren behinderten Partner erfaßt (vgl. 1.4.1.), psychophysiologische Reaktionen während des Kontaktes mit Behinderten gemessen (vgl. 1.4.2.) und nonverbale Verhaltensaspekte in Interaktionen mit behinderten Gesprächspartnern registriert (vgl. 1.4.3.).

1.4.1. Verbales Verhalten Nichtbehinderter in Face–to–face–Kontakten mit Körperbehinderten

Im Gegensatz zur Konfrontation mit einer schriftlich oder visuell dargebotenen behinderten Stimulusperson (vgl. 1.3.4.) beinhaltet eine tatsächliche Begegnung mit einem Körperbehinderten für die Vp eine Einbeziehung in oder unmittelbare Beteiligung an einem durch den Untersucher mehr oder weniger strukturierten Interaktionsprozeß. Mit Blick darauf ist zu erwarten, daß die Reaktionen Nichtbehinderter gegenüber einer physisch anwesenden behinderten Person weniger auf kognitiv–stereotypen Vorstellungen über Behinderte basieren, wie sie durch schriftlich–verbales oder visuelles Stimulusmaterial ausgelöst werden, sondern stärker durch das aktuelle Erleben eines körperbehinderten Interaktionspartners bestimmt sind. Anknüpfend an die vorausgegangenen Erörterungen (vgl. 1.3.4.) soll im folgenden der Frage nachgegangen werden, inwieweit ein 'Sympathie–Effekt' in den Eindrucksurteilen über Körperbehinderte auch nach einer

tatsächlichen Begegnung oder während einer aktuellen Interaktion mit einem körperbehinderten Partner wirksam ist.
In der Untersuchung von GIBBONS et al. (1980; 2. Experiment) erlebten die Vpn ein Life–Interview mit einer körperbehinderten (simuliert durch Gehhilfen) oder nichtbehinderten Konföderierten, mit der sie kurz zuvor gemeinsam auf den Beginn der Untersuchung gewartet hatten. Die Fragen und Antworten im Interview entsprachen weitgehend den Interviewmitschriften der SCHEIER et al. (1978)–Untersuchung. Auf anschließend vorgelegten Polaritätenskalen wurde die körperbehinderte Konföderierte unabhängig von ihrer (positiven oder negativen) Selbstdarstellung im Interview günstiger beurteilt als die nichtbehinderte Interviewpartnerin. Damit wird deutlich, daß auch nach einem tatsächlichen Kontakt ein 'Sympathie–Effekt' zugunsten der behinderten Stimulusperson auftritt, wobei die positive Akzentuierung der Eindrucksurteile durch die Körperbehinderun, in Übereinstimmung mit den Ergebnissen von SCHEIER et al. (1978) und CARVER et al. (1978), unabhängig vom (positiven oder negativen) Verhalten des Behinderten zu sein scheint.
Den Einfluß eines weiteren Aspekts des Verhaltens Behinderter auf die Reaktionen Nichtbehinderter untersuchten BELGRAVE & MILLS (1981), die eine Begegnung der Vpn mit einem Rollstuhlfahrer bzw. mit einem nichtbehinderten Konföderierten in der Kontrollgruppe arrangierten. Während des kurzen Kontaktes sprach der Behinderte unter verschiedenen Vorwänden und nach unterschiedlichen Anlässen seine Behinderung an. Anschließend wurden die Vpn gebeten, ihren ersten Eindruck vom Partner auf einer Ratingskala wiederzugeben. Die Vpn schätzten den Rollstuhlfahrer, unabhängig davon, ob und in welcher Weise er seine Behinderung erwähnte, hinsichtlich aller erhobenen Beurteilungsdimensionen (independent, likable, optimistic, warm) positiver ein als ihren nichtbehinderten Partner. Dieses Ergebnis weist darauf hin, daß auch nach einer Begegnung, in der die Behinderung des Partners durch das Ansprechen im besonderen Maße auffällig wird, Behinderte günstiger beurteilt werden.

Die positive Akzentuierung der Eindrucksurteile über körperbehinderte Stimuluspersonen nach einem Face–to–face–Kontakt läßt erwarten, daß auch während der Interaktion in direkter Kommunikation mit einem körperbehinderten Partner ein 'Sympathie–Effekt' wirksam ist. Im Experiment von HASTORF et al. (1979) hatten die Vpn die Aufgabe, im direkten Kontakt einer behinderten oder nichtbehinderten konföderierten Vp fortlaufend Rückmeldungen über ihre Leistungen in einem Geschicklichkeitsspiel zu geben. Unabhängig davon, daß die Vpn von dem Behinderten eine geringere Leistung erwarteten, erhielt der behinderte Partner (Konföderierter mit Beinschiene) positivere Rückmeldungen als der nichtbehinderte. Aus diesem Ergebnis verallgemeinern die Autoren, daß Behinderte auch in alltäglichen sozialen Situationen unabhängig von ihrem aktuellen Verhalten positivgefärbte, unrealistische Rückmeldungen erhalten, da soziale Normen eine kritische Beurteilung Behinderter verbieten.

Zusammenfassung. Die Ergebnisse der geschilderten Untersuchungen verdeutlichen, daß der 'Sympathie-Effekt' nicht nur auf die Bewertung einer schriftlich-verbal beschriebenen oder über Bildmaterial dargebotenen behinderten Stimulusperson beschränkt ist. Positivakzentuierte verbale Reaktionen Nichtbehinderter treten auch nach einem Face-to-face-Kontakt mit Körperbehinderten auf. Den Ergebnissen von HASTORF et al. (1979) folgend, ist darüberhinaus auch dann mit einem 'Sympathie-Effekt' zu rechnen, wenn Nichtbehinderte in einen direkten Kontakt mit einem Körperbehinderten involviert sind und die wertende Reaktion unmittelbar dem körperbehinderten Partner selbst gilt.

Im Hinblick auf eine Übertragung des 'Sympathie-Effekts' auf das Verhalten Nichtbehinderter in sozialen Interaktionen mit Körperbehinderten ist jedoch die Art der erhobenen Verhaltensaspekte hervorzuheben. Eine positive Akzentuierung zeigt sich, soweit die vorliegenden Untersuchungen erkennen lassen, ausschließlich in schriftlich-verbalen Reaktionen Nichtbehinderter auf oder gegenüber Körperbehinderten. Ein Blick auf das Vorgehen in diesen Untersuchungen verdeutlicht, daß den Vpn bei der Einschätzung und Beurteilung ihres Partners mehr oder weniger bewußt ist, daß aufgrund ihrer verbalen Reaktionen (erfaßt z.B. über Ratingskalen) auf eine positive oder negative Wertschätzung ihres Partners geschlossen werden kann. Eine Übertragung auf das Verhalten in Interaktionen mit Körperbehinderten läßt dementsprechend vermuten, daß eine positive Akzentuierung vornehmlich solche Verhaltensaspekte betrifft, deren evaluative Bedeutung in der Interaktion eindeutig und offensichtlich und für die Beteiligten verbindlich ist. Im Mittelpunkt der nachfolgenden Erörterung stehen, im Kontrast dazu, Verhaltensaspekte Nichtbehinderter, deren Bedeutungsgehalt im Hinblick auf eine Wertung des Partners in der Interaktion weniger eindeutig und offensichtlich ist und die damit im Hinblick auf ihre Funktion in der Interaktion weniger verbindlich sein dürften.

1.4.2. Physiologische Indikatoren der vegetativen Aktivierung

Anknüpfungspunkt der Messung physiologischer Reaktionen sind die vielfältigen Hinweise von Nichtbehinderten auf spontane körperliche Mißempfindungen wie Abscheu und Ekel beim Anblick sichtbar Behinderter. Wie verschiedentlich berichtet wird, führt insbesondere eine plötzliche und unerwartete Konfrontation mit Menschen, die schwere und ästhetisch auffällige Behinderungen (z.B. Mißbildungen, Dysmelien, Gesichtsentstellungen) aufweisen, bei Nichtbehinderten häufig zu schockartigen Reaktionen, die sich in Anzeichen affektiver Erregung und Angst bemerkbar machen (vgl. WRIGHT 1960, S. 251; SAFILIOS-ROTHSCHILD 1970, S. 128; JANSEN 1972, S. 115).
Nach JANSEN (1972, in Anlehnung an ESSER 1967) löst die Konfrontation mit sichtbar Behinderten spontane "originäre Reaktionen" (JANSEN 1972, S. 127) aus, die in einer affektiven Aversion und dem Gefühl des Abgestoßenseins

zum Ausdruck kommen. 'Originäre Reaktionen' gegenüber Behinderten sind allerdings selten direkt beobachtbar, sondern werden durch soziale Normen modifiziert und treten als "kulturell überformte Reaktionen" (JANSEN 1972) in Erscheinung. Im Gegensatz zu den 'überformten Reaktionen', die als Resultat gesellschaftlicher Sozialisationsprozesse angesehen werden, sind 'originäre Reaktionen' gegenüber Behinderten nicht beeinflußbar und können, den Erwartungen der sozialen Umwelt folgend, allenfalls unterdrückt werden.
Psychophysiologische Reaktionen Nichtbehinderter (z.B. Herzschlagfrequenz, Hautwiderstand) bei der Begegnung mit Behinderten werden als Indikatoren der Angst (MARINELLI & KELZ 1973; MARINELLI 1974), als Ausdruck von Streß und Spannung (VANDER KOLK 1976) oder als Anzeichen einer allgemeinen emotionalen Erregung (KLECK et al. 1966; HEINEMANN et al. 1981) betrachtet. Einige Autoren sehen in der Messung physiologischer Variablen einen direkteren Zugang zur Erfassung der affektiven Komponente der Einstellung gegenüber Behinderten (ZYCH & BOLTON 1972; GARGIULO & YONKER 1983). Mit dem Hinweis, daß Reaktionen des autonomen Nervensystems nicht (wie z.B. Selbstbeurteilungen der Vpn) einer bewußten Kontrolle unterliegen und weitgehend unbeeinflußbar sind, werden psychophysiologische Reaktionen als valide Indikatoren der 'wahren' Einstellung gegenüber Behinderten angesehen. Dieser Betrachtungsweise zufolge bewirkt eine negative Einstellung gegenüber Behinderten entsprechende physiologische Reaktionen bei der Begegnung mit einer behinderten Person. Die gegenläufige Annahme, nach der, in Anlehnung an die Gefühlstheorie von SCHACHTER & SINGER (1962) und der Selbstwahrnehmungstheorie von BEM (1972), eine vegetative Erregung (Arousal) bei der Begegnung mit Behinderten infolge von Attributionsprozessen zu entsprechenden (positiven oder negativen) Einstellungen führt, findet in den bisherigen Ansätzen allerdings keine Berücksichtigung. In den vorliegenden Untersuchungen wurden nichtbehinderte Vpn entweder mit einem behinderten Konföderierten zusammengebracht oder mit visuellem oder verbalem Stimulusmaterial über Behinderte oder Behinderungen konfrontiert.

Physiologische Reaktionen Nichtbehinderter in Face–to–face–Kontakten mit Behinderten. MARINELLI & KELZ (1973) untersuchten die Herzschlagfrequenz Nichtbehinderter in einer strukturierten Interaktion (festgelegte Gesprächsthemen) mit einem behinderten Konföderierten (Gesichtsentstellung). Die Vpn wurden nach ihren Einstellungen gegenüber kosmetisch Behinderten, gemessen mit der 'Disability Factor–Scale–Cosmetic' (DFS–C; vgl. SILLER et al. 1968), in Extremgruppen aufgeteilt. Der gesichtsentstellte Gesprächspartner löste bei den Vpn mit negativen Einstellungen eine stärkere Erhöhung der Herzschlagfrequenz aus als bei den Vpn mit positiven Einstellungen gegenüber kosmetisch Behinderten. Dieser Unterschied der beiden Extremgruppen korrespondierte mit entsprechenden signifikanten Differenzen auf der 'Manifest Anxiety–Scale' (MAS; vgl. TAYLOR 1953). Aus diesen Ergebnissen folgern die Autoren, daß die Konfrontation mit Behinderten bei Nichtbehinderten Angst auslöst, die wiederum den Ablauf der Interaktion belastet. Andere Interpretationsmöglichkeiten können allerdings wegen des Fehlens einer Kontrollgruppe nicht ausgeschlossen werden. Genauere Aufschlüsse über den Einfluß der Behinderung erlaubt dagegen ein Vergleich der physiologischen Reaktionen in Face–to–face–Kontakten mit einem behinderten und einem nichtbehinderten Interaktionspartner (vgl. MARINELLI 1984).

KLECK et al. (1966) erfaßten Hautwiderstandsänderungen Nichtbehinderter in strukturierten Interaktionen mit einem Behinderten (Rollstuhlfahrer mit Beinamputation) bzw. in der Kontrollgruppe mit einem nichtbehinderten Gesprächspartner. Beim Erscheinen des Rollstuhlfahrers wurde eine größere Veränderung des Hautwiderstandes gemessen als beim Eintreten des nichtbehinderten Partners. Daraus schließen KLECK et al. (1966) auf eine erhöhte emotionale Erregung Nichtbehinderter in Interaktionen mit Körperbehinderten (vgl. auch KLECK 1966). HEINEMANN et al. (1981) erfaßten den Hautwiderstand ihrer männlichen Vpn während diese einem nichtbehinderten, einem Rollstuhlfahrer oder einem als Homosexuellen vorgestellten Konföderierten gegenüber saßen. Die Vpn, die mit dem Rollstuhlfahrer oder dem Homosexuellen konfrontiert wurden, hatten einen geringeren Hautwiderstand im Vergleich zu den Vpn, die einem Nichtbehinderten gegenübersaßen. Dagegen zeigte sich kein entsprechender Unterschied in der von den Vpn unmittelbar nach der Begegnung berichteten Stimmung (erfaßt durch die 'Eigenschaftswörterliste'; vgl. JANKE & DEBUS 1978). Die Vpn, die mit dem Rollstuhlfahrer konfrontiert wurden, schätzten ihre Stimmung tendenziell sogar positiver ein als die Vpn der Kontrollgruppe.

Physiologische Reaktionen Nichtbehinderter auf visuelle oder verbale Stimuli. Die Ergebnisse physiologischer Untersuchungen in Face–to–face–Kontakten mit Behinderten werden ergänzt durch Messungen physiologischer Reaktionen auf visuelles oder verbales Stimulusmaterial. GARGIULO & YONKER (1983) führten angehenden und berufserfahrenen Pädagogen Lichtbilder mit sichtbar behinderten Kindern (Kinder mit Down Symdrom, Gaumenspalte oder orthopädischen Behinderungen) vor und erfaßten vor und während der Darbietung die Pulsfrequenz und die Hauttemperatur der Hand. Zusätzlich wurden die Pädagogen gebeten, sich während der Darbietungen vorzustellen, das auf dem Dia abgebildete Kind zu betreuen und auf einer 5–stufigen Likert–Skala den Grad an Streß anzugeben, den diese Vorstellung bei ihnen auslöst. Bei den unerfahrenen Pädagogen zeigte sich beim Betrachten der Bilder eine stärkere Erhöhung der Pulsfrequenz als bei den berufstätigen und erfahrenen Pädagogen. Dagegen gaben alle Teilnehmer, unabhängig von ihrer Berufserfahrung und Ausbildung, auf der Ratingskala nur ein geringes Ausmaß an Streß an (vgl. ZYCH & BOLTON 1972).

In der Interpretation ihrer Ergebnisse verweisen GARGIULO & YONKER (1983) auf die Diskrepanz zwischen den physiologischen Reaktionen, die nach Ansicht der Autoren auf eine negative Einstellung gegenüber Behinderten schließen lassen, und den über Papier–und–Bleistift–Verfahren erfaßten Selbstbeurteilungen. Danach entsprechen die Selbstbeurteilungen der Pädagogen nicht ihren 'wahren' Einstellungen gegenüber Behinderten, sondern geben in

erster Linie Meinungen und Ansichten wieder, die mit dem Berufsbild des Pädagogen vereinbar sind und von der sozialen Umwelt von ihnen erwartet werden.
Auf erhebliche interindividuelle Unterschiede der physiologischen Reaktionen auf Behinderte bzw. Behinderungen verweisen die Ergebnisse von VANDER KOLK (1976), der die Modulation der Stimme als Streßindikator erfaßte. Die Vpn hatten 11 Behinderungen nach dem Grad der Akzeptierbarkeit (Ertragbarkeit) für sich selbst zu ordnen und anschließend zu verbalisieren. Währenddessen wurden Veränderungen der Stimme gemessen. Alle 11 Behinderungen bzw. Stigmata führten zu erhöhten Streßwerten (im Vergleich zur Baseline), jedoch konnte der erwartete Zusammenhang zwischen dem Streßindikator und der von den Vpn gebildeten Rangreihe nicht bestätigt werden. Diese Inkongruenz zwischen der physiologischen Raktion und der verbalen Einschätzung des Schweregrades führt VANDER KOLK (1976) darauf zurück, daß die Vpn die Akzeptierbarkeit der Behinderungen für sich selbst nach anderen Gesichtspunkten (z.B. nach sozialen Normen und Wertvorstellungen) einschätzten als nach der tatsächlichen Betroffenheit, die die Behinderung bei ihnen auslöste (vgl. auch UNO et al. 1978).

Zusammenfassung und Erklärungshinweise. Wenngleich das Fehlen einer geeigneten Kontrollbedingung die Interpretierbarkeit der Ergebnisse vielfach stark einschränkt, verweisen die vorliegenden Untersuchungen doch übereinstimmend auf eine erhöhte vegetative Aktivierung Nichtbehinderter bei einer (erstmaligen) Konfrontation mit Körperbehinderten. Im Hinblick auf die Interaktion mit körperbehinderten Gesprächspartnern bleibt allerdings offen, ob das erhöhte Erregungsniveau auf das Anfangsstadium der Interaktion beschränkt ist und sich im weiteren Verlauf der Begegnung normalisiert oder ob ein erhöhtes Spannungsniveau auch in länger andauernden Interaktionen noch aufrecht erhalten wird.
Zur Erklärung dieser Befunde sowie entsprechender Hinweise von Nichtbehinderten auf spontane körperliche Mißempfindungen bei der Begegnung mit Behinderten wird eine Vielzahl unterschiedlicher Ansätze und Hypothesen diskutiert (vgl. z.B. LIVNEH 1982) und vielfältigen Spekulationen nachgegangen. So werden vegetative Reaktionen beim Anblick von Behinderten auf neurophysiologisch begründete Furchtreaktionen zurückgeführt (vgl. HEBB 1946). Danach kommt es zu Furchtreaktionen, wenn Objekte wahrgenommen werden, die einerseits zur gewohnten Umgebung gehören und insofern habituelle Wahrnehmungsprozesse auslösen, die aber andererseits ungewohnte fremdartige Aspekte (z.B. eine Behinderung) aufweisen, die inkompatible Wahrnehmungsprozesse hervorrufen. Durch das gleichzeitige Auslösen gewohnter und ungewohnter, inkompatibler Wahrnehmungsprozesse werden die habituellen Muster neurophysiologischer Aktivität gestört und Furchtreaktionen hervorgerufen.

Eine weitere Quelle der Spannung und des Unbehagens Nichtbehinderter bei der Begegnung mit Behinderten wird in der Angst vor der Verletzung der eigenen physischen Integrität gesehen. Diesen, insgesamt heterogenen Ansätzen zufolge stellt die Wahrnehmung einer Körperbehinderung eine Bedrohung des eigenen Körperschemas dar (SCHILDER 1935; vgl. WRIGHT 1960, S. 264), löst Angst vor einer Verletzung des eigenen Körpers aus (vgl. SAFILIOS-ROTHSCHILD 1970, S. 128) oder aktiviert eine latent vorhandene Kastrationsangst (CHEVIGNY & BRAVERMAN 1950, z.n. CLOERKES 1979, S. 23; WRIGHT 1960, S. 271). Diese Hinweise, die den Ausgangspunkt weitreichender Spekulationen bilden, sind jedoch bisher nicht systematisch überprüft worden.

Für die Interaktion zwischen Nichtbehinderten und Körperbehinderten ist jedoch, zunächst ungeachtet der möglichen Ursachen einer erhöhten Spannung im Kontakt mit Körperbehinderten, der Zusammenhang zwischen physiologischen und verbalen Reaktionen von Bedeutung. Im Vordergrund steht dabei die Frage nach der Konsistenz zwischen der vegetativen Aktivierung und dem verbalen Verhalten Nichtbehinderter in der Interaktion mit körperbehinderten Gesprächspartnern. Die Ergebnisse von GARGIULO & YONKER (1983), VANDER KOLK (1976) und HEINEMANN et al. (1981) verdeutlichen übereinstimmend, daß das Ausmaß der vegetativen Aktivierung der Vpn nicht in ihren, zum Teil gleichzeitig erhobenen Selbstbeurteilungen zum Ausdruck kommt. Vielmehr scheinen der verbalen Selbsteinschätzung der Spannung (GARGIULO & YONKER 1983), der Betroffenheit (VANDER KOLK 1976) oder der selbstberichteten Stimmung während des Kontaktes mit einem Körperbehinderten (HEINEMANN et al. 1981) andere Einflußfaktoren zugrundezuliegen als die aktuelle, physiologisch meßbare vegetative Aktivierung. Die Ergebnisse von GARGIULO & YONKER (1983) lassen erwarten, daß verbale Verhaltenskomponenten insbesondere dann eine Diskrepanz zur tatsächlich erlebten Spannung aufweisen, wenn wertbezogene Selbstbeurteilungen erfaßt oder verbale Verhaltensaspekte erhoben werden, die normative Erwartungen der sozialen Umwelt tangieren.

Lediglich wenn Vpn-Gruppen mit extrem positiven und negativen Einstellungen verglichen werden, finden sich den verbalisierten Einstellungen entsprechende Gruppenunterschiede hinsichtlich physiologischer Variablen (ZYCH & BOLTON 1972; MARINELLI & KELZ 1973; WESOLOWSKI 1977). Allerdings erschwert das Fehlen einer Kontrollgruppe eine eindeutige Interpretation dieser Ergebnisse.

Insgesamt bieten die Ergebnisse der vorliegenden Untersuchungen jedoch einige Anhaltspunkte für die Annahme, daß eine vegetative Aktivierung, möglicherweise verbunden mit dem Gefühl von Unbehagen und Beklommenheit in Gegenwart eines Körperbehinderten, sich nicht im verbalen Interaktionsverhalten gegenüber einem körperbehinderten Gesprächspartner niederschlägt. Weitgehend unabhängig von der erhöhten Aktivierung scheint das verbale Verhalten Nichtbehinderter gegenüber einem körperbehinderten Interaktionspartner, stärker als durch ein vegetatives Arousal, durch normative Einflußfaktoren geprägt und an den sozialen Erwartungen in der Situation orientiert zu sein.

1.4.3. Nonverbales Verhalten Nichtbehinderter in Face-to-face-Kontakten mit Körperbehinderten

Funktionale Analysen (vgl. SCHERER 1979; PATTERSON 1983) unterscheiden verschiedene Funktionen des nonverbalen Verhaltens in der Interaktion: So werden dem Interaktionspartner durch das nonverbale Verhalten Informationen übermittelt (z.B. durch Gesten, Mimik, Blickzuwendungen) oder Informationen vom Partner aufgenommen (z.B. durch visuelles Verhalten, Kopf- oder Körperdrehungen). Im Rahmen einer 'regulativen' Funktion gewährleisten nonverbale Signale den reibungslosen Fluß der Kommunikation zwischen den Interaktionspartnern. Beispielsweise wird durch Blickbewegungen und paralinguistische Signale der Beginn und die Beendigung der Interaktion sowie der Wechsel der Sprecher- und Zuhörerrolle reguliert (vgl. z.B. KENDON 1967; DUNCAN 1972). Im Sinne einer sozialen Kontrollfunktion (Social Control; vgl. PATTERSON 1983, S. 101; vgl. auch HENLEY 1977) dient nonverbales Verhalten dazu, beim Interaktionspartner ein bestimmtes Verhalten oder einen erwünschten Eindruck hervorzurufen. So ist beispielsweise die Absicht, den Interaktionspartner von etwas zu überzeugen, von charakteristischen nonverbalen Verhaltensweisen (z.B. vermehrter Blickkontakt, Gestik, verstärkte mimische Aktivität) begleitet (vgl. z.B. MEHRABIAN & WILLIAMS 1969). Ebenso kommen in nonverbalen Verhaltensmustern Dominanzverhältnisse und Statusunterschiede zwischen den Interaktionspartnern zum Ausdruck (vgl. z.B. EXLINE et al. 1975).

Eine wichtige Funktion des nonverbalen Verhaltens wird darin gesehen, die affektive Beziehung zwischen den Interaktionspartnern zu regulieren (vgl. ARGYLE & DEAN 1965; MEHRABIAN 1972; PATTERSON 1983). Dadurch, daß nonverbale Verhaltensweisen die Einstellung zum Interaktionspartner anzeigen und vom Partner auch als Ausdruck der affektiven Disposition seines Gegenübers interpretiert werden, kann die Nähe oder Intimität der Interaktion (Intimacy) über das nonverbale Verhalten (z.B. durch die räumliche Distanz, den Blickkontakt, die Mimik, die Körperhaltung) zwischen den Interaktionspartnern abgestimmt werden.

Vornehmlich im Hinblick auf diese Funktion wurden vereinzelt nonverbale Verhaltensaspekte Nichtbehinderter in Interaktionen mit Körperbehinderten untersucht. Dabei können nonverbale Verhaltenskomponenten unter zwei grundlegenden Gesichtspunkten betrachtet werden:

Unter indikativem Aspekt steht die Frage im Vordergrund, ob und in welcher Weise eine allgemeine Disposition (Einstellung, Haltung, Intention) gegenüber dem Interaktionspartner im nonverbalen Verhalten während einer Interaktion mit dem Partner zum Ausdruck kommt. Der indikative oder expressive Aspekt nonverbalen Verhaltens betrifft, in informationstheoretischer Terminologie, den Zusammenhang zwischen dem Sender nonverbaler Signale und dem nonverbalen Signal: Untersucht wird, wie eine (positive oder negative) Einstellung gegenüber dem Interaktionspartner (Zustand des Senders) in nonverbalen Verhaltensaspekten (z.B. im Blickverhalten, Mimik, Gestik) während der Interaktion encodiert wird.

Der kommunikative Aspekt betrifft die Auswirkungen des nonverbalen Verhaltens auf den Interaktionspartner. In informationstheoretischer Sichtweise ist damit der Zusammenhang zwischen dem nonverbalen Signal und dem Empfänger des Signals angesprochen: Im Vordergrund steht die Frage, wie nonverbales Verhalten (z.B. Blickkontakt, Gestik, Mimik) vom Interaktionspartner interpretiert bzw. decodiert wird.
Die vorliegenden Arbeiten zum nonverbalen Verhalten gegenüber Körperbehinderten betreffen ausschließlich den indikativen Aspekt. Gemeinsamer Ausgangspunkt ist die Grundannahme, daß im nonverbalen Verhalten Nichtbehinderter eine allgemeine Disposition (Einstellung, Haltung, Intention) gegenüber dem behinderten Interaktionspartner zum Ausdruck kommt. Aufgrund von Unterschieden im nonverbalen Verhalten in Abhängigkeit von der Körperbehinderung des Interaktionspartners wird auf eine grundlegende, allgemeine Disposition gegenüber dem behinderten Interaktionspartner geschlossen. Die im Rahmen der vorliegenden Untersuchungen erfaßten nonverbalen Verhaltensaspekte lassen sich, zum Zwecke einer ersten Strukturierung, drei breiten Bereichen zuordnen:

Räumliche Distanz. Zur Erfassung der räumlichen Distanz (Personal Space, Proximity, Spatial Behavior) werden Nichtbehinderte in Situationen gebracht oder im Rahmen von Felduntersuchungen unter Bedingungen beobachtet, in denen sie den räumlichen Abstand zum behinderten Interaktionspartner selbst bestimmen können. Der frei gewählte räumliche Abstand zum Interaktionspartner wird als nonverbaler Indikator der Einstellung gegenüber dem Partner betrachtet (vgl. SOMMER 1969; EVANS & HOWARD 1973; PEDERSON & SHEARS 1973; ARGYLE 1975, S. 300f; SUNDSTROM & ALTMANN 1976; HAYDUK 1978): Eine geringe räumliche Distanz läßt auf eine positive Einstellung und Zuwendungsbereitschaft schließen, während ein großer Abstand zum Gesprächspartner als Anzeichen einer negativen Einstellung und/oder größeren Zurückhaltung gewertet wird. Als ein weiterer, zusätzlicher Aspekt der räumlichen Distanz wurde vereinzelt die Direktheit der Orientierung (vgl. MEHRABIAN 1969, 1972) erfaßt. Eine direkte, auf den Interaktionspartner hin ausgerichtete Körperhaltung wird als Ausdruck einer positiven zugewandten, eine vom Interaktionspartner abgewandte Ausrichtung des Körpers als Hinweis auf eine negative distanzierte Haltung angesehen (vgl. z.B. JONES 1985).

Blickkontakt. Zur Erfassung des Blickverhaltens bzw. des visuellen Verhaltens in der Interaktion wird, vornehmlich während experimentell kontrollierter Interaktionen, von Beobachtern registriert, wie lange oder wie häufig der Blick der Vp auf das Gesicht bzw. auf die Augenpartie des Gegenübers gerichtet ist. Sofern die visuelle Zuwendung vom Interaktionspartner erwidert wird, der Blick des Gegenübers also ebenfalls auf die Augen der Vp gerichtet ist, kann von Blickkontakt (Eye Contact, Mutual Gaze) gesprochen werden. Wird dagegen der Blick auf die Augenpartie des Partners von diesem nicht erwidert, handelt es sich strenggenommen nicht um Blickkontakt, sondern um ein Anblicken (Gaze) oder um eine visuelle Zuwendung (Visual Orientation, Visual Attention). Diese Unterscheidung wird jedoch in den vorliegenden Untersuchungen zum visuellen Verhalten gegenüber Körperbehinderten nur selten berücksichtigt, wodurch, abgesehen von einer möglicherweise unterschiedlichen psychologischen Bedeutung von Blickkontakt und Anblicken, die Vergleichbarkeit der Ergebnisse verschiedener Untersuchungen beeinträchtigt wird.

Das Ausmaß des Blickkontaktes bzw. der visuellen Zuwendung wird durch verschiedene Parameter erfaßt (vgl. z.B. DUNCAN & FISKE 1977, S. 80; ARGYLE & COOK 1976, S. 35f). So wird der Anteil der Blickkontaktzeit an der Gesamtzeit der Interaktion, die durchschnittliche Dauer eines Blickkontaktes oder die Anzahl der Blickkontakte pro Zeiteinheit berechnet. Die Mehrzahl der Untersucher begnügt sich jedoch mit der Registrierung des Zeitanteils, währenddessen der Blick der Vp auf das Gesicht des (behinderten oder nichtbehinderten) Interaktionspartners gerichtet ist.

Das Ausmaß des Blickkontaktes zwischen zwei Interaktionspartnern ist von einer Reihe von Faktoren abhängig, die allerdings häufig nicht oder nur unzureichend kontrolliert werden. Von erheblicher Bedeutung für die Dauer der visuellen Zuwendung zum Partner ist beispielsweise, ob man selbst spricht oder dem Partner zuhört. In der Regel wird während des Zuhörens der Partner länger angeblickt als während des Sprechens, d.h., der Zuhörer sieht den Sprecher länger an als umgekehrt der Sprecher den Zuhörer.

Darüber hinaus ist in der Interaktion im allgemeinen die Dauer der visuellen Zuwendung beider Interaktionspartner positiv korreliert, d.h., ein ausgiebiges Anblicken des Partners erhöht die Wahrscheinlichkeit, selbst vom Partner angeblickt zu werden. Um das visuelle Verhalten der Vpn gegenüber einem körperbehinderten und einem nichtbehinderten Gesprächspartner vergleichen zu können, wird somit ein weitgehend identisches Blickverhalten der behinderten und nichtbehinderten Stimulusperson erforderlich. Eine ausreichende Standardisierung des Blickverhaltens ist jedoch in vielen Untersuchungen nicht immer gewährleistet.

Das visuelle Verhalten erfüllt verschiedene Funktionen in der Interaktion (siehe oben), und kann dementsprechend unter verschiedenen Gesichtspunkten untersucht werden (vgl. Übersichten von KENDON 1967; ELLSWORTH & LUDWIG 1972; EXLINE 1974; ARGYLE 1975, S. 229f; ARGYLE & COOK 1976). In den nachfolgend erörterten Untersuchungen des Blickverhaltens gegenüber körperbehinderten Interaktionspartnern wird das Ausmaß des Blickkontaktes bzw. der visuellen Zuwendung als ein nonverbaler Indikator der affektiven Einstellung und der Zuwendung zum Interaktionspartner interpretiert. Dabei liegt die allgemeine Erwartung zugrunde, daß eine negative Einstellung und Zurückhaltung gegenüber einem körperbehinderten Gesprächspartner in einem reduzierten Blickkontakt während der Interaktion zum Ausdruck kommt.

Sprechdauer. Als ein weiterer Indikator der Zuwendung und der allgemeinen Gesprächsbereitschaft wird häufig die Sprechdauer Nichtbehinderter in Interaktionen mit einem körperbehinderten und nichtbehinderten Partner verglichen. Erwartet wird, daß sich eine allgemeine Reserviertheit gegenüber Körperbehinderten und speziell das Bestreben, den Kontakt zu einem körperbehinderten Gesprächspartner frühzeitig abzubrechen, in einer kürzeren Sprechdauer während der Interaktion zeigt. Vereinzelt wird die zeitliche Dauer der Äußerungen auch als ein globales Maß für den Grad der Selbstöffnung (Self–Disclosure; vgl. CHELUNE 1979) herangezogen. Der Operationalisierung der Selbstöffnung durch die Sprechdauer liegt die Annahme zugrunde, daß Interaktionspartner in längeren Äußerungen im allgemeinen dem Partner auch mehr persönlich–intime Informationen über sich mitteilen.
In den vorliegenden Untersuchungen zum nonverbalen Verhalten gegenüber Körperbehinderten werden im wesentlichen die räumliche Distanz, der Blickkontakt und die Sprechzeit berücksichtigt. Gelegentlich werden zusätzlich noch Aspekte des mimischen Verhaltens (z.B. Lächeln) oder der Gestik (z.B. Kopfnicken oder grobe motorische Bewegungen während der Interaktion) erhoben.

Im Vordergrund der Untersuchung nonverbalen Verhaltens Nichtbehinderter gegenüber Körperbehinderten steht die Absicht, durch eine verdeckte Erfassung den Einfluß von Tendenzen zur sozialen Erwünschtheit auszuschalten oder zu mindern. Im Unterschied zur Erfassung verbaler Verhaltensaspekte durch Paper–Pencil–Verfahren (vgl. 1.4.1.) sind die Vpn bei der Beobachtung oder Aufzeichnung ihres nonverbalen Verhaltens während eines Gesprächs in der Regel nicht darüber informiert, daß ihr Verhalten registriert wird. Sofern eine aktive Mitarbeit der Vpn bei der Verhaltenserfassung nicht erforderlich ist und der eigentliche Zweck der Untersuchung den Vpn verborgen bleibt, kann die Registrierung nonverbaler Verhaltensaspekte als eine nichtreaktive Verhaltensmessung (vgl. WEBB et al. 1975, S. 155f) angesehen werden. Mit dem Hinweis darauf wird erwartet, daß sich Verfälschungstendenzen im Sinne der sozialen Erwünschtheit nicht oder weniger stark im nonverbalen Verhalten gegenüber behinderten Interaktionspartnern bemerkbar machen.

1.4.3.1. Empirische Untersuchungen des Verhaltens Nichtbehinderter gegenüber Körperbehinderten in natürlichen sozialen Situationen

Für die Beobachtung des Verhaltens Nichtbehinderter gegenüber Körperbehinderten werden im Rahmen von Feldexperimenten solche Begegnungssituationen aufgesucht oder arrangiert, in denen Vermeidungstendenzen gegenüber Behinderten deutlich werden können.

Empirische Untersuchungen. In einem Feldexperiment von WORTHINGTON (1974) bat eine nichtbehinderte bzw. eine behinderte Konföderierte (Rollstuhlfahrerin) in der Wartehalle eines Flughafens vorübergehende Passanten um eine Wegbeschreibung. Die Passanten, die von der Rollstuhlfahrerin mit einem Stadtplan in der Hand angesprochen wurden, hielten, während sie Auskunft gaben, einen größeren Abstand zur Bittstellerin als Passanten, die von einer, ebenfalls sitzenden, nichtbehinderten Konföderierten um Auskunft gebeten wurden. Dagegen hatte die Behinderung keinen Einfluß auf die zeitliche Dauer der Auskünfte. Daraus schließt die Autorin (WORTHINGTON 1974), daß Nichtbehinderte, wenn sie um einen Gefallen gebeten werden, sich ebenso bemühen, einen Behinderten wie einen Nichtbehinderten zu unterstützen, dabei jedoch einen engen Kontakt zu einem Behinderten vermeiden wollen.
In einer Wiederholung ihrer Untersuchung registrierte WORTHINGTON (1981) neben dem räumlichen Abstand zur behinderten bzw. nichtbehinderten Konföderierten als einen weiteren Aspekt der räumlichen Distanz die Direktheit der Orientierung der Passanten zur Konföderierten (direkte versus abgewandte Stellung zur Stimulusperson) sowie den Blickkontakt und das Ausmaß der Handbewegungen während der Antworten. Passanten, die von der Rollstuhlfahrerin um eine Wegauskunft gebeten wurden, hielten, im Vergleich zur Kontrollgruppe, tendenziell einen größeren Abstand, hatten während des Gesprächs weniger häufig eine direkte, auf die Fragende hin ausgerichtete Körperstellung, blickten die Konföderierte weniger lang an und benutzten weniger Handbewegungen bei der Wegbeschreibung (vgl. auch EDELMANN et al. 1984).
Tendenzen, die Nähe zu Behinderten zu meiden, zeigen sich auch dann, wenn keine direkte Interaktion stattfindet oder erwartet wird. RUMSEY et al. (1982) erfaßten vor einer Fußgängerampel den Abstand von Passanten zu einem Konföderierten, der entweder als Nichtbehinderter oder als Behinderter mit einer temporären oder permanenten Gesichtsentstellung vor dem Fußgängerüberweg wartete. Die ankommenden Passanten warteten vor der Ampel in einem größeren Abstand zu dem Behinderten (im Vergleich zum Nichtbehinderten), vor allem dann, wenn der Konföderierte eine dauerhafte Gesichtsentstellung aufwies.

Auf die Bedeutung einer direkten Interaktion für das Verhalten Nichtbehinderter gegenüber Behinderten verweisen die Ergebnisse einer Felduntersuchung von THOMPSON (1982). Die Autorin stellt unverbindlichen Begegnungen mit Körperbehinderten solche Kontaktsituationen gegenüber, die von Nichtbehinderten ein direktes Ansprechen des Behinderten erfordern. Untersucht wurden nonverbale Verhaltensaspekte von Kellnerinnen gegenüber Körperbehinderten in Speiserestaurants und von Passanten bei der Begegnung mit Behinderten (keine Rollstuhlfahrer) auf der Straße. Das Verhalten der Kellnerinnen bzw. der Passanten gegenüber 10 körperbehinderten und 10 nichtbehinderten Konföderierten wurde dabei von unauffälligen Beobachtern registriert. Vermeidungstendenzen gegenüber Körperbehinderten zeigten sich in einer Reihe nonverbaler Verhaltensaspekte: Behinderte Gäste hatten, im Vergleich zu nichtbehinderten, in den Speiselokalen länger zu warten, wurden seltener bedient und beim Servieren weniger lange angeblickt. Dagegen sprachen die Kellnerinnen signifikant länger mit den behinderten als mit den nichtbehinderten Gästen. Während in den Restaurants der Blickkontakt mit Behinderten von den Kellnerinnen gemieden wurde, blickten vorbeigehende Passanten die behinderten Fußgänger auf der Straße länger an als die nichtbehinderten. Die Gegenüberstellung der beiden Begegnungssituationen läßt vermuten, daß Vermeidungstendenzen stärker sind, wenn ein direkter Gesprächskontakt mit dem Behinderten erforderlich ist oder erwartet wird. Bei unverbindlichen Begegnungen, die keine direkte Interaktion und keine räumliche Nähe erwarten lassen, weckt die ungewöhnliche Erscheinung eines Behinderten dagegen eher die Neugier Nichtbehinderter, die im 'Anstarren' des Behinderten zum Ausdruck kommt (vgl. LANGER et al. 1976; vgl. auch 1.5.3.).

Zusammenfassung und Schlußfolgerungen. Die Ergebnisse dieser Feldexperimente dokumentieren auf vielfältige Weise und in unterschiedlichen sozialen Begegnungssituationen Vermeidungstendenzen Nichtbehinderter gegenüber Körperbehinderten, die vornehmlich im nonverbalen Verhalten zum Ausdruck kommen. Die Meidung der räumlichen Nähe, die Bevorzugung einer weniger direkten Orientierung sowie ein reduzierter Blickkontakt lassen auf eine allgemeine Reserviertheit und/oder Unsicherheit Nichtbehinderter im sozialen Kontakt mit Behinderten schließen. Diese Verhaltensaspekte können als nonverbale Indikatoren der Spannung und des Unbehagens Nichtbehinderter während des Kontaktes mit Behinderten angesehen werden.

Dennoch kommen Vermeidungstendenzen nicht in allen Verhaltensaspekten zum Ausdruck. Die Behinderung des Interaktionspartners hat nach den Ergebnissen von WORTHINGTON (1974) keinen Einfluß auf die Dauer der Interaktion: Nichtbehinderte geben einer Körperbehinderten ebenso ausführlich Auskunft wie einer Nichtbehinderten. Nach den Ergebnissen von THOMPSON (1982) unterhalten sich Serviererinnen sogar länger mit einem behinderten als mit einem nichtbehinderten Gast. Die Art dieser positiv akzentuierten Verhaltensaspekte läßt vermuten, daß Nichtbehinderte im Kontakt mit Körperbehinderten um ein besonders höfliches Verhalten bemüht sind. Dieses Bemühen um ein freundliches und zuvorkommendes Verhalten sollte am ehesten in den Verhaltensaspekten zum Ausdruck kommen, an denen Höflichkeit und Anstand gemessen werden und auf die Nichtbehinderte während der Interaktion mit Körperbehinderten möglicherweise verstärkt achten. Ein derartiger Verhaltensaspekt, der unter entsprechenden situativen Bedingungen eine normabweichende Haltung deutlich werden läßt, könnte die zeitliche Dauer des Gespächs mit einem behinderten Interaktionspartner sein: Eine Kontaktsituation mit einem Körperbehinderten, in der ein vorzeitiges Abbrechen der Interaktion offensichtlich wird und als Verstoß gegen die Gebote der Höflichkeit erscheint, könnte Nichtbehinderte veranlassen, in besonderem Maße auf diesen und auf weitere normrelevante Verhaltensaspekte zu achten und die Dauer des Gesprächs zu kontrollieren.

1.4.3.2. Experimentelle Untersuchungen des verbalen und nonverbalen Verhaltens Nichtbehinderter in Interaktion mit Körperbehinderten

Systematische Beobachtungen des Verhaltens Nichtbehinderter in natürlichen Begegnungssituationen mit Behinderten zeichnen sich vor allem durch die externe Validität ihrer Ergebnisse aus. Allerdings sind die Möglichkeiten und vor allem die Zuverlässigkeit der Erfassung nonverbaler Verhaltensaspekte unter natürlichen (nicht–experimentellen) Bedingungen begrenzt. Darüber hinaus ist eine Konfundierung der Behinderung mit anderen Einflußfaktoren im Rahmen von Feldexperimenten nicht immer zu vermeiden. Beispielsweise verglich THOMPSON (1982) das Verhalten der Serviererinnen gegenüber 10 körperbehinderten und 10 nichtbehinderten Gästen. Bei diesem Vorgehen ist unter anderem nicht auszuschließen, daß sich die behinderten und nichtbehinderten Konföderierten nicht nur durch die Behinderung, sondern auch hinsichtlich anderer Merkmale (z.B. hinsichtlich ihres Auftretens) bedeutsam unterscheiden.

Demgegenüber erlauben experimentelle Untersuchungen des Interaktionsverhaltens eine weitgehende Kontrolle relevanter Interaktionsbedingungen sowie die Variation weiterer bedeutsamer Einflußfaktoren (z.B. Thema des Gesprächs, Dauer des Kontaktes). Insbesondere können in experimentell kontrollierten Interaktionen gleichzeitig verbale und nonverbale Verhaltensaspekte erfaßt werden, so daß sich damit die Möglichkeit eines direkten Vergleichs dieser Verhaltenskomponenten ergibt. Mit einer ausführlichen Erörterung der wichtigsten bisher vorliegenden Untersuchungen, die den Ausgangspunkt der vorliegenden Arbeit bilden, soll im folgenden den Auswirkungen einer Körperbehinderung auf das verbale und nonverbale Verhalten nichtbehinderter Interaktionspartner weiter nachgegangen werden.

Experimentelle Untersuchungen. Die ersten experimentellen Untersuchungen von Interaktionen zwischen Körperbehinderten und Nichtbehinderten wurden von KLECK und Mitarbeitern (KLECK et al. 1966) vorgestellt. 56 Studenten nahmen an einem weitgehend strukturierten Interview mit einem Konföderierten teil, der in der Experimentalgruppe als Rollstuhlfahrer auftrat. Die Vpn bekamen eine Reihe vorbereiteter Fragen zu allgemeinen persönlichen Themen vorgelesen und hatten dem Versuchsleiter jeweils das Ende ihrer Antwort anzuzeigen. Die Hypothese der Autoren, wonach Vermeidungstendenzen gegenüber Behinderten in kürzeren Antworten gegenüber dem körperbehinderten Interwiewer zum Ausdruck kommen, konnte nicht bestätigt werden. Vielmehr erhielt der Interviewer als Rollstuhlfahrer signifikant längere Antworten. Auch in den über Ratingskalen erfaßten Beurteilungen des Interviewers nach dem Interview zeigte sich ein positiver Effekt der Behinderung: Der Interviewer wurde von den Vpn der Experimentalgruppe vorteilhafter eingeschätzt als von den Vpn der Kontrollgruppe.

Die Nichtbestätigung ihrer Hypothese, nach der kürzere Antworten auf Fragen des behinderten Interviewers erwartet wurden, führen die Autoren (KLECK et al. 1966) darauf zurück, daß sich die Vpn einem sozialen Druck ausgesetzt sahen, den behinderten Interviewer, der als Examenskandidat vorgestellt wurde, in besonderem Maße zu unterstützen und somit bestrebt waren, ihm durch ein ausführliches Beantworten seiner Fragen zu einem erfolgreichen Interview zu verhelfen. Um den Vpn keinen Anlaß mehr zu geben, sich um ein 'gutes' Interview zugunsten eines behinderten Interviewers zu bemühen, wurden in einem zweiten Experiment Interviews zwischen zwei Versuchspersonen arrangiert. Eine der beiden Versuchspersonen war jeweils ein Konföderierter des Versuchsleiters, der in der Experimentalbedingung im Rollstuhl saß und zusätzlich eine Beinamputation simulierte. Dem Konföderierten wurde, vermeintlich zufällig, jeweils die Rolle des Interviewers zugewiesen.
Im Gegensatz zu den Ergebnissen des ersten Experiments zeigte sich unter diesen Bedingungen eine Tendenz zu kürzeren Antworten gegenüber dem behinderten Interaktionspartner. Eine statistisch bedeutsame Verringerung der Antwortdauer gegenüber dem Körperbehinderten wurde jedoch nur bei den Vpn festgestellt, die nach dem Interview mit dem Rollstuhlfahrer über ein hohes Ausmaß an Spannung und Unbehagen berichteten. Zusätzlich wurde die Erwartung überprüft, daß die Vpn ihre im Gespräch geäußerten Meinungen und Ansichten zu bestimmten Themen in Abhängigkeit von der Körperbehinderung des Interaktionspartners ändern ('Opinion Distortion'). Dazu wurden die Ansichten, die die Vpn im Interview äußerten, mit ihren Einstellungen verglichen, die einen Monat später über einen anonymen Einstellungsfragebogen erfaßt wurden. Diese Gegenüberstellung zeigt, daß die Vpn gegenüber einem behinderten Interaktionspartner (jeweils im Vergleich zu ihren Fragebogenangaben) die Bedeutung von 'Religion' und 'Studienleistungen' stärker betonten und weniger Wert auf 'sportliche Betätigung' und 'gutes Aussehen' legten.
In einem weiteren Experiment von KLECK (1968) nahmen 15 Schüler an jeweils 2 Interaktionen mit einem nichtbehinderten und einem körperbehinderten Konföderierten (Rollstuhlfahrer mit Beinamputation) teil. Die Interaktionspartner bekamen vom Versuchsleiter drei Fragen gestellt: Sie sollten sich kurz vorstellen, ihr Interesse an sportlichen Betätigungen schildern und ihre Ansichten zur Bedeutung schulischer Leistungen erörtern. Während der Interaktion wurden die Vpn ohne ihr Wissen gefilmt.
Die Erwartung, nach der eine Vermeidungstendenz auf nonverbaler Verhaltensebene in einer Reduzierung des Blickkontaktes mit dem behinderten Interaktionspartner zum Ausdruck kommt, konnte nicht bestätigt werden. Stattdessen hatten die Vpn beim Zuhören tendenziell länger Blickkontakt und signifikant länger andauernde Einzelblickkontakte mit dem behinderten als mit dem nichtbehinderten Interaktionspartner. Durch das Auszählen grobmotorischer Bewegungen (Arm–, Kopfbewegungen von mehr als 6 Inch) der Vpn während des Sprechens und Zuhörens wurde ein globaler Index für die allgemeine motorische Aktivität während der Interaktion erfaßt. Der Vergleich ergab eine geringere Häufigkeit grobmotorischer Bewegungen während des Zuhörens in der Interaktion mit dem körperbehinderten Partner. Daraus schließt der Autor auf

eine allgemeine Hemmung und Spannung der Vpn gegenüber behinderten Interaktionspartnern. Demgegenüber zeigten die verbalen Einschätzungen des Interaktionspartners einen 'Sympathie – Effekt' der Körperbehinderung: Auf einer im Anschluß an das Gespräch vorgelegten Polaritätenskala beurteilten die Vpn den behinderten Interaktionspartner durchgängig positiver als den nichtbehinderten Interaktionspartner.

Da die Vpn ihre Ansichten über 'sportliche Betätigungen' und 'schulische Leistungen' sowohl in Gegenwart des behinderten als auch gegenüber dem nichtbehinderten Interaktionspartner zum Ausdruck gebracht hatten, konnte der Einfluß der Behinderung des Gegenübers auf die von den Vpn geäußerten Meinungen direkt überprüft werden ('Opinion Distortion'). Dazu wurden die zwei Äußerungen der Vp über 'sportliche Betätigungen' bzw. über 'Schulleistungen' von unabhängigen Beurteilern daraufhin eingeschätzt, welche der beiden Äußerungen (die gegenüber dem Körperbehinderten oder die gegenüber dem Nichtbehinderten) eine positivere Einstellung zum Ausdruck bringt. Ein 'Opinion Distortion' – Effekt konnte für das Thema 'sportliche Betätigungen' nachgewiesen werden: Signifikant häufiger äußerten sich die Vpn positiver über 'sportliche Betätigungen' in Gegenwart des nichtbehinderten als gegenüber dem behinderten Interaktionspartner.

Um zu überprüfen, inwieweit die Behinderung des Interaktionspartners das verbale und nonverbale Verhalten Nichtbehinderter nicht nur in kurzfristigen Erstkontakten beeinflußt, sondern sich auch in längerfristigen, eher aufgabenorientierten Interaktionen auswirkt, untersuchte KLECK (1969) zwei Kontakte mit jeweils einer nichtbehinderten und einer behinderten Konföderierten (Rollstuhl mit Beinamputation) im Abstand von zwei Tagen. Die weiblichen Vpn wurden gebeten, nacheinander einer körperbehinderten und einer nichtbehinderten Konföderierten eine Geschicklichkeitsaufgabe (japanische Papierfaltkunst) beizubringen. Der jeweils 20 – minütige Untersuchungsdurchgang wurde im Abstand von zwei Tagen wiederholt, so daß Veränderungen von der ersten zur zweiten Begegnung überprüft werden konnten. Während des ersten Kontaktes (nicht aber während des zweiten) hielten die Vpn einen signifikant größeren Abstand zur behinderten im Vergleich zur nichtbehinderten Konföderierten. Die verbalen Verhaltensaspekte zeigten einen 'Sympathie – Effekt' zugunsten der körperbehinderten Konföderierten, die hinsichtlich ihrer Motivation und hinsichtlich ihres Gesamteindrucks positiver beurteilt wurde als die nichtbehinderte Konföderierte. Diese Unterschiede verringerten sich jedoch während der zweiten Begegnung mit den Konföderierten.

Die erste experimentelle Untersuchung nonverbaler Verhaltensaspekte gegenüber Körperbehinderten im deutschen Sprachraum wurde an der Ruhr – Universität Bochum von HEINEMANN und Mitarbeitern (1981) durchgeführt. 108 männliche Schüler einer Technikerschule und einer Wirtschaftsschule nahmen, angeblich im Rahmen eines Interaktionstrainings, als passive Zuhörer an einer persönlichen Vorstellung zweier Konföderierter teil. Der erste Partner war jeweils ein Nichtbehinderter, der zweite trat entweder als Rollstuhlfahrer oder als Nichtbehinderter auf oder gab sich als Mitglied einer homosexuellen Arbeitsgemeinschaft zu erkennen. Während der Konföderierte neutrale und 5 kritische Fragen

(z.B. "Do you sometimes buy an erotic magazine?") vorlas und anschließend kurz beantwortete, wurde der Hautwiderstand der zuhörenden Vpn gemessen (vgl. 1.4.2.) und ihr Ausdrucksverhalten auf Videoband aufgezeichnet. Im Anschluß an die Vorstellung der Konföderierten wurde in einer informellen Wartesituation die räumliche Distanz und die Dauer des Gesprächs mit dem Partner erfaßt.
Die Hypothese der Autoren, nach der eine Ablehnung der stigmatisierten Partner (Rollstuhlfahrer, Homosexueller) sich in affektiven Verhaltensaspekten zeigt und in kognitiven Verhaltensaspekten stärker das Bemühen um ein den sozialen Normen angemessenes Verhalten gegenüber dem stigmatisierten Partner zum Ausdruck kommt, konnte zum Teil bestätigt werden.
Der Hautwiderstand der Vpn, die den Antworten des Rollstuhlfahrers und des Homosexuellen auf die kritischen Fragen zuhörten, war signifikant geringer als bei den Vpn, die die Vorstellung des Nichtbehinderten erlebten (vgl. 1.4.2.). Ebenso weist die aufgrund der Videoaufzeichnungen von unabhängigen Beurteilern eingeschätzte Befindlichkeit der Vpn (während der Antworten des Partners auf die kritischen Fragen) auf ein größeres Unbehagen und vermehrte Spannung in Gegenwart der stigmatisierten Konföderierten hin. Vermeidungstendenzen kommen in der Dauer des Blickkontaktes und in der räumlichen Distanz zum körperbehinderten Konföderierten zum Ausdruck: Die Vpn, die dem Rollstuhlfahrer zuhörten, hatten weniger Blickkontakt mit ihrem Gegenüber als Vpn bei der Vorstellung des Nichtbehinderten oder Homosexuellen. In der anschließenden Wartesituation wählten die Vpn eine größeren räumlichen Abstand zum Rollstuhlfahrer und zum Homosexuellen im Vergleich zu den Vpn, die zusammen mit dem unauffälligen Partner warten mußten.
Während in den nonverbalen Verhaltensaspekten Spannungen und Vermeidungstendenzen gegenüber dem Körperbehinderten sichtbar wurden, zeigte sich in den verbalen Verhaltensindikatoren keine Ablehnung des Rollstuhlfahrers. Auf der 'Eigenschaftswörterliste' (JANKE & DEBUS 1978) gaben die Vpn nach der Begegnung mit dem Rollstuhlfahrer eine im Vergleich zur Kontrollgruppe tendenziell positivere Stimmung an. Auch die Antworten der Vpn im Anschluß an die Untersuchung auf die Frage des Versuchsleiters nach ihrem Interesse an weiteren Kontakten mit dem Konföderierten sowie nach ihrer Bereitschaft, sich für ein gemeinsames Photo mit dem Partner zur Verfügung zu stellen, ergab keine Ablehnung des Körperbehinderten. Ein 'Sympathie–Effekt' zugunsten des Körperbehinderten zeigte sich in der Dauer des Gesprächs während der Wartesituation: Die Vpn, die zusammen mit dem Rollstuhlfahrer oder mit dem Homosexuellen warteten, unterhielten sich länger mit ihrem Partner als die Vpn der Kontrollgruppe.

Zusammenfassung. Der experimentelle Vergleich verbaler und nonverbaler Verhaltensaspekte Nichtbehinderter gegenüber körperbehinderten und nichtbehinderten Interaktionspartnern (vgl. auch McALLEER 1972; THOMPSON & SEIBOLD 1978) deckt eine Reihe konsistenter Unterschiede auf, die jedoch nicht in eine einheitliche (positive oder negative) Richtung weisen.

Ein 'Sympathie – Effekt' zugunsten Körperbehinderter findet sich durchgängig in den über Ratingskalen, Polaritätsskalen, Adjektivlisten etc. erfaßten verbalen Einschätzungen und Beurteilungen des Interaktionspartners. Wenn die Vpn gebeten werden, ihren ersten Eindruck vom Interaktionspartner wiederzugeben (KLECK et al. 1966; McALLEER 1972), Leistungsaspekte ihres Gegenübers zu beurteilen (HASTORF et al. 1979), Interesse und Motivation ihres Partners zu bewerten (KLECK 1969) oder ihre Befindlichkeit während des Kontaktes zu schildern (HEINEMANN et al. 1981), erhält ein körperbehinderter vorteilhaftere Beurteilungen als ein vergleichbarer nichtbehinderter Interaktionspartner. Auch in inhaltlichen Aspekten der Äußerungen gegenüber körperbehinderten Gesprächspartnern ist eine positive Akzentuierung erkennbar. Nach den Ergebnissen von KLECK et al. (1966) und KLECK (1968) ist zu vermuten, daß Nichtbehinderte bemüht sind, Unstimmigkeiten im Gespräch mit Behinderten zu vermeiden, indem sie ihre im Gespräch geäußerten Meinungen den vermeintlichen Ansichten eines behinderten Gesprächspartners angleichen ('Opinion Distortion').

Im Hinblick auf die Gesprächsdauer sind die vorliegenden Befunde uneinheitlich. Während die Vpn im Experiment von KLECK et al. (1966, zweites Experiment) das Gespräch mit einem behinderten Interaktionspartner eher abbrechen als mit einem nichtbehinderten Interaktionspartner, unterhalten sich die Vpn in den Untersuchungen von HEINEMANN et al. (1981), THOMPSON (1982) und KLECK et al. (1966, erstes Experiment) mit dem Körperbehinderten länger als mit dem Nichtbehinderten. Ob in der Dauer des Gesprächs Vermeidungstendenzen gegenüber Körperbehinderten zum Ausdruck kommen, scheint von situativen Bedingungen der Interaktion abhängig zu sein (vgl. KLECK et al. 1966): Wenn das Gespräch als ein Akt der Unterstützung angesehen wird und/oder eine vorzeitige Beendigung des Gesprächs als Verstoß gegen die gebotene Höflichkeit erscheint, unterhalten sich Nichtbehinderte genauso lange (WORTHINGTON 1974) oder länger (KLECK et al. 1966, erstes Experiment; HEINEMANN et al. 1981; THOMPSON 1982) mit einem Körperbehinderten als mit einem Nichtbehinderten. Dagegen wird möglicherweise das Gespräch mit einem Behinderten in solchen Situationen eher abgebrochen, in denen eine kurze Interaktionsdauer oder eine schnelle Beendigung des Gesprächs sozial angemessen erscheint oder die Regeln der Höflichkeit im Hinblick auf die zeitliche Dauer des Gesprächs uneindeutig sind.

Während die verbalisierte Bewertung und Einschätzung des körperbehinderten Interaktionspartners sowie, möglicherweise in Abhängigkeit von situativen Bedingungen, die Gesprächsdauer gegenüber körperbehinderten Interaktionspartnern positiv akzentuiert ist, kommen Vermeidungstendenzen und Spannungen vornehmlich in nonverbalen Verhaltensaspekten zum Ausdruck. Die Mehrzahl der vorliegenden Untersuchungen zeigt, daß Nichtbehinderte die räumliche Nähe zu Körperbehinderten meiden und ihren Blickkontakt im Gespräch reduzieren.

Hinsichtlich der Auswirkungen der Körperbehinderung des Partners auf das Bewegungsverhalten nichtbehinderter Interaktionspartner liegen nur vereinzelte Hinweise vor. KLECK (1968) fand eine geringere allgemeine motorische Aktivität der Vpn beim Zuhören und schließt daraus auf eine generelle Gehemmtheit und geringere Variabilität im Verhalten Nichtbehinderter gegenüber Behinderten. WORTHINGTON (1981) beobachtete weniger Handbewegungen der Passanten beim Sprechen, wenn sie von einer Rollstuhlfahrerin um eine Wegauskunft gebeten wurden. Dagegen berichten THOMPSON & SEIBOLD (1978) über vermehrte nervöse (selbstmanipulative) Handbewegungen Nichtbehinderter im Gespräch mit einem Rollstuhlfahrer, ohne allerdings die Unterschiede statistisch zu überprüfen. Diese Hinweise verdeutlichen die Notwendigkeit einer Differenzierung des Bewegungsverhaltens (vgl. 3.4.1.3.).
Einschränkungen der Möglichkeit, die geschilderten Ergebnisse auf alltägliche soziale Kontakte zwischen Nichtbehinderten und Körperbehinderten zu übertragen, sind vor allem darin zu sehen, daß ausschließlich studentische Stichproben sowie, zum Teil relativ kurzfristige, Erstkontakte mit Körperbehinderten untersucht wurden. Insbesondere wurden in den bisher vorliegenden Arbeiten die Auswirkungen situativer Bedingungen der Interaktion und vor allem des Verhaltens Behinderter auf das Interaktionsverhalten Nichtbehinderter nicht systematisch überprüft, so daß der Beitrag des Verhaltens Behinderter in unterschiedlich strukturierten Interaktionen am Zustandekommen und an der Aufrechterhaltung von Interaktionsspannungen nicht deutlich wird.

1.4.4. Diskrepanz zwischen verbalem und nonverbalem Verhalten gegenüber Körperbehinderten

Vergleiche des Verhaltens gegenüber nichtbehinderten und körperbehinderten Interaktionspartnern zeigen bei erhöhter vegetativer Aktivierung (vgl. 1.4.2.) eine positive Akzentuierung verbaler und eine negative Akzentuierung nonverbaler Verhaltensaspekte Nichtbehinderter gegenüber Körperbehinderten (vgl. 1.4.1. und 1.4.3.). Diese gegenläufige Akzentuierung läßt auf eine allgemeine Diskrepanz zwischen dem verbalen und dem nonverbalen Interaktionsverhalten gegenüber Körperbehinderten schließen.
Unter 'verbalen' Verhaltensaspekten wurden zunächst die über Papier-und-Bleistift-Verfahren erfaßten Bewertungen, Einschätzungen und Eindrucksurteile über den (behinderten bzw. nichtbehinderten) Interaktionspartner zusammengefaßt, die jedoch vornehmlich nach der Interaktion erhoben wurden. Dennoch ergeben sich einige Anhaltspunkte für die Möglichkeit der Verallgemeinerung auf das verbale Verhalten während des Gesprächs. Das Vorgehen bei der Erfassung der verbalen Verhaltensaspekte läßt vermuten, daß der 'Sympathie-Effekt' auf solche Aspekte des verbalen Verhaltens während der Interaktion übertragen werden kann, deren evaluativer Bedeutungsgehalt im Gespräch eindeutig und offensichtlich ist. Dementsprechend wäre eine positive Akzentuie-

rung vornehmlich in solchen verbalen Äußerungen Nichtbehinderter zu erwarten, die auf eine (positive oder negative) Wertschätzung für den körperbehinderten Gesprächspartner schließen lassen, direkt oder indirekt eine bewertende Einschätzung des Gegenübers zum Ausdruck bringen oder an denen eine freundliche oder unfreundliche Haltung gegenüber dem Partner gemessen wird. Insbesondere ist ein 'Sympathie – Effekt' zugunsten des körperbehinderten Interaktionspartners in den Verhaltensaspekten wahrscheinlich, die durch normative Erwartungen geprägt sind und an denen eine Verletzung sozialer Normen somit in besonderem Maße offensichtlich werden kann.
Demgegenüber findet sich eine negative Akzentuierung in den nonverbalen Verhaltensaspekten, die als Indikatoren der Nähe und Zuwendung zum Interaktionspartner gewertet werden können. Damit ist das Interaktionsverhalten gegenüber Körperbehinderten geprägt durch eine Diskrepanz zwischen einer positven, zugewandten Haltung einerseits, die im verbalen Verhalten zum Ausdruck kommt, und Spannungen und Vermeidungstendenzen andererseits, die im nonverbalen Verhalten deutlich werden.
Im Kontrast zum Inhalt verbaler Äußerungen während eines Gespächs, deren Bedeutungsgehalt für beide Partner in der Regel eindeutig, explizit und verbindlich ist, sind Bedeutungsinhalte nonverbaler Verhaltensaspekte in der Interaktion vergleichsweise weniger eindeutig und verbindlich (vgl. auch SCHERER & SCHERER 1977). Soweit das nonverbale Verhalten nicht extrem auffällig ist oder deutlich von der Norm abweicht, ist es für den Partner nicht möglich, beispielsweise aufgrund einer reduzierten visuellen Zuwendung sicher und eindeutig auf die zugrundeliegende Wertschätzung, Haltung oder Intention seines Gegenübers zu schließen. Ebenso ist die Vermeidung der räumlichen Nähe für den Interaktionspartner kein verbindlicher Hinweis auf eine Ablehnung des Kontaktes, wohl aber die verbale Antwort auf ein explizites Kontaktangebot.

Unter dem Gesichtspunkt eines unterschiedlichen Grades an Eindeutigkeit und Verbindlichkeit des verbalen und nonverbalen Verhaltens kann das Interaktionsverhalten gegenüber Körperbehinderten auch durch eine Diskrepanz zwischen expliziten und impliziten Verhaltensaspekten beschrieben werden. Danach erfahren Körperbehinderte im expliziten verbalen Verhalten ihres Partners eine positive, normativen Erwartungen entsprechende Disposition (Zuwendungsbereitschaft, positive Einstellung), während sie gleichzeitig auf impliziter nonverbaler Verhaltensebene mit Spannungen und Vermeidungstendenzen ihres Gegenübers konfrontiert sind.

1.5. Theoretische Erklärungsansätze

Im Kontrast zu den Schlußfolgerungen, die Ergebnisse allgemeiner Einstellungsuntersuchungen nahelegen (vgl. McDANIEL 1969; KUTNER 1971; RICHARDSON 1976; SILLER 1976; CLOERKES 1979; SCHNEIDER & ANDERSEN 1980; LINVEH 1982), zeigen experimentelle Untersuchungen realer Kontaktsituationen sowohl negative wie auch positive Verhaltenstendenzen Nichtbehinderter gegenüber Körperbehinderten (vgl. 1.4.). Will man den 'Sympathie–Effekt' zugunsten Behinderter. der vornehmlich aus Papier– und Bleistift–Verfahren resultiert (vgl. 1.3.4.) nicht einfach als ein Artefakt sozialpsychologischen Messens werten, sondern, gestützt auf empirische Hinweise (vgl. 1.4.1.), annehmen, daß auch in alltäglichen Interaktionen mit Körperbehinderten ähnliche oder vergleichbare positive Tendenzen verhaltenswirksam sind (vgl. dazu auch 2.1.), wäre im einzelnen zu erklären und vorherzusagen, unter welchen Bedingungen bzw. in welchen Situationen und darüberhinaus in welchen Verhaltensaspekten eine positive oder negative Akzentuierung im Verhalten gegenüber Behinderten zu erwarten ist.
In den folgenden Abschnitten werden sozialpsychologische Hypothesen erörtert, die eine Erklärungsgrundlage für positive und negative Reaktionen gegenüber Behinderten bieten. Dabei wurde zum Teil auf Ansätze zurückgegriffen, die nicht explizit im Hinblick auf das Verhalten gegenüber Behinderten konzipiert wurden, so daß häufig brauchbare empirische Anhaltspunkte für eine Übertragbarkeit dieser Konzepte auf das Verhalten gegenüber Körperbehinderten fehlen. Trotz einer teilweise unzureichenden empirischen Basis sollen im folgenden die vorliegenden Hypothesen daraufhin erörtert werden, inwieweit sie auf Interaktionen zwischen Nichtbehinderten und Körperbehinderten übertragen werden können und Ansätze für eine Erklärung der geschilderten Befunde bieten.

1.5.1. Die 'Just World'–Hypothese

Als eine Variante der Equity–Theorie befaßt sich die 'Just World'–Hypothese (LERNER 1970, 1980; LERNER & MILLER 1978) mit dem Verhalten gegenüber Menschen, die als unverdientermaßen benachteiligt oder als 'Opfer' ungünstiger Umstände angesehen werden. Sofern diese Charakterisierung die Vorstellungen Nichtbehinderter über Körperbehinderte zutreffend kennzeichnet, kann die 'Just World'–Hypothese als Erklärungsgrundlage für das Verhalten Nichtbehinderter gegenüber Behinderten in Betracht gezogen werden.
Ausgangspunkt ist die Beobachtung, daß Außenstehende den Menschen, die unter einem schweren Schicksal leiden, sowohl positives prosoziales Verhalten wie Unterstützung, Anteilnahme und Sympathie entgegenbringen als auch mit Ablehnung, Gleichgültigkeit und Diskriminierung reagieren. Positive und negative Reaktionen von Beobachtern oder Außenstehenden gegenüber 'Opfern'

unkontrollierbarer und unvorhersehbarer Schicksalschläge werden im Rahmen der 'Just World'–Hypothese auf einen einheitlichen psychologischen Prozeß zurückgeführt.

Theoretisches Konzept. Die Grundlage dieses Prozesses wird in dem allgemeinen Bedürfnis gesehen, den Glauben an eine faire und gerechte Welt (Just World), in der Glück und Unglück gerecht verteilt sind, aufrechtzuerhalten. Kernstück dieses Glaubens an eine 'gerechte Welt' ist die Überzeugung, daß positive und negative Ereignisse oder Konsequenzen weitgehend vom eigenen Verhalten abhängen und somit jeder das, was er anstrebt, durch eigene Anstrengungen auch erreichen und das, was ihm schadet, auch durch das eigene Verhalten vermeiden kann. Dieses Vertrauen in eine berechenbare Ordnung, in der jeder das bekommt, was er verdient, wie auch umgekehrt, jeder das verdient, was er bekommt, wird als eine wichtige Voraussetzung für jegliches planende und auf die Zukunft hin ausgerichtete Verhalten angesehen (vgl. LERNER 1970).

Die Konfrontation mit einem Menschen, der offensichtlich ohne eigenes Zutun benachteiligt und unverdientermaßen 'Opfer' eines schweren Schicksals ist, erschüttert diesen Glauben an eine gerechte und kontrollierbare Welt. Diese Erschütterung äußert sich in Angst und Verunsicherung und löst beim Beobachter die Befürchtung aus, unverschuldet ein ähnliches Schicksal zu erleiden, ohne dabei in der Lage zu sein, dies durch eigene Anstrengungen vermeiden zu können.

Die Bedrohung setzt psychologisch Prozesse in Gang, um den Glauben an eine kontrollierbare und 'gerechte Welt' angesichts offensichtlich widersprechender Tatsachen zu restabilisieren. Zur Stützung seines Glaubens stehen dem, der sich mit einem 'unschuldigen Opfer' konfrontiert sieht, prinzipiell zwei Möglichkeiten zur Verfügung: Sofern er die Gelegenheit dazu hat, wird er versuchen, durch hilfreiches Verhalten die Ungerechtigkeit rückgängig zu machen und darüber hinaus das 'unschuldige Opfer' durch kompensatorisches Verhalten (z.B. durch ein besonders freundliches Verhalten, zusätzliche Belohnungen) für die ungerechtfertigte Benachteiligung zu entschädigen. Eine weitere Möglichkeit der Stabilisierung des Glaubens an eine 'gerechte Welt' besteht darin, durch eine Abwertung des 'Opfers' (z.B. durch die Zuschreibung negativer Eigenschaften, durch die Zuweisung von Schuld) die Überzeugung zu stützen, daß die Benachteiligung des 'Opfers' doch in irgendeiner Weise verdient und damit gerechtfertigt ist. Mit der Abwertung des 'Opfers' kann die Überzeugung untermauert werden, daß der Betroffene sein Schicksal verdient, wodurch der Glaube an eine 'gerechte Welt' gestärkt werden kann. Denn der Gedanke, daß es einem 'guten' Menschen 'schlecht' ergeht, ist mit dem Glauben an eine 'gerechte Welt' nur schwer zu vereinbaren.

Eine im Rahmen dieses Ansatzes entscheidende Bedingung für das Verhalten gegenüber benachteiligten Personen ist die wahrgenommene Verantwortlichkeit des 'Opfers'. Nur dann, wenn dem Opfer keine eigene Verantwortlichkeit für seine Lage zugeschrieben werden kann, wird der Glaube an eine 'gerechte Welt' beeinträchtigt. Dagegen wird jemand, der durch sein eigenes Verhalten die ungünstigen Umstände, unter denen er leidet, selbst hervorgerufen hat, nicht das Vertrauen in eine kontrollierbare Ordnung unterminieren. In diesem Fall besteht auch kein Anlaß, durch abwertendes oder kompensatorisches Verhalten gegenüber dem verantwortlichen 'Opfer' den Glauben an eine 'gerechte Welt' zu stabilisieren.

Empirische Überprüfung. Die 'Just World'–Hypothese stützt sich vornehmlich auf die Ergebnisse experimenteller Untersuchungen, in denen die Reaktionen von unbeteiligten Beobachtern auf 'unschuldige Opfer' (Innocent Victim) erfaßt wurden (vgl. LERNER 1970, 1980; LERNER & MILLER 1978). Im Rahmen der typischen Versuchsanordnung erlebt die Vp als unbeteiligter Beobachter eine andere (konföderierte) Vp während eines angeblichen Lernexperiments, bei dem die Stimulusperson schmerzhafte Elektroschocks zu ertragen hat. Mit dieser Versuchsanordnung konnten LERNER & SIMMONS (1966) zeigen, daß Vpn, wenn ihnen die Möglichkeit einer effektiven Hilfe für das 'Opfer' zur Verfügung steht, diese nutzen, um die Elektroschocks abzustellen und darüber hinaus das 'Opfer' (durch die Wahl einer positiven Verstärkungsbedingung) zu entschädigen suchen. In Übereinstimmung mit der 'Just World'–Hypothese wurde dagegen das 'Opfer' abgewertet, wenn die Beobachter keine Gelegenheit einer effektiven Hilfe zugunsten des 'Opfers' hatten.
Mit der gleichen Versuchsanordnung überprüften LERNER & MATTHEWS (1967) den Einfluß der wahrgenommenen Verantwortlichkeit des 'Opfers'. In Übereinstimmung mit der Vorhersage der 'Just World'–Hypothese wurde die konföderierte Vp, der (angeblich) vom Versuchsleiter schmerzhafte Elektroschocks verabreicht wurden, nur dann abgewertet, wenn die Beobachter das 'Opfer' für nicht verantwortlich für die Wahl der ungünstigen Lernbedingung hielten. Wurde das 'Opfer' dagegen als selbst verantwortlich für die Benachteiligung angesehen, wurde es nicht negativ bewertet.
Unabhängig von der Frage, ob nicht dissonanz– oder attributionstheoretische Annahmen zur Erklärung dieser Befunde ausreichen (vgl. dazu EISER 1980, S. 236) soll im folgenden der Frage nachgegangen werden, inwieweit die Annahmen der 'Just World'–Hypothese zur Erklärung des Verhaltens gegenüber Behinderten beitragen können.

Übertragung der 'Just World'–Hypothese auf das Verhalten gegenüber Behinderten. Im Sinne der 'Just World'–Hypothese kann die psychologische Grundlage von Interaktionsspannungen zwischen Nichtbehinderten und Behinderten in der Gefährdung des Glaubens an eine 'gerechte Welt' gesehen werden, die eine Konfrontation mit Behinderten auslöst. Die Behinderung des Interaktionspartners läßt Nichtbehinderte befürchten, ebenfalls unverdientermaßen von einer Behinderung betroffen werden zu können, ohne die Möglichkeit zu haben, dies durch eigene Vorkehrungen oder Vorsichtsmaßnahmen verhindern zu können. Dadurch werden psychische Prozesse ausgelöst, um den Konflikt zu entschärfen und das angeschlagene Vertrauen in die Kontrollierbarkeit und Berechenbarkeit der Konsequenzen menschlichen Verhaltens wiederherzustellen. Negatives Verhalten resultiert aus dem Bemühen, die Überzeugung zu stützen, daß der Behinderte

sein Schicksal 'verdient', positives Verhalten kann als Ausdruck der Tendenz verstanden werden, den Behinderten zu entschädigen und auf diese Weise das ausgeschlagene Vertrauen in die Gerechtigkeit wiederherzustellen.
Allerdings sind die Bedingungen, nach denen ein kompensatorisches oder ein ablehnendes Verhalten gegenüber Behinderten zu erwarten ist, im Hinblick auf die Interaktionssituation nicht ausreichend expliziert. Für die Vorhersage, ob der Glaube an eine 'gerechte Welt' durch eine Entschädigung oder durch eine Abwertung des behinderten Interaktionspartners gestützt wird, wären letztlich situative, außerhalb des Ansatzes liegende Bedingungen (z.B. die Verfügbarkeit von Verhaltensalternativen) zu berücksichtigen, deren Einfluß sich jedoch vielfach erst nachträglich ergibt. Sofern eine präzise Vorhersage über die Richtung der Verhaltensakzentuierung nicht gelingt, ist die Interpretation von positiv- und negativ-akzentuiertem Verhalten gegenüber Behinderten als ein Resultat des Bemühens, den Glauben an eine 'gerechte Welt' zu stützen, beliebig. Damit sind die Möglichkeiten der Übertragung dieses Ansatzes auf Interaktionen zwischen Nichtbehinderten und Behinderten eingeschränkt, zumal ein gleichzeitiges Auftreten positiver und negativer Verhaltenstendenzen gegenüber Körperbehinderten (vgl. 1.4.3.) mit den Annahmen der 'Just World'-Hypothese kaum zu vereinbaren ist.
Die Frage, ob die von der 'Just World'-Hypothese postulierten psychischen Prozesse auch im Verhalten gegenüber körperbehinderten Personen wirksam sind, dürfte nicht zuletzt davon abhängen, inwieweit die experimentelle Operationalisierung des 'unschuldigen Opfers' auf Behinderte, speziell auf Körperbehinderte übertragen werden kann. Ein Vergleich der experimentellen Realisierung des 'unschuldigen Opfer's' bei LERNER & SIMMONS (1966) und LERNER & MATTHEWS (1967) mit einem körperbehinderten Interaktionspartner läßt nicht zuletzt bedeutsame Unterschiede im Hinblick auf die Dauerhaftigkeit und die Art der Beeinträchtigung deutlich werden. Es liegen zumindest keine überzeugenden Hinweise darauf vor, daß die Beobachtung einer konföderierten Vp, die zeitlich begrenzte Elektroschocks zu ertragen hat, ähnliche psychische Prozesse auslöst wie die Interaktion mit einem körperbehinderten Partner.
Lediglich von NOWAK & LERNER (1968) wurde der Versuch unternommen, die Annahmen der 'Just World'-Hypothese auf Situationen außerhalb des 'Elektroschock-Paradigmas' zu übertragen. Die Autoren erfaßten die Bereitschaft ihrer Vpn zu einem persönlichen Kontakt mit einem Partner, der entweder als ehemaliger Psychiatriepatient oder ohne zusätzliche Informationen vorgestellt wurde. Durch fiktive Informationen über den Partner wurde die Einstellungsähnlichkeit des Partners mit der Vp manipuliert. Während die Vpn zu einem Kontakt mit dem unauffälligen Partner eher bereit waren, wenn er ähnliche (im Vergleich zu unähnlichen) Einstellungen besaß, war die Kontaktbereitschaft zu einem stigmatisierten Partner bei unähnlichen Einstellungen größer als bei ähnlichen Einstellungen. Die Autoren interpretieren dieses Ergebnis mit den Annahmen der 'Just World'-Hypothese, nach der ein 'ähnliches Opfer' stärker die Befürchtung auslöst, das gleiche Schicksal erleiden zu können, und damit den Glauben an die 'gerechte Welt' stärker beeinträchtigt als ein 'unähnliches Opfer'.

1.5.2. Die 'Komplexitäts–Polarisierungs'–Hypothese

Als einen weiteren Ansatz zur Erklärung von positiv– und negativ–akzentuiertem Verhaltens gegenüber Behinderten bietet sich die 'Komplexitäts–Polarisierungs'–Hypothese von LINVILLE & JONES (1980) an. Dieser kognitive Ansatz beschreibt Prozesse der Verarbeitung von Informationen über Personen und deren Einfluß auf bewertende Reaktionen an Abhängigkeit davon, ob die Person der eigenen oder einer fremden sozialen Gruppe (Ingroup vs Outgroup Member) angehört.

Theoretisches Konzept. Ausgangspunkt ist die Grundannahme, daß die kognitiven Schemata für Mitglieder der Eigengruppe komplexer und differenzierter sind als für Mitglieder von Fremdgruppen. Infolge umfangreicher und vielfältiger Erfahrungen im Umgang mit Personen, die der gleichen sozialen Gruppe angehören, stehen zur kognitiven Repräsentation von Eigengruppenmitgliedern eine große Anzahl differenzierter Dimensionen zur Verfügung, so daß bei Beurteilungen und Einschätzungen der Eigengruppenmitglieder viele und unterschiedliche Gesichtspunkte berücksichtigt werden. Im Gegensatz dazu ist die Wahrnehmung von Personen, die nicht der eigenen Gruppe angehören, auf einige wenige, undifferenzierte Dimensionen beschränkt, so daß in die Beurteilungen und Einschätzungen von Fremdgruppenmitgliedern nur wenige, eher globale Beurteilungsgesichtspunkte eingehen.
Eine zweite Annahme von LINVILLE & JONES (1980) betrifft die Auswirkungen des Komplexitätsgrades kognitiver Schemata auf die bewertende Reaktion (Einschätzungen, Beurteilungen, etc.) gegenüber Personen. Danach führen komplexe kognitive Schemata zu moderaten, einfache und undifferenzierte kognitive Schemata dagegen zu extremen, polarisierten Reaktionen. Dieser Polarisierungs–Effekt einfacher kognitiver Schemata wird auf drei Charakteristika der Informationsverarbeitung zurückgeführt.

- Stehen für die kognitive Repräsentation einer Person viele verschiedene Beurteilungsdimensionen zur Verfügung, sollte sich ihr Einfluß aufgrund ihrer großen Anzahl gegenseitig ausgleichen und damit insgesamt zu moderaten Bewertungen und Einschätzungen dieser Person führen. Je mehr Attribute und Aspekte einer Person wahrgenommen werden, desto eher kann damit gerechnet werden, daß sich ihr (positiver oder negativer) Beitrag zum Gesamteindruck von der Person ausgleicht. Basiert der Eindruck dagegen auf einigen wenigen Dimensionen, ist die Wahrscheinlichkeit eines neutralisierenden Ausgleichs geringer, so daß die Urteile über diese Person extremer ausfallen sollten.

- Neue Informationen (neue Eindrücke, Erfahrungen, etc.) über eine Person haben einen geringen Einfluß, wenn sie in ein komplexes kognitives Schema integriert werden müssen und somit auf ein bereits etabliertes und differenziertes System von Erwartungen treffen. Dagegen sollten sich neue zusätzliche Informationen über eine Person stärker auswirken, wenn nur ein einfaches und unvollständiges kognitives Schema vorhanden ist. Unter der Voraussetzung einer größeren Trägheit komplexer kognitiver Schemata wird erwartet, daß neue günstige oder ungünstige Informationen über Eigengruppenmitglieder nur geringe, über Fremdgruppenmitglieder jedoch größere Auswirkungen haben und auf diese Weise zu polarisierten Reaktionen gegenüber Fremdgruppenmitgliedern führen.
- Wenn bereits umfassende kognitive Strukturen für die Gruppe bestehen, werden neue Informationen über ein Mitglied dieser Gruppe als weniger vollständig und somit als weniger bedeutsam angesehen als Informationen über Personen, für die nur ein einfaches und lückenhaftes kognitives Schema zur Verfügung steht. Wenn die kognitiven Schemata über Fremdgruppenmitglieder unvollständig sind, wird neuen, zusätzlichen Informationen ein größeres Gewicht beigemessen, so daß Reaktionen gegen Fremdgruppenmitglieder (im Vergleich zu Eigengruppenmitgliedern) in Abhängigkeit vom Vorzeichen der Information extremer ausfallen.

Unter der Voraussetzung, daß kognitive Schemata für Fremdgruppen weniger komplex sind als die für die eigene soziale Gruppe, sollten infolge der beschriebenen Mechanismen bewertende Reaktionen gegenüber Personen, die nicht er eigenen Gruppe angehören, extremer sein als gegenüber Mitgliedern der eigenen sozialen Gruppe.

Empirische Überprüfungen. Um diese Vorhersage zu überprüfen, ließen LINVILLE & JONES (1980) weiße Studenten einen fiktiven schwarzen oder weißen Bewerber (um ein Stipendium) beurteilen, wobei den Vpn entweder vorteilhafte oder unvorteilhafte Bewerbungsunterlagen vorgelegt wurden. Die Vorhersage, nach der der schwarze Bewerber mit guten Zeugnissen positiver und mit schwachen Zeugnissen negativer als der vergleichbare weiße Bewerber beurteilt werden sollte, konnte jedoch nur teilweise bestätigt werden. Der erwartete Polarisierungseffekt erreichte nur bei einem der vier Beurteilungsfaktoren die Signifikanzgrenze, wobei der Effekt in positiver Richtung stärker war als in negativer Richtung.
Die Annahme einer geringeren Komplexität kognitiver Schemata für Mitglieder von Fremdgruppen wurde überprüft, indem weiße Studenten gebeten wurden, in Reihe von Persönlichkeitseigenschaften nach ihrer Zusammengehörigkeit in Gruppen zu ordnen, wobei sich die Hälfte der Vpn einen weißen Studenten, die andere Hälfte einen schwarzen Studenten vorstellen sollten. Erwartungsgemäß wurden für die weiße Stimulusperson mehr Kategorien gebildet als für die schwarze. Damit sehen die Autoren ihre Annahme bestätigt, daß für die Einschätzung von Personen, die nicht der eigenen Gruppe angehören, weniger Beurteilungsdimensionen verwendet bzw. weniger Gesichtspunkte berücksichtigt werden.

Mit einem weiteren Experiment (LINVILLE & JONES 1980) wurde die Annahme überprüft, daß die Verwendung einer geringeren (im Vergleich zu einer großen) Anzahl von Beurteilungsdimensionen zu extremeren Urteilen führt (vgl. auch LINVILLE 1982). Die Vpn bewerteten entweder einen guten oder schlechten Aufsatz. Die Hälfte der Vpn wurde aufgefordert, bei der anschließenden allgemeinen Bewertung der Aufsätze jeweils zwei vorgegebene Beurteilungsdimensionen zu berücksichtigen, während die andere Hälfte der Vpn auf sechs, vorher ausgewählte Gesichtspunkte hingewiesen wurde. In Übereinstimmung mit der 'Komplexitäts – Polarisierungs' – Hypothese beurteilten die Vpn, die nur zwei Gesichtspunkte zu berücksichtigen hatten, den guten Aufsatz positiver und den schlechten Aufsatz negativer im Vergleich zu den Vpn, die bei ihrer allgemeinen Bewertung des Aufsatzes sechs Beurteilungsdimensionen in Rechnung stellen sollten. Aus diesem Ergebnis folgern die Autoren, daß die Berücksichtigung einer geringen Anzahl von Beurteilungsdimensionen zu extremen, polarisierten Urteilen über Personen führt (vgl. auch LINVILLE 1982).

Übertragung der 'Komplexitäts – Polarisierungs' – Hypothese auf das Verhalten gegenüber Behinderten. Die einer Übertragung der 'Komplexitäts – Polarisierungs' – Hypothese zugrunde liegende Voraussetzung, daß das kognitive Schema Nichtbehinderter über Behinderte einfach und undifferenziert ist, wurde bisher nicht explizit überprüft, wenngleich von soziologischer Seite gelegentlich auf eine 'mangelhafte Ausprägung der sozialen Rolle Behinderter' (SCHÖNBERGER 1971, S. 68) hingewiesen wird. Genauere Anhaltspunkte dafür, daß der Eindruck Nichtbehinderter über einen behinderten Interaktionspartner auf vergleichsweise wenigen, eher globalen Beurteilungsdimensionen beruht, liegen nicht vor.
Eine Übertragung des Ansatzes auf das Verhalten Nichtbehinderter gegenüber Behinderten rückt vor allem die Bedingungen der Kontaktsituation in den Vordergrund. Der 'Komplexitäts – Polarisierungs' – Hypothese zufolge wäre zu erwarten, daß ein positives oder negatives Verhalten Behinderter oder die Wahrnehmung günstiger oder ungünstiger Eigenschaften und Merkmale des behinderten Interaktionspartners auf seiten Nichtbehinderter zu einem entsprechenden positiv – oder negativ – akzentuiertem Verhalten führt. Diese Vorhersage steht jedoch nicht in Übereinstimmung mit vorliegenden Untersuchungsergebnissen (vgl. 1.3.4.), nach denen ein 'Sympathie – Effekt' unabhängig davon auftritt, ob die behinderte Stimulusperson vorteilhaft oder unvorteilhaft porträitiert wird (z.B. GOLIN 1970; SIGALL & PAGE 1972; SCHEIER et al. 1978; GIBBONS et al. 1980).
Die Betonung kognitiver Anteile für das Verhalten gegenüber Behinderten im Rahmen dieses Ansatzes läßt erwarten, daß durch Informationen über Behinderte, die zu Differenzierung kognitiver Schemata führen, Einstellungsänderungen und Verhaltensänderungen leicht erreicht werden können. Diese durch die 'Komplexitäts – Polarisierungs' – Hypothese begründbare Vorhersage stimmt jedoch nicht mit den eher pessimistischen Resultaten zahlreicher Versuche überein, durch Informationsprogramme oder durch die Vermittlung von Wissen über Behinderte Einstellungsänderungen zu erzielen (vgl. ANTHONY 1972; DONALDSON 1980; WESTWOOD et al. 1981).

1.5.3. Die 'Novel Stimulus' – Hypothese

Ausgangspunkt der 'Novel Stimulus' – Hypothese ist die Beobachtung, daß Menschen mit sichtbaren Behinderungen von Nichtbehinderten vielfach verstohlen, aber auch häufig unverhohlen angestarrt werden und oftmals Gegenstand aufdringlicher Neugier sind. Wie aus zahlreichen Interviews mit Behinderten hervorgeht (vgl. z.B. WRIGHT 1960), empfinden die Betroffenen das Anstarren als herabwürdigend und fühlen sich durch die auf sie gerichtete Aufmerksamkeit in ihrer Privatsphäre verletzt (vgl. auch 1.1.2.).

Theoretisches Konzept. Anknüpfend an diese Alltagsbeobachtungen nehmen LANGER et. al. (1976) an, daß die Behinderung für Nichtbehinderte in erster Linie ein neuer, ungewohnter Aspekt der Umwelt ('Novel Stimulus') darstellt, der aufgrund seiner Neuartigkeit und Fremdheit bei Nichtbehinderten explorative Verhaltenstendenzen auslöst. Diese explorativen Tendenzen äußern sich in dem Bedürfnis, die Behinderung bzw. die behinderte Person ausgiebig zu betrachten, um die geweckte Neugier zu befriedigen und mit dem fremdartigen, ungewöhnlichen Umweltaspekt vertraut zu werden. Das Bedürfnis, den Behinderten anzusehen, stößt allerdings an die Regeln des Anstandes, die dem Nachgehen explorativer Bedürfnisse vor allem dann Grenzen setzen, wenn der 'Novel Stimulus' eine Person ist und die damit ein ausgiebiges Betrachten behinderter Personen unterbinden.
Im Sinne dieses Ansatzes sind Spannungen im Kontakt mit behinderten Interaktionspartnern Resultat eines intrapsychischen Konfliktes zwischen dem Explorationsbedürfnis einerseits, das durch die Behinderung angeregt wird, und der Furcht andererseits, durch ein ungebührliches Betrachten des Behinderten soziale Normen zu verletzen.

Empirische Überprüfung. LANGER et al. (1976) konnten die 'Novel Stimulus' – Hypothese durch die Ergebnisse dreier Untersuchungen stützen. Die erste Felduntersuchung bestätigte, daß Fotografien von Personen mit ungewöhnlichen Attributen (eine Schwangere, eine Frau mit einer Beinschiene) länger angesehen werden als die Abbildung einer nicht – auffälligen Person. In einem zweiten Feldexperiment wurde die Hälfte der Vpn während der Betrachtung der Fotografie eines Körperbehinderten bzw. eines Nichtbehinderten von Außenstehenden beobachtet, wodurch der Einfluß der sozialen Normen verstärkt und damit ein ausgiebiges Betrachten der behinderten Stimulusperson unterbunden werden sollte. Erwartungsgemäß wurde das Foto des Behinderten länger angeblickt als das des Nichtbehinderten, wenn sich die Vpn unbeobachtet wähnten. Wurden jedoch die Vpn beim Anschauen der Bilder beobachtet, verweilten sie länger vor der Abbildung des Nichtbehinderten als vor der des Behinderten. Aus diesem Ergebnis schließen die Autoren, daß die Behinderung bei Nichtbehinderten ein Explorationsbedürfnis weckt, dessen Befriedigung jedoch in einer sozialen Situation, d.h. durch die Anwesenheit eines Beobachters, gehemmt wird.

Schließlich wurden in einem Experiment von LANGER et al. (1976) Face-to-face-Interaktionen zwischen nichtbehinderten Vpn und einer Schwangeren, einer Behinderten (Beinschiene) und einer nicht auffälligen Konföderierten verglichen. Die Hälfte der Vpn hatte vor dem Gespräch die Möglichkeit, ihre zukünftige Interaktionspartnerin durch einen Einwegspiegel ausgiebig zu betrachten, wodurch das Explorationsbedürfnis befriedigt und damit den Spannungen in der Interaktion die Grundlage entzogen werden sollte. Als Indikator der Spannung wurde die von der Vpn bei der Begegnung gewählte Distanz zur Interaktionspartnerin erfaßt. In Übereinstimmung mit der Vorhersage der 'Novel Stimulus'-Hypothese unterschied sich die räumliche Distanz zur Behinderten, Schwangeren und nicht-auffälligen Interaktionspartnerin nicht, wenn die Vpn vorher die Stimulusperson ungestört betrachten konnten. Dagegen wählten die Vpn, die keine Gelegenheit hatten, durch ein vorheriges Betrachten ihrer Partnerin ihrem Explorationsbedürfnis nachzukommen, zur behinderten und zur schwangeren Gesprächspartnerin einen größeren Abstand als zur nicht-auffälligen Interaktionspartnerin.
Nach Ansicht der Autoren (LANGER et al. 1976) spricht dieses Ergebnis für die Annahme der 'Novel Stimulus'-Hypothese, nach der die Befriedigung des Explorationsbedürfnisses zu einer Verminderung der Interaktionsspannungen beiträgt. Die Ergebnisse (,die allerdings in einer Diplomarbeit (WOLBOLD 1978) nicht repliziert werden konnten) lassen sich jedoch noch andere Interpretationsmöglichkeiten offen. So wird durch das Experiment nicht zweifelsfrei belegt, daß während des Beobachtens der Stimulusperson tatsächlich ein Explorationsbedürfnis befriedigt wird. Ebenso plausibel erscheint beispielsweise die Vermutung, daß durch das Betrachten der zukünftigen (behinderten) Interaktionspartnerin die Ängstlichkeit der Vpn reduziert wurde.
THOMPSON (1982) interpretiert die Ergebnisse ihres Feldexperiments (vgl. 1.4.3.2.) ebenfalls im Rahmen der 'Novel Stimulus'-Hypothese. Das 'Anstarren' der Körperbehinderten durch Passanten wird als Ausdruck der Neugier angesehen, die in unverbindlichen Begegnungssituation auf der Straße nicht unterdrückt wird. Dagegen wird der reduzierte Blickkontakt der Kellnerinnen mit körperbehinderten Gästen auf einen Konflikt zwischen der Neugier und einer sozialen Norm zurückgeführt, nach der ein 'Anstarren' des Behinderten ungebührlich erscheint.

Übertragung der 'Novel Stimulus'-Hypothese auf das Verhalten gegenüber Behinderten. Nach der 'Novel Stimulus'-Hypothese sind Spannungen in der Interaktion mit Behinderten Resultat eines intrapsychischen Konfliktes Nichtbehinderter zwischen einem Explorationsbedürfnis und der Angst, durch exploratives Verhalten, insbesondere durch ein ungebührliches Anstarren des Behinderten, soziale Normen zu verletzen. Vermeidungstendenzen gegenüber Behinderten können als Folge von Interaktionsspannungen verstanden werden, während ein positiv-akzentuiertes Verhalten im Rahmen dieses Ansatzes ohne zusätzliche Annahmen nicht erklärt werden kann. Unter diesem Gesichtspunkt erscheint die Brauchbarkeit der 'Novel Stimulus'-Hypothese zur Integration der vorliegen-

den Befunde (vgl. 1.4.) eingeschränkt, zumal die Vorhersagen dieses Ansatzes nur das Verhalten gegenüber Personen mit sichtbaren bzw. auffälligen Behinderungen betreffen.
Auch die empirischen Belege für die 'Novel Stimulus'–Hypothese (LANGER et al. 1976) können die zugrundeliegenden Annahmen nicht überzeugend stützen, sondern lassen alternative Interpretationsmöglichkeiten offen. So wäre eine Präzisierung der Grundannahme der 'Novel Stimulus'–Hypothese, nach der das Ansehen des Behinderten gegen soziale Normen verstößt, wünschenswert. Plausibel erscheint die Annahme, daß in einer Interaktion eher das Betrachten der Behinderung als das Ansehen des behinderten Interaktionspartners normativ unterbunden ist (vgl. 1.2.1.), zumal der Blickkontakt mit dem Gesprächspartner eher den Geboten der Höflichkeit entspricht. Dementsprechend könnte der Ansatz überzeugender durch den Nachweis gestützt werden, daß eine vorherige Exploration der Behinderung (statt des Behinderten) Interaktionsspannungen reduziert.
Im Gegensatz zu anderen Ansätzen geht die 'Novel Stimulus'–Hypothese von optimistischen Grundannahmen aus: Die Behinderung wird nicht als ein 'Stigma' verstanden, das den Behinderten diskreditiert und negative Einstellungen und abwertendes Verhalten bei Nichtbehinderten hervorruft. Vielmehr verursacht die Behinderung allein durch ihre Ungewöhnlichkeit und Neuartigkeit für Nichtbehinderte Interaktionsspannungen, wenn die Gebote der Höflichkeit eine angemessene Exploration des 'Novel Stimulus' verhindern. Danach wäre beispielsweise zu erwarten, daß Interaktionsspannungen während der Begegnung mit Behinderten rasch abgebaut werden könnten, wenn im Verlauf des Kontaktes die Behinderung den Charakter des Neuartigen und Ungewohnten verliert. Ebenso optimistisch ist die Prognose für die Möglichkeiten des Vorbeugens und des Abbaus von Interaktionsspannungen: Wenn die Neuartigkeit der Behinderung tatsächlich eine entscheidende Quelle von Interaktionsspannungen ist, könnten Unbehagen und Verlegenheit im Kontakt mit Behinderten schon dadurch reduziert werden, daß Nichtbehinderte mit Behinderten bzw. Behinderungen visuell vertraut gemacht werden, – eine Hoffnung, die jedoch durch die zahlreichen Untersuchungen zur Einstellungsänderung über visuelle Informationen (vgl. ANTHONY 1972; DONALDSON 1980; WESTWOOD et al. 1981) nicht gestützt wird.

1.5.4. Die 'Ambivalence Amplification' – Hypothese

Im Unterschied zu den vorangehend vorgestellten Erklärungsansätzen liegen zur 'Ambivalence Amplification' – Hypothese (KATZ & GLASS 1979; KATZ 1981) zahlreiche Untersuchungen vor, die den Beitrag dieses Ansatzes zur Erklärung des Verhaltens gegenüber Behinderten ermessen lassen. KATZ gibt in seiner Monographie (KATZ 1981) einen Überblick über die vorliegenden Arbeiten, die anhand des Verhaltens gegenüber Behinderten und gegenüber Schwarzen zentrale Vorhersagen der 'Ambivalence Amplification' – Hypothese testen.

Theoretisches Konzept. Die 'Ambivalence Amplification' – Hypothese geht von der Grundannahme einer ambivalenten Disposition gegenüber Behinderten aus. Dieser Grundannahme zufolge ist die Haltung gegenüber behinderten Personen sowohl von positiven wie auch von negativen Einstellungen geprägt, womit insgesamt eine Instabilität des Verhaltens gegenüber Behinderten einhergeht.

Die Begegnung mit einem Behinderten steht in Einklang mit einer Seite und widerspricht gleichzeitig der anderen Seite der ambivalenten Disposition. In Abhängigkeit von den situativen Bedingungen des Kontaktes (z.B. vom Verhalten des Behinderten oder des Nichtbehinderten) werden entweder die positiven Einstellungen gestützt und die negativen diskreditiert oder umgekehrt, die negative Seite der ambivalenten Disposition wird verstärkt und die positive abgeschwächt. Mit der Verstärkung der Ambivalenz wird ein innerer Konflikt ausgelöst, den der Nichtbehinderte als Bedrohung seines Selbstkonzeptes einer gerechten, fairen und vorurteilslosen Person erlebt. Um angesichts dieser Bedrohung das Selbstbild zu stabilisieren, wird die mit der Begegnungssituation inkonsistente Seite der Disposition entweder gestützt oder abgeschwächt. Ob der Destabilisierung des Selbstkonzeptes im Kontakt mit Behinderten begegnet wird, indem die inkonsistente Einstellung abgewertet oder aufgewertet wird, ist dabei von den relativen Kosten und der Verfügbarkeit der Verhaltensalternativen abhängig.
Das Bemühen Nichtbehinderter, durch Stützung oder Unterdrückung der mit der Begegnungssituation inkonsistenten Seite der ambivalenten Disposition ihr Selbstbild zu verteidigen, führt zu positiv– oder negativ–akzentuiertem Verhalten gegenüber Behinderten. Beispielsweise steht ein freundliches Verhalten des behinderten Interaktionspartners (oder ein anfänglich positives Verhalten des Nichtbehinderten selbst) in Übereinstimmung mit der positiven Komponente der Einstellung, während es der negativen Einstellung widerspricht. Die dadurch hervorgerufene Beeinträchtigung des Selbstbildes einer gerechten und fairen Person kann der Nichtbehinderte dadurch mindern, daß er entweder die negative Seite der Disposition durch ein unfreundliches, ablehnendes Verhalten verstärkt oder durch ein besonders hilfreiches und gefälliges Verhalten unterdrückt. In jedem Falle sollten, nach der zentralen Vorhersage der 'Ambivalence Ampli-

fication'–Hypothese, Reaktionen gegenüber Behinderten extremer sein als gegenüber Personen, die weniger oder keine ambivalenten Einstellungen auslösen.

Empirische Überprüfungen. Die zentrale Vorhersage der 'Ambivalence Amplification'–Hypothese einer extremen Reaktion gegenüber Behinderten ('Amplification') wurde durch eine Reihe experimenteller Untersuchungen überprüft, in denen die Bedingungen des Kontaktes zwischen nichtbehinderten Vpn und einem behinderten oder nichtbehinderten Konföderierten variiert wurden (vgl. Übersicht in KATZ 1981). Durch die experimentelle Manipulation der Kontaktbedingungen sollte die (von der Hypothese unterstellte) Ambivalenz verstärkt und damit eine Gefährdung des Selbstbildes der Vpn hervorgerufen werden. In Abhängigkeit von der Verfügbarkeit der Verhaltensalternativen wird entweder ein positiveres oder ein negativeres Verhalten gegenüber dem Behinderten (im Vergleich zu dem gegenüber einem Nichtbehinderten) vorhergesagt.
Eine Verstärkung des Ambivalenzkonfliktes wird beispielsweise dadurch bewirkt, daß die Vpn im Rahmen des Experiments dazu gebracht werden, sich gegenüber einem Behinderten freundlich oder unfreundlich zu verhalten. So wurde von KATZ et al. (1977) die Vorhersage überprüft, daß Nichtbehinderte nach einem anfänglich negativen Verhalten gegenüber einem Behinderten (Unintentional Harm–Doing) den Behinderten abwerten, wenn ihnen die Möglichkeit gegeben wird, durch eine ungünstige Beurteilung des Behinderten die Ambivalenz zu reduzieren. Im Sinne der 'Ambivalence Amplification'–Hypothese können Nichtbehinderte mit einer Abwertung des Behinderten die positive Seite ihrer ambivalenten Disposition unterdrücken und so den Ambivalenzkonflikt entschärfen. Die Vpn der KATZ et al. (1977)–Untersuchung hatten einem behinderten oder einem nichtbehinderten Konföderierten im Rahmen eines Wahrnehmungsexperiments durch akustische Signale Rückmeldung zu geben. Das akustische Signal, das dem Konföderierten über Kopfhörer übermittelt wurde, war entweder schrill und unangenehm oder neutral. In Übereinstimmung mit der Vorhersage beurteilten die Vpn, die ihrem Partner zuvor eine unangenehme Rückmeldung gegeben hatten, den Rollstuhlfahrer negativer als den Nichtbehinderten. Dagegen wurde der Rollstuhlfahrer von den Vpn, die ihrem Partner eine weniger unangenehme Rückmeldung gegeben hatten, nicht abgewertet.
Der durch ein anfänglich negatives Verhalten gegenüber einem Behinderten ausgelöste oder verstärkte Ambivalenzkonflikt kann jedoch auch durch ein nachfolgendes positiv–akzentuiertes Verhalten reduziert werden, wenn den Nichtbehinderten eine entsprechende Verhaltensalternative zur Verfügung steht. Eine Stabilisierung des Selbstkonzeptes durch Aufwertung der positiven Seite der ambivalenten Disposition wird dann erwartet, wenn den Vpn nach einem (experimentell induzierten) negativen Verhalten die Gelegenheit zu einem kompensatorischen hilfreichen Verhalten gegeben wird. Zur Überprüfung dieser Vorhersage wurde das Experiment von KATZ et al. (1977) wiederholt (siehe oben). Die Vpn hatten jedoch im Anschluß an das angebliche Wahrnehmungs-

experiment die Möglichkeit, der (behinderten oder nichtbehinderten) Konföderierten durch die Mitarbeit in ihrer eigenen Untersuchung (Examensarbeit) einen Gefallen zu erweisen (KATZ et al. 1979). Die Erwartung, daß die Vpn, die ihrer Partnerin zuvor unangenehme Rückmeldungen gegeben hatten, die behinderte Konföderierte mehr unterstützen als die nichtbehinderte, konnte allerdings nicht bestätigt werden.
Mit einer veränderten Versuchsdurchführung konnte jedoch die Hypothese gestützt werden (KATZ et al. 1979). Den Vpn wurde von einer behinderten oder von einer nichtbehinderten Versuchsleiterin ein Persönlichkeitsfragebogen vorgelegt. Mit der Rückgabe der ausgewerteten Fragebögen erhielt die Hälfte der Vpn (mit dem Hinweis auf 'Lügenitems') die Rückmeldung, sie hätten den Fragebogen nicht ehrlich genug beantwortet, so daß ihre Daten für die Untersuchung unbrauchbar seien. Anschließend wurden die Vpn vom Projektleiter nach ihrer Bereitschaft gefragt, sich für eine Untersuchung der Versuchsleiterin zur Verfügung zu stellen. In Übereinstimmung mit der Vorhersage zeigten sich die Vpn, die zuvor unbeabsichtigt der Versuchsleiterin geschadet hatten, eher bereit die behinderte als die nichtbehinderte Versuchsleiterin zu unterstützen. Dagegen gaben die Vpn, denen ein 'richtiges' Ausfüllen des Fragebogens bescheinigt wurde, für die Rollstuhlfahrerin gleich viele Zusagen wir für die nichtbehinderte Versuchsleiterin.
Den Annahmen der 'Ambivalence Amplification'–Hypothese zufolge sollte auch ein anfänglich positives Verhalten den Ambivalenzkonflikt verschärfen und zu einer positiv–akzentuierten Reaktion gegenüber Behinderten führen, wenn eine entsprechende Verhaltensalternative zur Verfügung steht. In der von KATZ (1981, S. 51) geschilderten Untersuchung wurde die Hälfte der Vpn von einem (behinderten oder nichtbehinderten) Versuchsleiter anläßlich einer Fragebogenuntersuchung dazu gebracht, ihm einen kleinen Gefallen zu erweisen (Compliance). Im Anschluß an die Fragebogenuntersuchung wurden die Vpn vom Projektleiter nach ihrer Bereitschaft gefragt, sich für eine Untersuchung des Versuchsleiters zur Verfügung zu stellen. Wie erwartet, erhielt der behinderte Versuchsleiter (Rollstuhlfahrer) mehr Unterstützung als der nichtbehinderte Versuchsleiter von den Vpn, die ihm zuvor schon einen Gefallen erwiesen hatten. Dagegen gaben die Vpn, die zuvor nicht um einen Gefallen gebeten worden waren, dem behinderten gleich viele Zusagen wie dem nichtbehinderten Versuchsleiter.
Während mit den bisher geschilderten Untersuchungen der Einfluß eines (experimentell induzierten) positiven oder negativen Verhaltens Nichtbehinderter auf ihr nachfolgendes Verhalten gegenüber Behinderten überprüft wurde, kann die Ambivalenz auch durch eine positive oder negative Präsentation des Behinderten selbst verstärkt werden. In der Untersuchung von KATZ et al. (1978) verhielt sich eine (behinderte oder nichtbehinderte) Versuchsleiterin im Rahmen einer Fragebogenerhebung entweder freundlich oder unfreundlich gegenüber den Vpn. Im Anschluß daran wurden sie vom Projektleiter nach ihrer Bereitschaft gefragt, an einer Untersuchung der Versuchsleiterin teilzunehmen. Nach einem freundlichen Verhalten waren die Vpn eher bereit, die nichtbehinderte als die behinderte Versuchsleiterin zu unterstützen, während nach einem unfreundlichen

Verhalten der Versuchsleiterin die Rollstuhlfahrerin mehr Zusagen erhielt als die nichtbehinderte Versuchsleiterin. Dieses Ergebnis steht im direkten Gegensatz zu der aus der 'Ambivalence Amplification' – Hypothese abgeleiteten Vorhersage, nach der ein positiv – akzentuiertes Verhalten gegenüber freundlichen und ein negativ – akzentuiertes Verhalten gegenüber der unfreundlichen Rollstuhlfahrerin erwartet wurde. KATZ (1981, S. 76) führt diese Diskrepanz darauf zurück, daß das freundliche Verhalten der Rollstuhlfahrerin den stereotypen Vorstellungen über Behinderte widerspricht und bei Nichtbehinderten eher Angst auslöst, während ein unfreundliches Verhalten der behinderten Versuchsleiterin von den Versuchspersonen als angemessen erlebt wurde.

Konflikt zwischen positiven und negativen Einstellungen als Erklärungsgrundlage für das Verhalten gegenüber Behinderten. Im Rahmen der 'Ambivalence Amplification' – Hypothese können Spannungen in der Interaktion mit Behinderten auf einen Konflikt zwischen positiven und negativen Einstellungen Nichtbehinderter gegenüber ihrem behinderten Interaktionspartner und der damit einhergehenden Gefährdung ihres Selbstbildes einer gerechten, fairen und vorurteilslosen Person zurückgeführt werden. Die Grundlage polarisierten Verhaltens gegenüber Behinderten ist das Motiv Nichtbehinderter, angesichts des Ambivalenz – Konfliktes ihr Selbstbild zu verteidigen. Positiv – akzentuiertes Verhalten gegenüber Behinderten wird darauf zurückgeführt, daß Nichtbehinderte ihre negativen Einstellungen leugnen, um ihr Selbstbild einer vorurteilsfreien Person zu stabilisieren. Dem negativ – akzentuierten Verhalten gegenüber Behinderten liegt eine Unterdrückung der positiven Einstellungen zugrunde, um das Selbstkonzept einer fairen und gerechten Person aufrechtzuerhalten.

Die 'Ambivalence Amplification' – Hypothese erscheint jedoch unter konzeptionellen Gesichtpunkten in mehrfacher Hinsicht unbefriedigend. Zunächst wird im Rahmen dieses Ansatzes die Richtung der Verhaltensakzentuierung gegenüber Behinderten nicht erklärbar. Ob eine Stabilisierung des Selbstbildes durch Unterdrückung der positiven oder der negativen Einstellungen (und der Aufwertung der entsprechenden komplimentären Seite der ambivalenten Disposition) angestrebt wird, ist (allein) aus den Annahmen der 'Ambivalence Amplification' – Hypothese nicht präzise vorherzusagen. Eine entscheidende Bedeutung für die Richtung der Verhaltensakzentuierung kommt der Verfügbarkeit und den relativen Kosten der vorhandenen Verhaltensalternativen zu, deren richtungsgebender Einfluß jedoch häufig nur im nachhinein zu ersehen ist.

Eine weitere Einschränkung ist darin zu sehen, daß ein gleichzeitiges Auftreten positiver und negativer Verhaltenstendenzen gegenüber Behinderten mit den Annahmen der 'Ambivalence Amplification' – Hypothese nicht erklärbar ist. Insbesondere die in Face – to – face – Interaktionen beobachtete Diskrepanz zwischen verbalen und nonverbalen Verhaltensaspekten gegenüber Körperbehinderten (vgl. 1.4.3.) liegt außerhalb des Erklärungsansatzes.

Unbefriedigend erscheint auch die in die Vorhersagen eingehende Voraussetzung, nach der ein positives oder negatives Verhalten gegenüber Behinderten zu einer dauerhaften Stabilisierung des Selbstbildes führt. Die Grundannahme einer Gefährdung des Selbstbildes durch ambivalente Einstellungen ließe dagegen eher erwarten, daß eine anfänglich (experimentell) ausgelöste extreme (positive oder negative) Reaktion gegenüber dem Behinderten zur Stützung des Selbstkonzeptes ihrerseits wiederum das Selbstkonzept bedroht, so daß erneute (extreme) Reaktionen zur Stabilisierung des Selbstbildes erforderlich sind, die ihrerseits ebenfalls das Selbstbild beeinträchtigen, usw.. Danach sollte der Nichtbehinderte im Kontakt mit Behinderten vielmehr permanent zwischen der Gefährdung seines Selbstbildes einer fairen und der Bedrohung seines Selbstbildes einer vorurteilsfreien Person schwanken und sein Verhalten dementsprechend zwischen einer positiven und negativen Akzentuierung oszillieren.

1.5.5. Zusammenfassung

Die vorgestellten Ansätze bieten vielfältige Hinweise auf die mögliche Grundlage von Interaktionsspannungen zwischen Nichtbehinderten und Behinderten. Mit den zugrundeliegenden Annahmen (mit Ausnahme der der 'Novel Stimulus'–Hypothese) kann ein positives und negatives Verhalten gegenüber den Behinderten erklärt werden, wenngleich eine präzise Vorhersage der Verhaltensakzentuierung vielfach zusätzliche Annahmen erfordert. So ist beispielsweise im Rahmen der 'Just World'– und der 'Ambivalence Amplification'–Hypothese die Verfügbarkeit von Verhaltensalternativen und deren 'Kosten' entscheidend für die Richtung der Verhaltenspolarisierung.
Für das Verhalten Nichtbehinderter in Interaktionen mit Körperbehinderten bieten die vorliegenden Ansätze jedoch keine befriedigende Erklärungsgrundlage. Ein entscheidendes Hindernis für eine Übertragung auf das Interaktionsverhalten Nichtbehinderter gegenüber Körperbehinderter ist darin zu sehen, daß im Rahmen dieser Erklärungskonzepte nicht zwischen verschiedenen Verhaltenskomponenten differenziert, sondern jeweils nur ein, zumeist verbaler, Verhaltensaspekt berücksichtigt wird. Infolgedessen ist eine gegenläufige Akzentuierung verbalen und nonverbalen Verhaltens gegenüber Körperbehinderten (vgl. 1.4.3.) mit den zugrundeliegenden Annahmen nicht (oder nur schwer) zu vereinbaren. Soweit zur Erklärung von positiv– und negativ–akzentuiertem Verhalten eher kognitive Prozesse angenommen werden (Stützung des Glaubens an eine 'gerechte Welt', Verteidigung des Selbstbildes einer gerechten und vorurteilslosen Person oder Informationsverarbeitungsprozesse durch ein undifferenziertes kognitives Schema über Behinderte) beziehen sich die Vorhersagen in erster Linie auf verbale Verhaltensaspekte (Eindrucksurteile, Bewertungen und Einschätzungen der Person, Einwilligung auf eine Bitte), wie es auch im Vorgehen bei der empirischen Überprüfung der Hypothesen deutlich wird. Dagegen können nonverbale Verhaltensaspekte in die vorhandenen Erklärungskonzeptionen nur schwer integriert werden.

2. Problemstellung der Untersuchung

Im folgenden Kapitel wird der theoretische und konzeptionelle Hintergrund der vorliegenden Untersuchung dargestellt. Ausgehend von den Ergebnissen experimenteller Arbeiten zur Interaktion zwischen Nichtbehinderten und Körperbehinderten wird zunächst versucht, einen allgemeinen theoretischen Rahmen für die Untersuchung zu entwickeln (2.1), der die Grundlage für die zentrale Hypothese dieser Arbeit (2.1.3.1.) bildet. Mit Rückgriff auf Ergebnisse und Modellvorstellungen zum nonverbalen Verhalten wird im abschließenden Teil dieses Kapitels (2.1.4.) die allgemeine Konzeption der Untersuchung vorgestellt, auf deren Grundlage die Vorhersagen der Hypothese überprüft werden.

2.1. Theoretische Grundlagen und Fragestellungen der Untersuchung

Vorliegende sozialpsychologische Ansätze zur Erklärung des Verhaltens Nichtbehinderter gegenüber Behinderten (vgl. 1.5.) werden den Ergebnissen experimenteller Interaktionsstudien (vgl. 1.4.3.2.) nicht oder nur unzureichend gerecht. Eine Übertragung dieser Ansätze auf das Interaktionsverhalten Nichtbehinderter gegenüber Behinderten bleibt vor allem deswegen unbefriedigend, weil jeweils nur eine Verhaltenskomponente (die durch überwiegend verbal erfaßte Verhaltensvariablen operationalisiert wurde) berücksichtigt wird und damit ein gleichzeitiges Auftreten positiver und negativer Verhaltenstendenzen im (verbalen und nonverbalen) Interaktionsverhalten gegenüber Körperbehinderten mit den zugrundeliegenden Annahmen nur schwer zu vereinbaren ist.
Mit den im folgenden vorgestellten theoretischen Überlegungen soll versucht werden, einen theoretischen Rahmen für eine Integration der vorliegenden Forschungsergebnisse zu entwickeln, der einen ersten, wenngleich noch weitgehend spekulativen Ansatz zur Erklärung von Spannungen und Unbehagen in Interaktionen zwischen Nichtbehinderten und Behinderten bieten könnte. Angesichts der wenigen empirischen Untersuchungen zum Interaktionsverhalten Nichtbehinderter in 'gemischten' Interaktionen sind die Modellvorstellungen notwendigerweise vielfach noch ungesichert und bleiben in vielen Punkten offen oder modifikationsbedürftig. Dennoch soll die Fragestellung dieser Arbeit vor dem Hintergrund einer etwas weiter gefaßten Konzeption deutlich gemacht werden, ohne jedoch mit der experimentellen Untersuchung eine kritische Überprüfung dieses Ansatzes anstreben zu wollen.

2.1.1. Das Diskrepanzmodell zur Erklärung des Verhaltens Nichtbehinderter in Interaktionen mit Körperbehinderten

Schlußfolgerungen aus den Ergebnissen experimenteller Interaktionsstudien. Wenngleich derzeit nur wenige experimentelle Untersuchungen zum Interaktionsverhalten Nichtbehinderter gegenüber Behinderten vorliegen, erlauben die im Abschnitt 1.4.3.2. geschilderten Befunde dennoch einige allgemeine Schlußfolgerungen, die den Ausgangspunkt der nachfolgenden theoretischen Überlegungen bilden.

Negative Akzentuierung des nonverbalen Verhaltens gegenüber körperbehinderten Interaktionspartnern. Im Vergleich mit dem Interaktionsverhalten gegenüber nichtbehinderten Interaktionspartnern ist das nonverbale Verhalten Nichtbehinderter in Interaktionen mit einem körperbehinderten Gegenüber durch eine größere Zurückhaltung und Reserviertheit geprägt. Im einzelnen verweisen vorliegende Untersuchungsbefunde auf eine Reduzierung des Blickkontaktes (McALLER 1972; HEINEMANN et al. 1981), auf eine verringerte motorische Aktivität (KLECK 1968) gegenüber und auf die Bevorzugung eines größeren räumlichen Abstandes (HEINEMANN et al. 1981) zu körperbehinderten Interaktionspartnern.

Positive Akzentuierung des verbalen Verhaltens gegenüber körperbehinderten Interaktionspartnern. Nichtbehinderte Interaktionspartner beschreiben ihren ersten Eindruck über einen körperbehinderten (im Vergleich zu einem nichtbehinderten) Interaktionspartner günstiger (z.B. KLECK et al. 1966), beurteilen sein Verhalten und seine Leistungen positiver (HASTORF et al. 1979) und äußern im Gespräch mit einem körperbehinderten Gegenüber weniger deutlich abweichende Meinungen als gegenüber einem vergleichbaren nichtbehinderten Interaktionspartner (KLECK 1968). Der 'Sympathie–Effekt' der Körperbehinderung in diesen Verhaltensaspekten läßt auf eine positive Akzentuierung des verbalen Verhaltens Nichtbehinderter gegenüber körperbehinderten Interaktionspartnern schließen.

Diskrepanz zwischen dem verbalen und nonverbalen Verhalten gegenüber körperbehinderten Interaktionspartnern. Ob angesichts der gegenläufigen Akzentuierung verbaler und nonverbaler Verhaltensaspekte durch die Körperbehinderung des Gegenübers auf eine allgemeine Diskrepanz im Interaktionsverhalten Nichtbehinderter gegenüber behinderten Interaktionspartnern geschlossen werden kann, ist entscheidend von der Übertragbarkeit der in experimentell kontrollierten Laborinteraktionen gefundenen Effekte auf das Verhalten in Alltagsinteraktionen abhängig. Erste Aufschlüsse über die Übertragbarkeit und damit über die externe Validität der berichteten Ergebnisse bietet ein Blick auf die unterschiedliche methodische Zugangsweise bei der Erfassung der verbalen und nonverbalen Verhaltensvariablen.

Die Erfassung des nonverbalen Verhaltens ist als eine weitgehend nichtreaktive Verhaltensmessung anzusehen, da die Vp in der experimentellen Situation üblicherweise nicht darüber informiert ist, daß ihr nonverbales Verhalten beobachtet wird und überdies ein aktives Mitwirken der Vp bei der Verhaltenserfassung nicht erforderlich ist (vgl. WEBB et al. 1975). Demgegenüber ist der Vp, wenn sie beispielsweise einen Fragebogen ausfüllt oder auf einer Ratingskala ihren ersten Eindruck wiedergibt, bewußt, daß der Untersucher an ihren Angaben interessiert ist und darüber hinaus, daß aufgrund ihrer Angaben gegebenenfalls auf eine Wertschätzung für den (behinderten oder nichtbehinderten) Partner geschlossen werden kann. Da das Zustandekommen dieser verbalen Verhaltensvariablen ein aktives und bewußtes Mitwirken der Vp erfordert, stellt die Erfassung (im Vergleich zu der nonverbalen Verhaltensvariablen) eine eher reaktive Verhaltensmessung dar.
Während aufgrund zurückweisender und ablehnender Reaktionen gegenüber Behinderten in der Literatur übereinstimmend auf negative Einstellungen geschlossen wird (vgl. 1.3.1.), wird mit dem Verweis auf die Reaktivität 'verbaler' Erfassungsmethoden (Papier–und–Bleistift–Verfahren) vielfach in einer positiven Bewertung Behinderter durch Nichtbehinderte in erster Linie ein Artefakt sozialpsychologischer Einstellungsmessung gesehen. So fordert beispielsweise CLOERKES (1979; S. 162, 378) mit dem Hinweis, daß positive Einschätzungen Behinderter lediglich die Tendenz der Versuchspersonen zur sozialen Erwünschtheit wiedergeben, verbesserte Methoden, um die 'wahren' Einstellungen gegenüber Behinderten offenlegen zu können. Fixiert auf die 'wahren' Einstellungen gegenüber Behinderten stellt sich der 'Sympathie–Effekt' lediglich als ein Meßfehler dar, der darauf zurückgeführt wird, daß sich die Versuchsperson weigert, ihrer Einstellung entsprechend zu antworten und statt dessen, den vermeintlichen Erwartungen des Versuchsleiters folgend, versucht, sich (im Sinne der sozialen Erwünschtheit) positiv darzustellen.

Jedoch wird die Versuchsperson nicht nur bestrebt sein, dem Versuchsleiter einen 'guten Eindruck' von sich zu vermitteln, sondern sich auch in einer aktuellen Begegnung mit einem behinderten Interaktionspartner um ein freundliches und rücksichtsvolles Verhalten bemühen. Unter dieser Voraussetzung ist eine positive Akzentuierung der schriftlich–verbalen Einschätzung behinderter Stimuluspersonen in den experimentellen Untersuchungen nicht ausschließlich ein Resultat eines speziell durch die Untersuchungssituation hervorgerufenen 'Drucks in Richtung der sozialen Erwünschtheit', der sich infolge einer reaktiven Verhaltensmessung in verbalen Verhaltensvariablen durchsetzt, sondern kann als Ausdruck einer positiven Tendenz verstanden werden, die auch, unabhängig von den besonderen Bedingungen der Untersuchungssituation, während der Interaktion mit einem körperbehinderten Interaktionspartner verhaltenswirksam wird.
Demzufolge wäre der 'Sympathie–Effekt' der Behinderung nicht als ein Artefakt sozialpsychologischer Einstellungsmessungen zu betrachten, sondern vielmehr als ein Indikator für das Bemühen Nichtbehinderter zu werten, sich gegenüber Körperbehinderten freundlich und zuvorkommend zu verhalten und

insbesondere jegliche Anzeichen der Ablehnung und Zurückweisung zu vermeiden.
Empirische Anhaltspunkte für die Annahme, daß der 'Sympathie–Effekt' nicht nur auf die über Papier–und–Bleistift–Verfahren erhobenen Beurteilungen und Einschätzungen einer behinderten Stimulusperson beschränkt ist, sondern auch im aktuellen Verhalten gegenüber Körperbehinderten zum Ausdruck kommt, ergeben sich aus den Untersuchungsergebnissen von KLECK et al. (1966) und KLECK (1968). Danach sind Nichtbehinderte im Gespräch mit körperbehinderten Interaktionspartnern bestrebt, das Sichtbarwerden abweichender Auffassungen zu ihrem Gesprächspartner zu vermeiden, indem sie ihre Meinungsäußerungen den vermeintlichen Ansichten ihres behinderten Gegenübers anpassen ('Opinion Distortion'). HASTORF et al. (1979) schließen aus den positiveren Rückmeldungen, die Körperbehinderte (im Vergleich zu Nichtbehinderten) in Face–to–face–Kontakten erhielten, auf eine generelle Tendenz, Behinderten gegenüber eine weniger kritische, sondern eher eine wohlwollende und freundliche Haltung einzunehmen.
Diese Hinweise verdeutlichen, daß Anzeichen für positive Tendenzen gegenüber Behinderten nicht nur auf 'verbalisierte Einstellungen' (CLOERKES 1979, S. 162) beschränkt sind, wenn sie dem Untersucher oder einer außerhalb der Interaktion stehenden Person gelten, sondern auch im aktuellen Interaktionsverhalten gegenüber behinderten Interaktionspartnern zu finden sind. Die vielfach vertretene Auffassung (wie sie beispielsweise von den Ausführungen von CLOERKES (1979) nahegelegt wird), daß Nichtbehinderte mit ihrem Bemühen um ein freundliches und rücksichtsvolles Verhalten in Face–to–face–Kontakten mit Behinderten lediglich einem von außen gesetzten, ihrer 'eigentlichen' Einstellung widersprechenden normativen Druck nachgeben, bleibt unbefriedigend, zumal sie auch durch das Ergebnis der Bogus–Pipeline–Untersuchung von CARVER et al. (1978; vgl. auch SIGALL & PAGE 1972) nicht gestützt wird: Auch unter Bogus–Pipeline–Bedingungen (vgl. 1.3.4.) zeigte sich ein 'Sympathie–Effekt' der Körperbehinderung – ein Ergebnis, das gegen eine bewußte Verfälschung 'verbalisierter Einstellungen' gegenüber Behinderten spricht. Möglicherweise werden positive Verhaltenstendenzen gegenüber Behinderten nicht allein durch außerhalb der Person des Nichtbehinderten liegende Faktoren (z.B. durch die Anwesenheit des Versuchsleiters) hervorgerufen, die ein normenkonformes, der 'eigentlichen' Einstellung widersprechendes Verhalten gegenüber Behinderten erzwingen, sondern entsprechen einer internalisierten, positiv getönten Haltung gegenüber einem behinderten Interaktionspartner.

Sofern die Ergebnisse experimenteller Interaktionsstudien valide Rückschlüsse auf das Verhalten in alltäglichen Situationen ermöglichen und nicht als ein Resultat besonderer Bedingungen der Untersuchungssituation anzusehen sind, kann auf eine allgemeine Diskrepanz im Interaktionsverhalten gegenüber körperbehinderten Interaktionspartnern geschlossen werden. Im verbalen Verhalten kommt eine positive Tendenz gegenüber dem körperbehinderten Gegenüber zum Ausdruck, während das nonverbale Verhalten durch Zurückhaltung und Spannungen geprägt ist.

Theoretische Annahmen. Unterschiede zwischen den nonverbalen Verhaltensweisen einerseits und den in der vorausgegangenen Erörterung unter dem Begriff 'verbales Verhalten' zusammengefaßten Variablen andererseits bilden den Ausgangspunkt der Überlegungen. Ein erster Ansatzpunkt ergibt sich aus der unterschiedlichen Bedeutung kognitiv–intentionaler Prozesse für die Steuerung des nonverbalen und verbalen Verhaltens in der Interaktion, auf die bereits HEINEMANN et al. (1981) hinwiesen. Ein Blick auf das Vorgehen bei der Erfassung dieser Verhaltenskomponenten in den vorliegenden Untersuchungen (vgl. 1.4.3.2.) läßt das unterschiedliche Ausmaß der kognitiv–intentionalen Steuerung nonverbaler und verbaler Verhaltensaspekte am besten deutlich werden.

Intentionale versus nicht–intentionale Verhaltenssteuerung. Bei der Erfassung des nonverbalen Verhaltens ist der Versuchsperson in der Regel nicht bewußt, daß ihr Blickverhalten, ihre Gestik oder die von ihr gewählte räumliche Distanz zum Interaktionspartner registriert wird. Somit wird die Versuchsperson nicht darauf achten, wie lange sie ihren Partner ansieht, wieviel Gesten sie zeigt oder welchen Abstand sie zum Gegenüber einnimmt. Auch in alltäglichen Interaktionen werden die Interaktionspartner kaum ein besonderes Augenmerk auf ihr nonverbales Verhalten richten, sofern nicht außergewöhnliche Umstände ihre Aufmerksamkeit auf Aspekte ihres nonverbalen Verhaltens lenken (z.B. ein Gespräch über Blickkontakt).
Demgegenüber ist der Versuchsperson, wenn sie auf einer Ratingskala oder einem Fragebogen beispielsweise ihren ersten Eindruck vom Interaktionspartner wiedergibt, das Auftreten ihres Gegenübers beurteilt oder die Gespächsatmosphäre einschätzt, in der Regel bewußt, daß sie mit ihren Angaben eine Wertung des Partners oder des Gesprächs vornimmt und daß aufgrund ihrer (schriftlich–verbalen) Äußerungen auf eine positive oder negative Wertschätzung für den Interaktionspartner geschlossen werden kann. In ähnlicher Weise wie die Versuchspersonen mehr oder weniger überlegte und kontrollierte Angaben machen, wenn sie nach dem Gespräch in einem Fragebogen oder auf einer Ratingskala eine Wertung ihres Gegenübers oder des Gespächsverlaufes vornehmen, werden sie auch während der Interaktion auf solche Aspekte ihres Verhaltens achten, deren evaluative Bedeutung für die Beteiligten der Interaktion eindeutig und mehr oder weniger bewußt und verbindlich ist.
An dieser Gegenüberstellung werden einige, für das Interaktionsverhalten gegenüber Behinderten möglicherweise bedeutsame Unterschiede zwischen dem verbalen und nonverbalen Verhalten deutlich. Im Vergleich zum nonverbalen Verhalten ist die evaluative Bedeutung des verbalen Verhaltens in der Interaktion in stärkerem Maße festgelegt und für die Interaktionspartner verbindlich. Demgegenüber kann ein Interaktionspartner aufgrund nonverbaler Verhaltensweisen seines Gegenübers (z.B. aufgrund seines Blickverhaltens, seines gewählten räumlichen Abstandes) keine verläßlichen und eindeutigen Rückschlüsse auf dessen Wertschätzung ziehen, so daß das nonverbale Verhalten die Interaktionspartner weit weniger als ihr verbales Verhalten festlegt und bindet. SCHERER & SCHERER (1977, S. 142, 143) sprechen von einer 'Negoziabilität' nonver-

baler Verhaltensweisen in der Interaktion: Der Bedeutungsgehalt nonverbaler und paralinguistischer Verhaltensaspekte ist für die Interaktionspartner im allgemeinen vergleichsweise unverbindlich und uneindeutig.
Sofern verbale Verhaltensaspekte (z.B. Meinungsäußerungen, wertende Äußerungen über den Partner) in der Interaktion in ihrem Bedeutungsgehalt festgelegt sind und von den Beteiligten als verbindlich und bindend erlebt werden, ist anzunehmen, daß sie in der Interaktion auch stärker einer intentional-kognitiven Kontrolle unterliegen. Dagegen wird das nonverbale Verhalten der Interaktionspartner in der Regel in einem geringeren Maße intentional gesteuert. So werden die Interaktionspartner beispielsweise auf den Inhalt ihrer Äußerungen achten, ihrem Partner überlegte (verbale) Rückmeldungen geben und auch auf Ratingskalen bewußte Urteile abgeben, dagegen aber nicht (oder kaum) auf ihr Blickverhalten während des Gesprächs achten, ihre Gestik nicht kontrollieren und den räumlichen Abstand zu ihrem Interaktionspartner nicht bewußt wählen.

In einer allgemeineren Sichtweise können verschiedene Verhaltenskomponenten im Hinblick auf das Ausmaß ihrer kognitiv-intentionalen Steuerung auf einem hypothetischen Kontinuum angeordnet werden: Während physiologische Reaktionen (z.B. Hautwiderstandsänderungen) weitgehend und nonverbale Verhaltensweisen überwiegend nicht-intentional gesteuert werden, stehen verbale Verhaltensaspekte (z.B. wertende Äußerungen gegenüber dem Partner, die Offenlegung privater Informationen über sich selbst) sowie konkrete Handlungen in der Regel unter einer intentionalen Kontrolle des Akteurs.
In ähnlicher Weise unterscheidet auch BUCK (1984) eine spontane (nonverbale) und eine symbolische (sprachliche) Kommunikation, deren Steuerung der Autor auf unterschiedliche neurophysiologische Prozesse zurückführt, und betrachtet das nonverbale Verhalten als Ausdruck emotionaler und motivationaler Tendenzen ("automatic expression of an internal motivational/emotional state", BUCK 1984, S. 140). Auch BIERHOFF (1986) geht davon aus, daß "Formulierungen, die ein Interaktionspartner wählt, häufig unter einer bewußten Kontrolle stehen", während "sich das sprechbegleitende und nonverbale Verhalten vielfach einer bewußten Einflußnahme entzieht" (BIERHOFF 1986, S. 476).

Gegensätzliche Dispositionen gegenüber körperbehinderten Interaktionspartnern. Sofern das verbale Verhalten in der Interaktion als überwiegend intentional gesteuert und das nonverbale Verhalten der Interaktionspartner als weitgehend nicht-intentional und spontan zu kennzeichnen ist (vgl. HEINEMANN et al. 1981), kann eine gegenläufige Akzentuierung des verbalen und nonverbalen Verhaltens Nichtbehinderter durch die Körperbehinderung des Gegenübers auf widersprüchliche Dispositionen gegenüber dem körperbehinderten Interaktionspartner zurückgeführt werden. Das positiv akzentuierte und den normativen Erwartungen entsprechende verbale Verhalten gegenüber Körperbehinderten legt dabei die Annahme einer positiv getönten, kognitiv-normativen Disposition und das negativ akzentuierte, nonverbale Verhalten die Annahme einer negativ getönten, affektiv-motivationalen Disposition gegenüber körperbehinderten Interaktionspartnern nahe, wenn weiter davon ausgegangen wird, daß eine

negative, affektiv–motivationale Disposition in überwiegend nicht–intentionalen (nonverbalen) Verhaltensaspekten wirksam wird und die positive, kognitiv–normative Disposition im intentionalen (verbalen) Verhalten zum Ausdruck kommt.
Mit dem Begriff 'Disposition' wird dabei eine relativ stabile Tendenz oder Bereitschaft Nichtbehinderter bezeichnet, auf die Konfrontation mit körperbehinderten Interaktionspartnern in bestimmter, d.h. positiver oder negativer Weise zu reagieren. Bei der negativen, affektiv–motivationalen Disposition gegenüber Körperbehinderten ist insgesamt von einer großen Bandbreite interindividuell unterschiedlicher Ausprägungsgrade auszugehen. In den seltensten Fällen wird die affektiv–motivationale Disposition jedoch in extremer Form als Abscheu und Ekel im Sinne der von ESSER (1967) und JANSEN (1972) beschriebenen 'originären Reaktionen' (vgl. 1.4.2.) auftreten. Vielmehr kann im allgemeinen eine negativ getönte Erregung angenommen werden, die, möglicherweise vor dem Hintergrund stereotyper Vorstellungen über Behinderte, fehlender oder negativer Erfahrungen im Kontakt mit Behinderten und einer dadurch bei einer erstmaligen Begegnung mit einem Körperbehinderten ausgelösten Antizipation von Angst, Unbehagen und Unsicherheit, in der Regel eher als ein unangenehmer, unsicherer Gefühlszustand gegenüber dem noch unbekannten körperbehinderten Gegenüber erlebt wird. Demgegenüber steht eine auf persönliche Werthaltungen und internalisierten sozialen Erwartungen gegründete positiv gefärbte, kognitiv–normative Disposition, die eine freundliche, zuvorkommende und rücksichtsvolle Haltung gegenüber einem behinderten Interaktionspartner beinhaltet und insbesondere gegen eine offene Ablehnung und Zurückweisung des behinderten Gegenübers gerichtet ist.
Ausgehend von diesen Grundannahmen, die in Abbildung 2.1. schematisch veranschaulicht sind, bietet sich ein erster Erklärungsansatz für die gegenläufige Akzentuierung verbaler und nonverbaler Verhaltensaspekte Nichtbehinderter durch eine Körperbehinderung des Gegenübers. Eine positiv gefärbte, kognitiv–normative Disposition gegenüber dem körperbehinderten Interaktionspartner wird dabei im intentionalen (verbalen) Verhalten wirksam. Demzufolge sind Nichtbehinderte im Erstkontakt mit einem körperbehinderten Interaktionspartner um ein freundliches, zuvorkommendes und rücksichtsvolles Verhalten bemüht und insbesondere darauf bedacht, keine Anzeichen der Ablehnung und Zurückweisung oder des Unbehagens zu zeigen. Während das intentionale (verbale) Verhalten von einer freundlichen und zugewandten Haltung bestimmt wird, setzt sich eine dem intentionalen Verhalten widersprechende negativ gefärbte, affektiv–motivationale Disposition gegenüber dem behinderten Interaktionspartner im nicht–intentionalen (nonverbalen) Verhalten durch. Dementsprechend ist das nonverbale Verhalten, soweit es nicht–intentional gesteuert ist, durch eine größere Zurückhaltung und vermehrte Spannung geprägt.

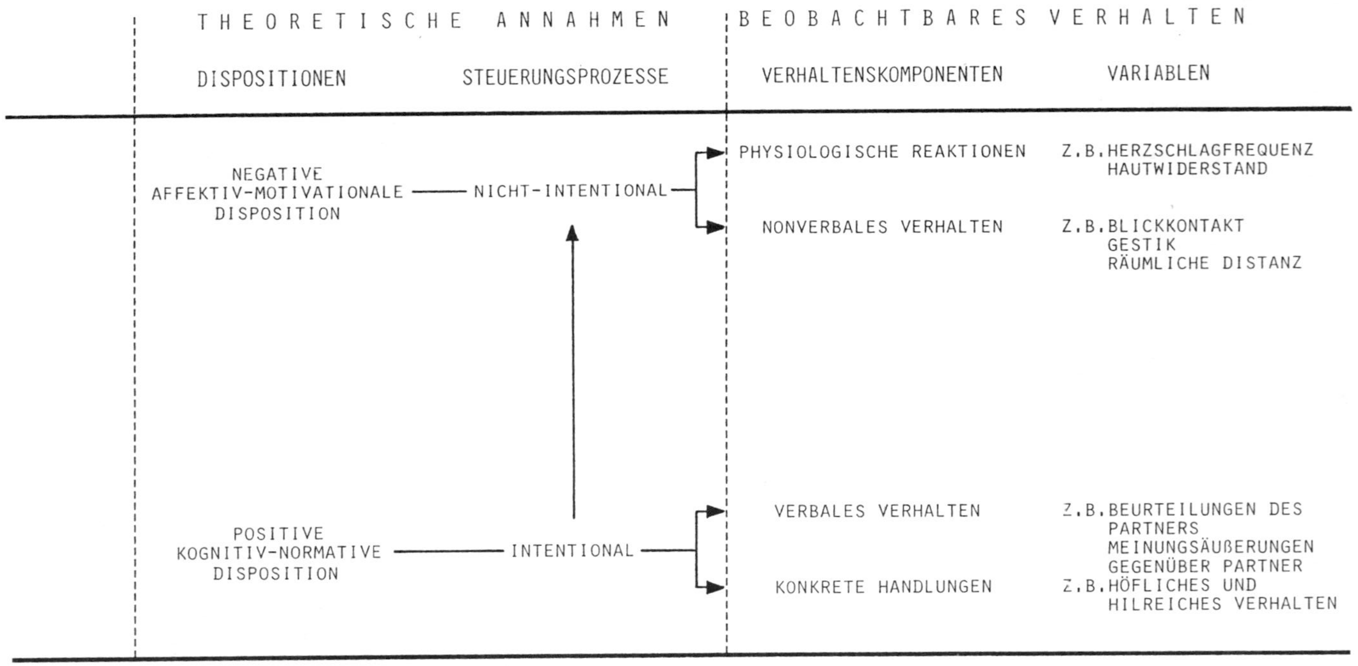

Abbildung 2.1.: GRUNDANNAHMEN DES DISKREPANZMODELLS (Erläuterungen im Text)

Spannungen Nichtbehinderter in Interaktionen mit Körperbehinderten. Auf der Grundlage dieser Annahmen können Spannungen und Unbehagen Nichtbehinderter in 'gemischten' Interaktionen auf die Diskrepanz widersprüchlicher Dispositionen zurückgeführt werden, die durch eine erstmalige Begegnung mit einem Körperbehinderten ausgelöst werden.
Detailliertere Annahmen über die psychischen Mechanismen, die zu einer Aktualisierung der gegensätzlichen Dispositionen gegenüber körperbehinderten Interaktionspartnern führen, ergeben sich aus der Theorie der 'objektiven Selbstaufmerksamkeit' (vgl. DUVAL & WICKLUND 1972; WICKLUND 1975). Nach der Theorie der 'objektiven Selbstaufmerksamkeit' (vgl. Übersicht von FREY et al. 1978) ist die Aufmerksamkeit einer Person entweder überwiegend auf externe Ereignisse oder auf die eigene Person bzw. auf das Selbst gerichtet. Die Theorie befaßt sich mit den auslösenden Bedingungen und den psychologischen Folgen einer auf Aspekte der eigenen Person gerichteten Aufmerksamkeit. Dabei wird angenommen, daß all jene Aspekte des Selbst (z.B. Stimmungen, Emotionen, Werthaltungen, Erwartungen, Einschätzungen etc.), die im Zentrum der Selbstaufmerksamkeit stehen, aktualisiert und intensiviert werden. So konnte beispielsweise gezeigt werden, daß im Experiment ausgelöste Emotionen und Affekte durch Selbstaufmerksamkeit verstärkt werden (SCHEIER 1976; SCHEIER & CARVER 1977). Richtet sich die Selbstaufmerksamkeit auf persönliche Wertmaßstäbe, normative Standards etc. wird sich die Person, sofern ihr tatsächliches Verhalten dem eigenen Standard nicht entspricht, der Diskrepanz stärker bewußt und ist, angesichts der Nichtübereinstimmung zwischen ihrem Verhalten und ihrem Anspruch, motiviert, durch ein den persönlichen Wertmaßstäben angepaßtes (einstellungskonsistentes) Verhalten die Diskrepanz zu verringern. Sofern dies nicht möglich ist oder nicht gelingt, kann die aversiv erlebte Diskrepanz dadurch reduziert werden, daß die Person selbstbedrohende Ereignisse oder Informationen uminterpretiert oder Selbstaufmerksamkeit-erzeugende Stimuli meidet.
Ein erstmaliges Zusammentreffen mit einem unbekannten Behinderten könnte eine erhöhte Selbstaufmerksamkeit des Nichtbehinderten zufolge haben (vgl. Abbildung 2.2.). Die sichtbare Behinderung, als ein für den Nichtbehinderten ungewöhnliches, seinen ersten Eindruck vom Gegenüber gleichwohl dominierendes Attribut, führt zu einer allgemeinen Verunsicherung und erhöhten Aktivierung des nichtbehinderten Interaktionspartners, die oftmals von dem Gefühl begleitet ist, beobachtet zu werden oder im Zentrum einer kritischen Aufmerksamkeit zu stehen. In dieser für den Nichtbehinderten ungewohnten Situation, in der angemessene und erprobte soziale Verhaltensweisen nicht, wie gewohnt, automatisch zur Verfügung stehen und der Nichtbehinderte seine eingefahrenen sozialen Fertigkeiten in Frage gestellt sieht, wird seine Aufmerksamkeit verstärkt auf seine innere Befindlichkeit sowie auf seine persönlichen Wertvorstellungen gelenkt. Angesichts der Verunsicherung, möglicherweise verbunden mit dem Gefühl des 'Beobachtet-Werdens', zentriert sich die Selbstaufmerksamkeit des Nichtbehinderten sowohl auf seine Gefühle und affektiven Regungen gegenüber dem unbekannten behinderten Interaktionspartner als auch auf seine ihm in dieser Situation angemessen erscheinenden Werthaltungen und Wertmaßstäbe.

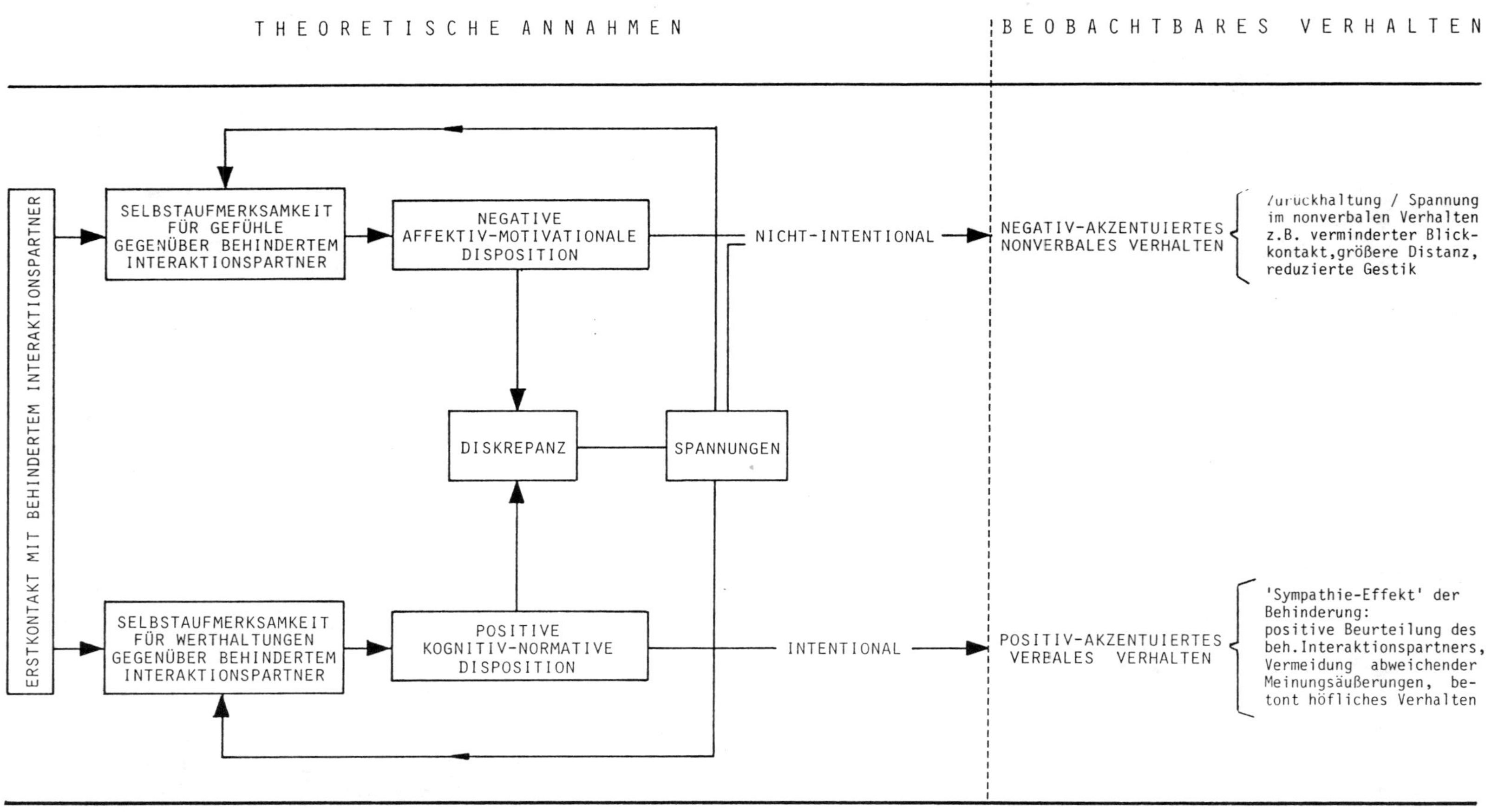

Abbildung 2.2.: SPANNUNGEN NICHTBEHINDERTER IM ERSTKONTAKT MIT BEHINDERTEN (Erläuterungen im Text)

Die erhöhte Selbstaufmerksamkeit für seine Gefühle gegenüber dem behinderten Interaktionspartner aktualisiert eine negativ gefärbte, affektiv–motivationale Disposition, die verstärkte selbstzentrierte Aufmerksamkeit für seine Werthaltungen aktualisiert eine positiv getönte, kognitiv–normative Disposition gegenüber seinem körperbehinderten Interaktionspartner. Die simultane Aktualisierung der gegensätzlichen Dispositionen äußert sich in Spannung und Unbehagen: Das Erleben negativer Affekte einerseits, bei einem gleichzeitigen, auf einer positiven, kognitiv–normativen Haltung basierenden, mehr oder weniger bewußten Bemühen andererseits, negative affektive Tendenzen nicht offenkundig werden zu lassen, sondern statt dessen ein zugewandtes und freundliches Verhalten zu zeigen, könnte für den Nichtbehinderten mit Spannungen und Befangenheit verbunden sein. Unter Umständen erhöhen Spannungen und Beklommenheit wiederum die Aufmerksamkeit für Gefühle und Werthaltungen gegenüber dem körperbehinderten Interaktionspartner.
Die negativ getönte, affektiv–motivationale Disposition wird im nicht–intentionalen Verhalten wirksam und zeigt sich in einer größeren Zurückhaltung und Spannung des nonverbalen Verhaltens. Die positive, kognitiv–normative Disposition kommt dagegen vornehmlich im intentionalen (verbalen) Verhalten des nichtbehinderten Interaktionspartners zum Ausdruck, dem möglicherweise auch ein mehr oder weniger bewußtes Bemühen zugrunde liegt, durch ein den persönlichen Wertmaßstäben entsprechendes und den internalisierten sozialen Erwartungen in besonderer Weise nachkommendes (intentionales) Verhalten Spannungen und Beklommenheit zu reduzieren.

2.1.2. Gestörte Rückmeldungsprozesse in Interaktion zwischen Nichtbehinderten und Körperbehinderten

Spannungen und Unbehagen Nichtbehinderter in Interaktionen mit sichtbar Behinderten (Körperbehinderten) wurden auf gegensätzliche Dispositionen zurückgeführt, die, möglicherweise infolge einer erhöhten Selbstaufmerksamkeit Nichtbehinderter, bei der Konfrontation mit einem behinderten Interaktionspartner aktualisiert werden. Die gegensätzlichen Dispositionen führen über intentionale bzw. nicht–intentionale Steuerungsprozesse zu einer Diskrepanz zwischen verbalen und nonverbalen Aspekten im Interaktionsverhalten Nichtbehinderter. Insofern bei diesen Überlegungen ausschließlich die Seite des nichtbehinderten Interaktionspartners berücksichtigt und die Reaktion des behinderten Interaktionspartners sowie deren Auswirkungen außer acht gelassen wurde, wird das Modell dem Prozeßcharakter sozialer Interaktionen jedoch nicht gerecht.

Die nachfolgenden Überlegungen zu den möglichen Auswirkungen eines diskrepanten Interaktionsverhaltens Nichtbehinderter in 'gemischten' Kontakten berücksichtigen den wechselseitigen Einfluß beider Interaktionspartner und tragen damit dem Prozeßcharakter der Interaktion besser Rechnung. Im Vorder grund stehen dabei die infolge eines diskrepanten Interaktionsverhaltens gestörten Rückmeldungsprozesse, die die Belastung sozialer Kontakte zwischen Behinderten und Nichtbehinderten auf einer breiteren Basis verdeutlichen und einige, vorerst noch weitgehend spekulative Hinweise auf 'Interaktionsstörungen' in 'gemischten' Interaktionen bieten sollen.

Beeinträchtigung kommunikativer Kompetenzen des nichtbehinderten Interaktionspartners. Spannungen und Unbehagen des nichtbehinderten Interaktionspartners bei einem gleichzeitigen Bemühen, negative affektive Reaktionen nicht offenkundig werden zu lassen, sich vielmehr freundlich und aufgeschlossen zu zeigen, werden seine Fähigkeiten beeinträchtigen, in der Interaktion in angemessener Weise auf seinen körperbehinderten Partner zu reagieren. Ein verstärkter Aufwand, sein eigenes Verhalten zu kontrollieren, um seinen im Kontakt mit dem Behinderten aktualisierten Werthaltungen nachzukommen und internalisierte soziale Erwartungen nicht zu verletzen, wird dazu beitragen, daß ihm in der Interaktion wichtige Signale seines körperbehinderten Interaktionspartners entgehen. Eine in diesem Sinne 'gefesselte' Aufmerksamkeit des Nichtbehinderten (vgl. dazu auch 1.2.1.) könnte die Ursache für eine unzureichende oder fehlerhafte Wahrnehmung sozialer Hinweisreize und/oder für ein unangepaßtes Reagieren sein und so den reibungslosen und spannungsfreien Ablauf der Interaktion gefährden. Somit dürfte das Wirksamwerden widersprüchlicher Dispositionen gegenüber dem behinderten Interaktionspartner mit einer Beeinträchtigung kommunikativer Fähigkeiten des nichtbehinderten Interaktionspartners einhergehen, dem es infolge einer erhöhten Beanspruchung in Interaktionen mit einem behinderten Partner weniger gut gelingt, soziale Informationen von seiten seines Gegenübers wie gewohnt aufzunehmen, zu interpretieren und/oder in angemessener Weise zu beantworten. Die dadurch gestörten Rückmeldungsprozesse in der Interaktion können als eine Grundlage für 'Interaktionsstörungen' in sozialen Kontakten zwischen Nichtbehinderten und Behinderten angesehen werden.

Widersprüchliche Informationen für den körperbehinderten Interaktionspartner. KLECK (1968) sowie HASTORF et al. (1979) folgern aus den Ergebnissen ihrer Untersuchung, daß Körperbehinderte von ihren nichtbehinderten Interaktionspartnern gewöhnlich positiv gefärbte, unrealistische Rückmeldungen über ihr Verhalten erhalten und somit über die tatsächliche Haltung ihrer nichtbehinderten Interaktionspartner häufig im Unklaren sind.
Wenn Inkonsistenzen zwischen verbalem (intentionalen) und nonverbalem (nicht–intentionalem) Verhalten für das Interaktionsverhalten Nichtbehinderter bestimmend sind, werden Behinderte in der Interaktion jedoch nicht nur mit positiven (intendierten), sondern auch mit negativen (nicht–intendierten) Rückmeldungen nichtbehinderter Interaktionspartner konfrontiert: Im verbalen Verhalten wird ihnen eine zugewandte und aufgeschlossene Haltung ihres nichtbehinderten Gegenübers signalisiert, während sie gleichzeitig nonverbale Anzeichen von Spannungen und Vermeidungstendenzen wahrnehmen. Diese wider-

sprüchlichen Informationen erschweren es dem Behinderten, aus dem Verhalten seines nichtbehinderten Interaktionspartners zuverlässige Schlüsse über seine Haltung, Motive und Absichten etc. zu ziehen.
Prinzipiell kann der Behinderte in dieser Situation entweder auf das positive (explizite) Verhalten seines nichtbehinderten Interaktionspartners eingehen oder stärker auf die negativ gefärbten, impliziten nonverbalen Signale seines Partners reagieren und einen allzu engen persönlichen Kontakt vermeiden. In jedem Fall wird der normale Regulationsmechanismus der Interaktion beeinträchtigt, da die Reaktion des Behinderten entweder mit dem intendierten (expliziten) Verhalten oder mit den nicht–intentionalen (impliziten) nonverbalen Signalen des nichtbehinderten Interaktionspartners inkonsistent ist.
Ein erster Hinweis auf mögliche Auswirkungen eines inkonsistenten Interaktionsverhaltens auf den behinderten Partner kann in den Ergebnissen von INGWELL et al. (1967) gesehen werden, die Unterschiede in der sozialen Wahrnehmung zwischen Körperbehinderten und Nichtbehinderten aufzeigen: Nach einer gemeinsamen Gruppendiskussion mit behinderten und nichtbehinderten Teilnehmern waren die Behinderten weniger gut als die Nichtbehinderten in der Lage, die gefühlsmäßigen Einstellungen der anderen Gruppenmitglieder (besonders aber der der nichtbehinderten Gruppenmitglieder) ihnen gegenüber einzuschätzen. Möglicherweise hat ein inkonsistentes Verhalten der nichtbehinderten es den behinderten Gruppenmitgliedern erschwert, zuverlässige und angemessene Rückschlüsse aus deren Verhalten zu ziehen.

Diskrepantes Interaktionsverhalten körperbehinderter Interaktionspartner. Während sich die bisher vorgestellten Untersuchungen auf das Interaktionsverhalten Nichtbehinderter in Abhängigkeit von der Behinderung des Interaktionspartners konzentrierten, liegt zum Interaktionsverhalten Behinderter bisher lediglich eine experimentelle Untersuchung vor. COMER & PILIAVIN (1972) gingen der Frage nach, ob auch das Verhalten Körperbehinderter durch die Behinderung (versus Nichtbehinderung) des Interaktionspartners beeinflußt wird. Die Autoren wiederholten das Experiment von KLECK (1968; vgl. 1.4.3.2.), jedoch mit körperbehinderten Versuchspersonen, die in der Experimentalgruppe von einem nichtbehinderten und in der Kontrollgruppe von einem körperbehinderten Konföderierten (Rollstuhlfahrer) interviewt wurden. Die körperbehinderten Vpn zeigen gegenüber dem nichtbehinderten Gesprächspartner ein ähnliches Verhaltensmuster wie die nichtbehinderten Vpn gegenüber dem körperbehinderten Interviewer im KLECK–Experiment: Die körperbehinderten Vpn (Rollstuhlfahrer) antworteten auf die Fragen des nichtbehinderten Interviewers kürzer, zeigten eine geringere motorische Aktivität, lächelten seltener und hatten weniger Blickkontakt mit dem nichtbehinderten Interviewer als die körperbehinderten Vpn im Gespräch mit dem ebenfalls körperbehinderten Interviewer. Gleichzeitig fanden sich Anhaltspunkte dafür, daß die körperbehinderten Vpn ihre im Gespräch geäußerten Ansichten den stereotypen Erwartungen Nichtbehinderter anpassen: Die körperbehinderten Vpn betonten gegenüber dem nichtbehinderten Interviewer stärker die Bedeutung von 'Religion' und legten weniger Wert auf 'Sport' und 'gutes Aussehen' im Vergleich zu den körperbehinderten Vpn, die von einem Rollstuhlfahrer interviewt wurden.

Wenngleich gezielte und weitergehende Untersuchungen zum Interaktionsverhalten Behinderter derzeit noch ausstehen, bieten die Ergebnisse von COMER & PILIAVIN (1972) doch einen ersten Anhaltspunkt für die Vermutung, daß auch das Verhalten Behinderter in 'gemischten' Interaktionen, ebenso wie das der nichtbehinderten Interaktionspartner, durch eine Diskrepanz zwischen verbalen und nonverbalen Verhaltensaspekten geprägt ist: In Interaktionen mit Nichtbehinderten zeigen Körperbehinderte in ihrem nonverbalen Verhalten Vermeidungstendenzen und Anzeichen von Spannungen, während sie sich in ihren verbalen Selbstdarstellungen gegenüber einem nichtbehinderten Interaktionspartner möglicherweise verstärkt bemühen, den vermeintlichen Erwartungshaltungen ihres nichtbehinderten Gegenübers nachzukommen, um dadurch Spannungen und Unbehagen zu reduzieren.
Nonverbale Vermeidungstendenzen konnten vereinzelt auch im Verhalten behinderter Kinder gegenüber Nichtbehinderten aufgezeigt werden. So fanden beispielsweise MALLENBY & MALLENBY (1975) in einer experimentellen Studie und JONES (1985) in einer Felduntersuchung, daß gehörgeschädigte Kinder zu Nichtbehinderten eine größere räumliche Distanz wählen als nichtbehinderte Kinder (vgl. auch LEVY–SHIFF & HOFFMAN 1985).

Sich–selbst–erfüllende Prophezeiungen. Die Analyse sozialer Interaktionen zwischen Nichtbehinderten und Behinderten sollte jedoch nicht bei der isolierten Betrachtung des Verhaltens eines der beiden Partner stehenbleiben, sondern darüber hinausgehend dem wechselseitigen Einfuß der Interaktionspartner Rechnung tragen. Mit der Beschreibung der Interaktion unter dem Aspekt einer 'Sich–selbst–erfüllenden Prophezeiung' (Self–Fullfilling–Prophecy; vgl. SNYDER 1984) rückt die wechselseitige Beeinflussung der Interaktionspartner ins Blickfeld. Der Prozeß einer 'Sich–selbst–erfüllenden Prophezeiung' beinhaltet, daß ein mit bestimmten, oftmals stereotypen Erwartungshaltungen einhergehendes Verhalten eines Interaktionspartners das Verhalten des anderen Partners so beeinflußt, daß die ursprünglichen Erwartungen des ersten Interaktionspartners bestätigt werden. Ein derartiger Prozeß einer 'Sich–selbst–erfüllenden Prophezeiung' könnte möglicherweise entscheidend zur Aufrechterhaltung von Interaktionsspannungen zwischen Nichtbehinderten und Behinderten beitragen und einer Normalisierung 'gemischter' sozialer Kontakte entgegenstehen.
Der Prozeß einer 'Sich–selbst–erfüllenden Prophezeiung' wird eindrucksvoll durch ein Experiment von SNYDER et al. (1977) veranschaulicht: Vor der Unterhaltung mit einer weiblichen Versuchsteilnehmerin erhielten die männlichen Vpn ein Foto ihrer vermeintlichen Gesprächspartnerin, auf dem entweder eine attraktive (Experimentalgruppe) oder eine unattraktive Partnerin (Kontrollgruppe) zu sehen war. Anschließend sollten sich die Partner über ein 'Telephongespräch' näher kennenlernen. Die Beurteilung des auf Tonband aufgezeichneten verbalen Verhaltens der weiblichen Vpn durch unabhängige Rater zeigte, daß sich die Gesprächspartnerinnen in der Interaktion mit den männ-

lichen Vpn der Experimentalgruppe, die eine attraktive Partnerin erwarteten, tatsächlich 'positiver' (freundlicher, aufgeschlossener, umgänglicher etc.) verhielten als die Teilnehmerinnen, deren männliche Partner der Ansicht waren, sich mit einer unattraktiven Partnerin zu unterhalten.
Das Ergebnis des Experiments zeigt Unterschiede im Verhalten der weiblichen Gesprächspartnerinnen, die mit den (experimentell manipulierten) Erwartungen ihrer männlichen Interaktionspartner übereinstimmten, so daß dadurch die ursprünglichen Erwartungshaltungen möglicherweise bestätigt werden konnten (behavioral confirmation; vgl. auch SNYDER & SWANN 1978). Das Gesprächsverhalten der männlichen Interaktionspartner, das anscheinend entscheidend von der Vorstellung, sich mit einer attraktiven bzw. unattraktiven Partnerin zu unterhalten, geprägt war, beeinflußte dabei das Verhalten ihrer weiblichen Gesprächspartnerinnen so, daß sich die männlichen Interaktionspartner in ihren unzutreffenden, weil zufällig manipulierten Erwartungen bestätigt sehen konnten. Dabei ist davon auszugehen, daß Erwartungen und Einstellungen in nonverbalen (im SNYDER et al. – Experiment: in paraverbalen) Verhaltensaspekten wirksam werden, auf die der Interaktionspartner im Sinne der Erwartung reagiert.
Bei der Frage, auf welche Weise Erwartungen und Einstellungen dem Gegenüber vermittelt und wiederum in seinem Verhalten wirksam werden, kommt also dem nonverbalen Verhalten eine entscheidende Bedeutung zu. Die Rolle eines negativ akzentuierten nonverbalen Verhaltens im Prozeß einer 'Sich-selbst-erfüllenden Prophezeiung' veranschaulichten WORD et al. (1974) in zwei aufeinander bezogenen Experimenten: In einem Rollenspiel hatten 14 weiße Vpn mit einem weißen oder einem schwarzen Stellenbewerber ein Bewerbungsgespräch zu führen. Im Gespräch mit dem schwarzen Bewerber (ein Konföderierter des Versuchsleiters) zeigten die Vpn eine höhere Sprechfehlerquote, brachen das Gespräch früher ab und zeigten in ihrem nonverbalen Verhalten einen geringeren Grad an 'Unmittelbarkeit' (Immediacy; vgl. MEHRABIAN 1972) als im Interview mit einem weißen Stellenbewerber. Um die Auswirkungen dieser nonverbalen Verhaltensmuster auf den Interaktionspartner zu demonstrieren, wurden in einem zweiten Experiment (weiße) Vpn in der Rolle als Stellenbewerber von (weißen) Konföderierten interviewt, die nun das (positive oder negative) nonverbale Verhaltensmuster der naiven Vpn des ersten Experiments reproduzierten. Die Vpn, gegenüber denen sich der konföderierte Interviewer ähnlich verhielt wie die Vpn im ersten Experiment gegenüber dem schwarzen Stellenbewerber (größere Distanz, größere Sprechfehlerquote, kürzere Sprechdauer), wurden von Beurteilern in ihrer Leistung und in ihrem Auftreten während des Interviews ungünstiger beurteilt, machten mehr Sprechfehler und wählten während des Gesprächs eine größere Distanz zum Interviewer als die Vpn, die von einem zugewandten Interviewer befragt wurden.
Die Ergebnisse von WORD et al. (1974) lassen sich im Sinne einer 'Sich-selbst-erfüllenden Prophezeiung' interpretieren, die durch das nonverbale Verhalten der Interaktionspartner vermittelt wird: Das 'distanzierte' nonverbale Verhalten der Interviewer im zweiten Experiment führt dazu, daß sich die Interviewpartner tatsächlich 'ungünstiger' (möglicherweise nervöser, weniger

sicher etc.) verhielten und damit die ursprünglichen Einstellungen und Erwartungen des Interviewers 'bestätigten'.
Daß auch behinderte Interaktionspartner durch ihr Verhalten gegenüber Nichtbehinderten Prozesse im Sinne einer 'Sich-selbst-erfüllenden Prophezeiung' auslösen, lassen die Untersuchungsergebnisse von FARINA et al. (1968a) vermuten. Die Vpn wurden zu der Überzeugung gebracht, daß ihr Partner, eine ebenfalls am Experiment teilnehmende Vp, über diskreditierende Informationen über sie verfüge (die er jedoch tatsächlich nicht besaß). Dazu wurden die Vpn gebeten, fiktive autobiographische Beschreibungen über sich aufzuschreiben, die angeblich dem Interaktionspartner übermittelt werden sollten. In den Experimentalbedingungen hatte sich die Vp entweder als ein ehemaliger Psychiatriepatient oder als ein Homosexueller vorzustellen, in der Kontrollbedingung beschrieben sich die Vpn als typische Collegestudenten ohne diskreditierende Informationen. Die zweite Vp erhielt jedoch tatsächlich immer die gleiche, neutrale und nicht-stigmatisierende Information über ihren Partner (die erste Vp). Somit wurde lediglich die Überzeugung der ersten Vp manipuliert, sie werde vom Interaktionspartner entweder als ein ehemaliger Psychiatriepatient, als ein Homosexueller oder ein normaler Collegestudent wahrgenommen. In einer anschließenden Interaktion wurden nonverbale Verhaltensaspekte der zweiten Vp erfaßt. Es zeigte sich, daß die Vpn im Gespräch mit den Interaktionspartnern, die glaubten, ihr Partner verfüge über diskriminierende Informationen über sie, weniger lang sprachen und weniger häufig Konversationen initiierten als die Vpn, die sich mit einem Partner der Kontrollgruppe unterhielten.
Dieses Ergebnis (vgl. auch KLECK & STRENTA 1980; STRENTA & KLECK 1984) verdeutlicht einen Prozeß einer 'Sich-selbst-erfüllenden Prophezeiung', der über nonverbale Verhaltenskanäle vermittelt wurde: Die Annahme, der Interaktionspartner verfüge über diskreditierende Informationen, ist möglicherweise mit einem negativ akzentuierten nonverbalen Verhalten während der Interaktion verbunden (z.B. vermehrte Anzeichen von Spannungen und Unbehagen, stärkere Kontrolle und Zurückhaltung), was dazu führt, daß sich der Interaktionspartner, der ja tatsächlich keine negativen Informationen über seinen Partner besitzt, ebenfalls zurückhaltend verhält und Anzeichen von Spannungen zeigt. Dadurch kann die ursprüngliche, unzutreffende Annahme des Interaktionspartners bestätigt und sein negativ akzentuiertes nonverbales Verhalten in der Interaktion 'validiert' werden.
Wenngleich einschlägige empirische Ergebnisse derzeit noch fehlen, eröffnet die Übertragung dieses Ansatzes auf Interaktionen zwischen Nichtbehinderten und Körperbehinderten dennoch einige neue und für eine weitergehende Analyse vielversprechende Perspektiven. So könnten Prozesse einer 'Sich-selbst-erfüllenden Prophezeiung' einen raschen Abbau von Spannungen und Unbehagen in 'gemischten' Interaktionen verhindern und so zu einer Aufrechterhaltung und Verfestigung von Interaktionsspannungen zwischen Nichtbehinderten und Behinderten beitragen:

Ein mit der Aktualisierung gegensätzlicher Dispositionen gegenüber dem körperbehinderten Interaktionspartner einhergehendes negativ akzentuiertes nonverbales und positiv akzentuiertes verbales Verhalten des Nichtbehinderten wird vom behinderten Interaktionspartner reziprok erwidert, der seinerseits ebenfalls Spannungen und Vermeidungstendenzen im nonverbalen (nicht–intentionalen) Verhalten zeigt, sich aber auf verbaler (intentionaler) Ebene um ein freundliches und aufgeschlossenes Verhalten bemüht. Durch diese Diskrepanz zwischen verbalen und nonverbalen Verhaltensaspekten des körperbehinderten Gegenübers (vgl. COMER & PILIAVIN 1972) werden wiederum beim nichtbehinderten Interaktionspartner, möglicherweise infolge einer erhöhten Selbstaufmerksamkeit, negative affektive Tendenzen (Spannungen, Vermeidungstendenzen) sowie Werthaltungen und internalisierte soziale Erwartungen verstärkt. Dadurch können die ursprünglichen Dispositionen und die damit einhergehenden Erwartungen des Nichtbehinderten 'validiert' und verfestigt werden. Nach diesen Überlegungen kann in der reziproken Erwiderung des verbalen und nonverbalen Verhaltens eine entscheidende Bedingung für die Aufrechterhaltung von Interaktionsspannungen zwischen Nichtbehinderten und Körperbehinderten gesehen werden.

2.1.3. Die Intimität des Kontaktes

Ein negativ akzentuiertes nonverbales (nicht–intentionales) und ein positiv akzentuiertes verbales (intentionales) Verhalten Nichtbehinderter in 'gemischten' Interaktionen läßt auf gegensätzliche Dispositionen Nichtbehinderter gegenüber einem körperbehinderten Interaktionspartner schließen, die zu Spannungen und Unbehagen führen. Nach den im Abschnitt 2.1.1. dargelegten Überlegungen ist das Ausmaß von Spannungen und Unbehagen nichtbehinderter Interaktionspartner entscheidend davon abhängig, ob und in welchem Maße die Begegnung mit dem Körperbehinderten die widersprüchlichen Dispositionen des Nichtbehinderten aktualisert. Bedingungen, die die gegensätzlichen Dispositionen gegenüber dem behinderten Interaktionspartner aktualisieren bzw. auffällig werden lassen, sollten Spannungen und Unbehagen beim Nichtbehinderten hervorrufen und sich in einer Diskrepanz zwischen dem verbalen und nonverbalen Verhalten zeigen.

Ob und in welchem Ausmaß gegensätzliche Dispositionen gegenüber dem behinderten Interaktionspartner aktualisiert werden, könnte entscheidend von der Intimität des Kontaktes abhängig sein. Hinweise aus verschiedenen Bereichen lassen einen Einfluß der Enge bzw. Intimität des sozialen Kontaktes auf Einstellungen und Verhalten Nichtbehinderter gegenüber Behinderten erkennen.

So ist die über soziale Distanzskalen verbal erfaßte Bereitschaft, Behinderte zu akzeptieren, entscheidend von der Enge der sozialen Beziehung abhängig. Zahlreiche Untersuchungen zeigen übereinstimmend, daß vor allem enge, persönliche Beziehungen zu Körperbehinderten (z.B. Heirat, Partnerschaft, Freundschaft) abgelehnt werden, während vergleichsweise unverbindliche soziale Kontakte zu Körperbehinderten (z.B. als Nachbar, als Arbeitskollege) von Nichtbehinderten eher akzeptiert werden (SHEARS & JENSEMA 1969; TRINGO 1970; SEIFERT & STANGL 1981; ALBRECHT et al. 1982; SEIFERT 1984). Nach SEIFERT (1984) verdeutlichen die Ergebnisse zur sozialen Distanz gegenüber Behinderten vor allem, "daß negative und distanzierende Einstellungen gegenüber Behinderten erst im privaten Bereich bei näherem, persönlichen Kontakt voll zur Geltung kommen..." (SEIFERT 1984, S. 101).

Auch in den von ESSER (1975) untersuchten Einstellungen nichtbehinderter Schulkinder gegenüber ihren körperbehinderten Mitschülern wird deutlich, daß Spannungen und Vermeidungstendenzen vor allem in engen, persönlichen Kontakten und weniger in unverbindlichen Begegnungssituationen mit Körperbehinderten wirksam werden. In der Zusammenfassung seiner Befunde betont der Autor, daß "die Zuwendungsbereitschaft in den Meinungsäußerungen in dem Maße abnimmt, wie mit der Zuwendung persönliche Verpflichtungen verbunden sind" (ESSER 1975, S. 118).

Aber nicht nur die verbale Akzeptierungs- und Zuwendungsbereitschaft ist von der Enge des Kontaktes abhängig, auch im offenen Verhalten gegenüber Körperbehinderten finden sich vermehrte Vermeidungstendenzen, wenn ein persönlicher Kontakt erwartet wird. Dies verdeutlichen Untersuchungen zur forcierten Einwilligung (forced Compliance): In einem als Marktforschungserhebung getarnten Feldexperiment untersuchten DOOB & ECKER (1970) die Bereitschaft von Hausfrauen, der Bitte einer behinderten oder nichtbehinderten Bittstellerin nachzukommen. Wenn um das Ausfüllen und Zurücksenden eines Fragebogens gebeten wurde und ein persönlicher Kontakt zur Bittstellerin nicht weiter erforderlich war, erhielt die Behinderte (Sehbehinderung simuliert durch eine Augenklappe) mehr Zusagen als die Nichtbehinderte. Beinhaltete die Bitte jedoch ein persönliches Interview mit der (behinderten oder nichtbehinderten) Bittstellerin, unterschied sich die Einwilligungsrate nicht in Abhängigkeit vom Äußeren der Bittstellerin. Mit einem gegenüber der DOOB & ECKER (1970)-Untersuchung modifiziertem Vorgehen erzielten SOBLE & STRICKLAND (1974) vergleichbare Ergebnisse: Eine körperbehinderte erhielt gleich viele Zusagen wie eine nichtbehinderte Bittstellerin, wenn die Hausfrauen um einen Termin für ein Interview mit einer anderen (nicht auffälligen) Interviewerin gebeten wurden. Erwarteten die Befragten dagegen ein Interview mit der Bittstellerin selbst, gaben sie der behinderten weniger häufig ihre Einwilligung als der nichtbehinderten Konföderierten.

Diese Untersuchungen zeigen, daß die Erwartung eines persönlichen Gespräches mit einem Behinderten Vermeidungstendenzen Nichtbehinderter hervorruft, während andererseits in Situationen, die keinen persönlichen Kontakt erwarten lassen, Behinderte im Vergleich zu Nichtbehinderten bevorzugt (DOOB & ECKER 1970) oder zumindestens nicht benachteiligt (SOBLE & STRICKLAND 1974) werden. Möglicherweise ist eine persönliche Begegnung, mehr als ein unverbindlicher Kontakt mit einem Behinderten für den Nichtbehinderten mit Spannungen und Unsicherheit verbunden und verstärkt Tendenzen, diesen aversiven Zustand zu vermeiden, vorausgesetzt, dem Nichtbehinderten steht die Möglichkeit offen, ohne Verletzung normativer Erwartungen die Interaktion abzubrechen oder zu vermeiden.

Anders als in den Untersuchungen von DOOB & ECKER (1970) und SOBLE & STRICKLAND (1974), in denen die Einwilligung Nichtbehinderter zu einem zukünftigen Kontakt mit einer behinderten Konföderierten erfragt wurde, steht dem Nichtbehinderten die Möglichkeit, ohne eine offensichtliche Verletzung sozialer Normen eine bereits bestehende, aktuelle Interaktion mit einem Behinderten frühzeitig abzubrechen oder ganz zu vermeiden, nicht oder nur selten zur Verfügung. Sofern der nichtbehinderte Interaktionspartner sich der Situation nicht entziehen kann, könnte die Intimität des Kontaktes ein entscheidender Bedingungskomplex sein, der eine Aktualisierung der gegensätzlichen Dispositionen des Nichtbehinderten hervorruft, besonders dann, wenn vom behinderten Interaktionspartner selbst die Anstrengungen ausgehen, die Beziehung zum nichtbehinderten Gegenüber persönlicher zu gestalten. Ein auf einen engen, persönlichen Kontakt hin ausgerichtetes Interaktionsverhalten des Körperbehinderten während einer erstmaligen Begegnung sollte infolge der Salienz affektiv getönter Hinweisreize die Selbstaufmerksamkeit des Nichtbehinderten für seine Gefühle gegenüber dem behinderten Interaktionspartner erhöhen. Angesichts des wahrgenommenen Bemühens seines körperbehinderten Gegenübers, im Gespräch einen persönlichen Kontakt herzustellen, wird der nichtbehinderte Interaktionspartner seine Aufmerksamkeit verstärkt auf seine affektive Befindlichkeit und im besonderen auf Emotionen richten, die sein Gegenüber auslöst.

Darüberhinaus stellt das wahrgenommene Bestreben seines behinderten Interaktionspartners, einen persönlichen Gesprächskontakt herzustellen, den Nichtbehinderten vor die Notwendigkeit, auf die erkennbare Intention seines Gegenübers zu reagieren. Damit werden in dieser Situation soziale Normen auffällig, die eine offene Zurückweisung und Ablehnung eines freundlichen und zugewandten Partners (und im besonderen eines behinderten Partners) verbieten, statt dessen vom Nichtbehinderten ein entsprechendes Eingehen auf das Kontaktangebot und eine Erwiderung des zugewandten Verhaltens seines Gegenübers fordern.

So zeigen auch einige experimentelle Untersuchungen, daß eine verstärkte Zuwendung eines Partners, die in der Interaktion in nonverbalen Verhaltensweisen zum Ausdruck kommt (z.B. häufiges Anlächeln, zustimmendes Kopfnicken, vermehrter Blickkontakt) vom Gegenüber erwidert wird (ROSENFELD 1967; JOURARD & FRIEDMAN 1970; BREED 1972; IMADA & HAKEL 1977). Die Erwiderung eines die Intimität des Kontaktes fördernden verbalen Verhaltens verdeutlichen Untersuchungen, nach denen ein hohes Ausmaß der Selbstöffnung (Self–Disclosure) den Interaktionspartner veranlaßt, ebenfalls persönliche Informationen im Gespräch offenzulegen (vgl. COZBY 1973; ARCHER 1979; KLEINKE 1979).

GOULDNER (1960) sieht in der Erwiderung eines freundlichen und zugewandten Verhaltens ein normativ gefordertes, allgemeines Prinzip sozialer Beziehungen (vgl. auch ROSENFELD 1967). Andere Autoren (z.B. WORTHY et al. 1969; BREED 1972) verweisen auf austauschtheoretische Erklärungsansätze: Demnach fühlen sich Interaktionspartner in der Interaktion mit einem freundlichen und entgegenkommenden Partner verpflichtet, die angenehm empfundene Zuwendung ihres Gegenübers zu erwidern.
Nach diesen Überlegungen, die in Abbildung 2.3. schematisch zusammengefaßt sind, sollte die Konfrontation mit einem körperbehinderten Interaktionspartner, der sich in seinem Verhalten erkennbar bestrebt zeigt, den Gesprächskontakt zum Gegenüber zu intensivieren und damit einen engen, persönlichen Kontakt herzustellen, die Selbstaufmerksamkeit des Nichtbehinderten sowohl für seine Gefühle als auch für seine Werthaltungen gegenüber dem körperbehinderten Partner erhöhen. Infolge der Zentrierung der Aufmerksamkeit auf seine Gefühle und Werthaltungen wird eine negativ gefärbte, affektiv—motivationale und eine positive, kognitiv—normative Disposition des Nichtbehinderten aktualisiert. (*Abb.2.3.) Die negativ getönte, affektiv—motivationale Disposition wird in nicht—intentionalen Verhaltensaspekten wirksam und kommt auf nonverbaler Verhaltensebene in einer größeren Zurückhaltung und Spannung zum Ausdruck. Diese Reserviertheit und Meidungstendenz im nonverbalen Verhalten (z.B. weniger Blickkontakt, reduzierte Gestik, größere räumliche Distanz zum Partner) verringert in kompensatorischer Weise die Intimität des Kontaktes. Die positive, kognitiv—normative Disposition gegenüber dem körperbehinderten Interaktionspartner wird über intentionale Steuerungsprozesse verhaltenswirksam und zeigt sich in einem freundlichen, zugewandten und rücksichtsvollen verbalen (intendierten) Verhalten gegenüber dem behinderten Interaktionspartner, dem auch ein mehr oder weniger bewußtes Bemühen des Nichtbehinderten zugrunde liegen könnte, durch ein normenkonformes, mit den eigenen Werthaltungen konsistentes Verhalten seine Spannung und Unsicherheit zu reduzieren.
Während die Konfrontation mit einem behinderten Interaktionspartner, der durch sein Verhalten die Intimität des Kontaktes forciert, die Selbstaufmerksamkeit des Nichtbehinderten auf seine Gefühle und normativen Standards gegenüber dem behinderten Partner lenkt, wird in einer unverbindlichen Begegnung, in der der Behinderte kein Interesse erkennen läßt, den Gesprächskontakt zu intensivieren, die Aufmerksamkeit des Nichtbehinderten nicht in besonderem Maße auf seine Gefühle und normativen Wertvorstellungen gelenkt. Somit sollten gegensätzliche Dispositionen Nichtbehinderter in einer unverbindlichen Begegnungssituation nicht (oder in geringem Maße) aktualisiert und dementsprechend nicht (oder weniger stark) verhaltenswirksam werden.

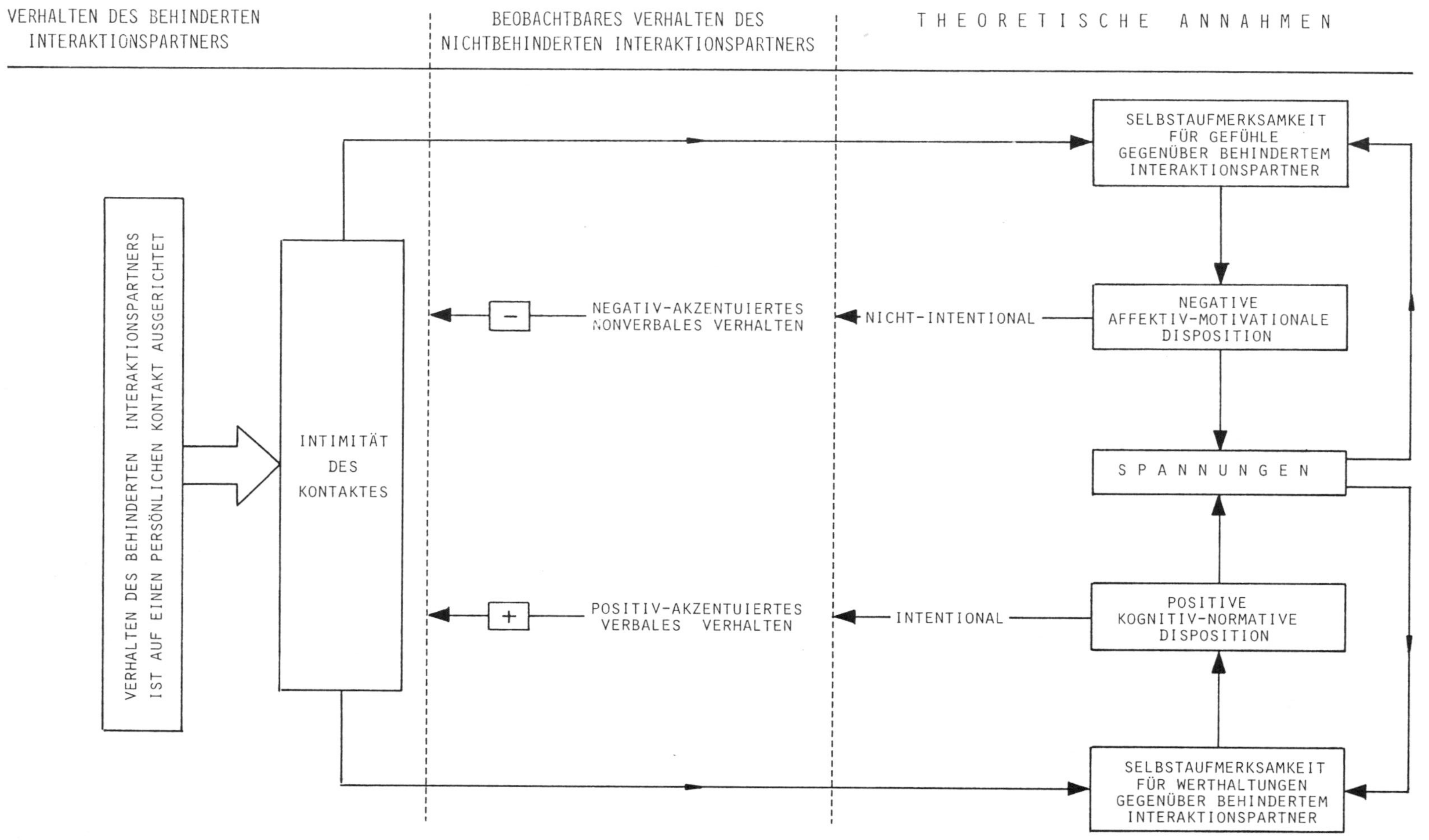

Abbildung 2.3.: SPANNUNGEN NICHTBEHINDERTER IM INTIMEN ERSTKONTAKT MIT BEHINDERTEN (Erläuterungen im Text)

2.1.3.1. Die Stigma – Nähe – Hypothese

Mit der in den folgenden Kapiteln vorgestellten Untersuchung soll der Einfluß der Körperbehinderung eines Interaktionspartners auf das verbale und nonverbale Verhalten nichtbehinderter Interaktionspartner überprüft werden. Als ein bedeutsamer Bedingungskomplex für die Auswirkungen einer sichtbaren Behinderung (Körperbehinderung) wird dabei das affiliative Interaktionsverhalten des Behinderten angesehen.
Anknüpfend an die vorausgegangenen theoretischen Überlegungen wird ein Einfluß der Körperbehinderung auf das verbale und nonverbale Verhalten nichtbehinderter Interaktionspartner erwartet, wenn sich der behinderte Interaktionspartner in der Interaktion um einen persönlichen Kontakt zum Gegenüber bemüht. Dagegen sollte sich die sichtbare Behinderung eines Interaktionspartners, der in seinem Verhalten kein Interesse an einem persönlichen Gesprächskontakt erkennen läßt, nicht (oder weniger) auf das Interaktionsverhalten seines nichtbehinderten Gegenübers auswirken.
Ausgangspunkt der Hypothese ist die Annahme, daß ein körperbehinderter Interaktionspartner, der durch sein Verhalten die Intimität der Interaktion forciert und damit seinem Gegenüber sein Interesse an einem persönlichen Kontakt zu erkennen gibt, eine erhöhte Selbstaufmerksamkeit des nichtbehinderten Interaktionspartners für seine Gefühle und Werthaltungen gegenüber dem körperbehinderten Partner hervorruft und damit beim Nichtbehinderten gegensätzliche Dispositionen wirksam werden läßt. Die Aktualisierung einer positiven, kognitiv – normativen und einer negativ gefärbten, affektiv – motivationalen Disposition gegenüber dem körperbehinderten Interaktionspartner kommt im intentionalen (verbalen) und nicht – intentionalen (nonverbalen) Verhalten des Nichtbehinderten in unterschiedlichem Ausmaß zum Ausdruck und führt zu einer Diskrepanz zwischen einem positiv akzentuierten verbalen und einem negativ akzentuierten nonverbalen Verhalten.
Ein Vergleich des Interaktionsverhaltens nichtbehinderter Versuchspersonen in Interaktion mit einem körperbehinderten mit ihrem Verhalten in Interaktion mit einem nichtbehinderten (konföderierten) Interaktionspartner sollte diese Diskrepanz verdeutlichen. Erwartet wird, daß gegenüber einem körperbehinderten Interaktionspartner, der sich um einen persönlichen Kontakt bemüht zeigt, das verbale Verhalten Nichtbehinderter positiver (im Sinne einer günstigeren Beurteilung des Partners und des Gesprächsverlaufs) und das nonverbale Verhalten negativer (im Sinne einer geringeren Zuwendung, größeren Zurückhaltung und Spannung) ist als in Interaktionen mit einem, ebenfalls einen persönlichen Gesprächskontakt anstrebenden nichtbehinderten Interaktionspartner.

Dagegen wird die Konfrontation mit einem körperbehinderten Interaktionspartner, der in seinem Verhalten kein Bestreben nach einem engen, persönlichen Gesprächskontakt zeigt, die Selbstaufmerksamkeit des nichtbehinderten Gegenübers nicht in besonderem Maße auf seine Gefühle und Werhaltungen lenken, so daß gegensätzliche Dispositionen gegenüber dem körperbehinderten Interaktionspartner nicht (oder weniger) verhaltenswirksam werden. Dementsprechend wird sich das (verbale und nonverbale) Verhalten nichtbehinderter Versuchspersonen gegenüber einem Körperbehinderten nicht (oder nur geringfügig) von ihrem Verhalten gegenüber einem nichtbehinderten Interaktionspartner unterscheiden, wenn der (behinderte und nichtbehinderte) Interaktionspartner kein Bestreben erkennen läßt, einen persönlichen Gesprächskontakt herzustellen.

2.1.4. Die Psychische Nähe der Interaktion

Zur Überprüfung der 'Stigma–Nähe'–Hypothese (vgl. 2.1.3.1.) soll das Interaktionsverhalten Nichtbehinderter gegenüber einem körperbehinderten und einem nichtbehinderten (konföderierten) Interaktionspartner verglichen werden, der durch sein Verhalten in der Interaktion entweder (in der Experimentalbedingung) den Wunsch nach einem engen, persönlichen Kontakt zum Ausdruck bringt oder aber (in der Kontrollbedingung) kein Bemühen um eine Intensivierung des Gesprächskontaktes erkennen läßt. Die Absicht, im Rahmen einer experimentellen Untersuchung das Interaktionsverhalten eines konföderierten Interaktionspartners so zu variieren, daß für seinen Partner entweder das Bemühen um einen engen, persönlichen Kontakt oder das Bestreben deutlich wird, einen unverbindlichen und unpersönlichen Gesprächskontakt aufrecht zu erhalten, wirft, unabhängig von den Auswirkungen der Körperbehinderung, die allgemeine Frage nach dem wechselseitigen Einfluß der Partner in einer (dyadischen) Interaktion auf.
Anknüpfend an empirische Untersuchungen und theoretische Modellvorstellungen wird somit im folgenden die der experimentellen Variation des Interaktionsverhaltens zugrunde liegende Konzeption entwickelt und die allgemeine Hypothese zum Einfluß des Interaktionsverhaltens vorgestellt.

Psychische Nähe. In alltäglichen sozialen Interaktionen kommt das Bemühen eines Interaktionspartners, einen engen persönlichen Kontakt zu seinem Gegenüber herzustellen, in einem komplexen Muster verbaler und nonverbaler Verhaltensweisen zum Ausdruck, die dem Gegenüber das Interesse an einer Intensivierung der Beziehung signalisieren. So wird beispielsweise ein Gesprächspartner, der ein persönliches Gespräch anstrebt, vermehrt über persönlich–intime Themen sprechen und sich auch in seinem nonverbalen Verhalten dem Partner stärker zuwenden (z.B. durch ein häufigeres Anblicken des Partners, durch eine zugewandte Körperhaltung, durch eine freundliche Mimik etc.) als ein Gesprächspartner, der keinen persönlichen Kontakt mit seinem Gegenüber sucht, sondern stattdessen bestrebt ist, einen unverbindlichen und unpersönlichen Gesprächskontakt aufrechtzuerhalten.
Zur Konzeption eines Interaktionsverhaltens, das die Intention erkennen läßt, einen engen persönlichen Kontakt zum Gegenüber herzustellen und vom Partner im Sinne dieser Intention wahrgenommen bzw. decodiert wird, können Konzep-

te zum nonverbalen Verhalten aufgegriffen werden, die verschiedene nonverbale Verhaltenskomponenten unter einem funktionalen Gesichtspunkt gruppieren. Auf der Grundlage ihrer Funktion, die affektive Beziehung zwischen den Interaktionspartnern zu regulieren, werden im Rahmen dieser Konstrukte diejenigen nonverbalen Verhaltenskomponenten zusammengefaßt, die einerseits die affektive Einstellung zum Interaktionspartner anzeigen (indikativer Aspekt) und andererseits vom Gegenüber als Ausdruck der affektiven Einstellung interpretiert werden (kommunikativer Aspekt). Im Sinne dieser Funktion trägt das nonverbale Verhalten dazu bei, den Wunsch nach Nähe und Intimität (Affiliationsmotivation) auszudrücken und den Grad der Intimität zwischen Interaktionspartnern 'auszuhandeln' und wechselseitig aufeinander abzustimmen.
Nach ARGYLE & DEAN (1965, vgl. auch ARGYLE 1973) tragen verschiedene nonverbale Verhaltenskomponenten zum Grad der 'Intimität' (Intimacy) zwischen den Interaktionspartnern bei. So zeigen ein geringer räumlicher Abstand und ein vermehrter Blickkontakt zwischen den Interaktionspartnern, ein häufiges Anlächeln und ein persönliches Gesprächsthema einen hohen Grad an 'Intimität' der Interaktion an. In analoger Weise unterscheidet MEHRABIAN (1969, 1972) das nonverbale Interaktionsverhalten nach dem Grad der 'Unmittelbarkeit' (Immediacy). Ein hohes Ausmaß an 'Unmittelbarkeit' kommt unter anderem in einer geringen räumlichen Distanz zum Interaktionspartner, in einer vermehrten visuellen Zuwendung, in einer dem Gegenüber zugewandten Körperhaltung und in einem gelegentlichen Berühren des Partners zum Ausdruck. PATTERSON (1983) faßt eine ähnliche Liste nonverbaler Verhaltenskomponenten in dem breit angelegten Konstrukt des 'nonverbalen Engagements' (Nonverbal Involvement) zusammen, das in der Interaktion verschiedenen Funktionen dient. Eine wichtige Funktion den 'nonverbalen Engagements' wird darin gesehen, die affektive Einstellung zum Interaktionspartner auszudrücken und die 'Nähe' zwischen den Interaktionspartnern zu regulieren.
Für die Konzeption des Interaktionsverhaltens des (behinderten bzw. nichtbehinderten) Interaktionspartners wurde die funktionale Klassifikation der nonverbalen Verhaltenskomponenten im Rahmen der vorliegenden Konstrukte 'Intimacy' (ARGYLE & DEAN 1965), 'Immediacy' (MEHRABIAN 1969, 1972) und 'Nonverbal Involvement' (PATTERSON 1983) aufgegriffen und durch verbale Verhaltensaspekte erweitert. Im Hinblick auf die Integration des verbalen Verhaltens wird angenommen, daß die Intention, einen persönlichen Kontakt zum Gegenüber herzustellen, auf verbaler Ebene darin ersichtlich ist, daß sich der Interaktionspartner im Gespräch öffnet und seinem Partner persönlich-intime Informationen über sich mitteilt (vgl. ALTMAN & TAYLOR 1973). Die Selbstöffnung des Interaktionspartners (Self-Disclosure) zeigt im allgemeinen eine positive Einstellung gegenüber dem Partner an und wird vom Gegenüber in der Regel im Sinne des Wunsches nach einem persönlichen Kontakt attribuiert (vgl. TAYLOR 1979).
Zur Konzeption des Interaktionsverhaltens in dieser Untersuchung wurde der Begriff 'Psychische Nähe' gewählt. Die Dimension der 'Psychischen Nähe' soll in allgemeiner Form eine Interaktion im Hinblick auf das Ausmaß des wechselseitigen Austausches persönlich bedeutsamer und emotional getönter, positiver

Informationen zwischen den Interaktionspartnern auf verbaler und nonverbaler Verhaltensebene beschreiben. Ein hohes Ausmaß an 'Psychischer Nähe' ist auf verbaler Ebene durch eine verstärkte Selbstöffnung der Partner und auf nonverbaler Ebene durch einen vermehrten Blickkontakt, eine zugewandte Körperhaltung, eine räumliche Nähe zwischen den Interaktionspartnern etc. gekennzeichnet. Ein geringes Ausmaß 'Psychischer Nähe' entspricht demgegenüber einer geringen Intensität und einem geringen Umfang der Selbstöffnung, verbunden mit einer Reduzierung des Blickkontaktes, einer eher abgewandten Körperhaltung, einer größeren räumlichen Distanz zwischen den Interaktionspartnern etc. Im Sinne dieses Konzeptes sollte das Bemühen eines Interaktionspartners, einen engen persönlichen Kontakt zum Gegenüber (d.h. ein hohes Ausmaß 'Psychischer Nähe' in der Interaktion) herzustellen, im verbalen Verhalten durch Selbstöffnung (Self-Disclosure) sowie durch ein zugewandtes nonverbales Verhalten (Blickkontakt, zugewandte Körperhaltung etc.) zum Ausdruck kommen.

Auswirkungen der Psychischen Nähe. Auf ein Interaktionsverhalten, das im Sinne der 'Psychischen Nähe' auf einen engen persönlichen Gesprächskontakt zum Interaktionspartner hin ausgerichtet ist, kann der Interaktionspartner auf zweierlei Weise reagieren. Er kann entweder das von seinem Gegenüber angestrebte hohe Ausmaß 'Psychischer Nähe' zurückweisen oder erwidern. Eine Zurückweisung oder Erwiderung der 'Psychischen Nähe' sollte sich in seinem verbalen und nonverbalen Verhalten während der Interaktion zeigen.
So wird im Falle einer Zurückweisung der Interaktionspartner in kompensatorischer Weise den Blickkontakt mit dem Gegenüber reduzieren, eine eher abgewandte Körperhaltung einnehmen, unter Umständen die Distanz zum Partner vergrößern und/oder eher unpersönliche Gesprächsthemen wählen. Eine Erwiderung eines hohen Niveaus 'Psychischer Nähe' sollte sich darin zeigen, daß der Partner den Blickkontakt mit seinem Gegenüber sucht, sich dem Partner in seiner Körperhaltung zuwendet, sich ihm nähert und/oder ebenfalls über persönliche Themen spricht.
Die zahlreichen Untersuchungen zum Einfluß expressiver Verhaltensweisen (z.B. Blickkontakt, räumlicher Abstand, Körperhaltung, Mimik, Self-Disclosure) auf das Interaktionsverhalten des Partners zeigen sowohl kompensatorische Reaktionen als auch eine reziproke Erwiderung in unterschiedlichen Verhaltensvariablen. Anhand der vorliegenden Modelle zum Interaktionsverhalten kann der allgemeine theoretische Hintergrund dieser Untersuchung verdeutlicht und die Hypothese zum Einfluß der 'Psychischen Nähe' abgeleitet werden.

Das Equilibrium-Modell. Nach der Equilibrium-Theorie (ARGYLE & DEAN 1965) streben die Interaktionspartner danach, ein der Interaktion angemessenes Niveau der 'Intimität' (Intimacy) aufrechtzuerhalten, das von beiden Partnern als angenehm empfunden wird. Der Grad der 'Intimität' der Interaktion ist das Ergebnis einer Reihe nonverbaler Verhaltenskomponenten wie z.B. das Ausmaß des Blickkontaktes, des räumlichen Abstandes zwischen den Partnern, der Häufigkeit des Anlächelns, der Intimität des Gesprächsthemas etc., die ein Gleichgewicht (Equilibrium) zwischen Annäherungs– und Vermeidungstendenzen widerspiegeln. Eine Steigerung (oder Verringerung) der 'Intimität', z.B. dadurch, daß einer der Interaktionspartner ein sehr persönliches (oder unpersönliches) Gesprächsthema anspricht, den Abstand zum Gegenüber verringert (oder vergrößert) oder ihn länger (oder kürzer) anblickt, bringt eine Störung des Gleichgewichts mit sich und führt zu kompensatorischen Reaktionen des Interaktionspartners, um den ursprünglichen, angenehm empfundenen Grad der 'Intimität' wiederherzustellen. So kann ein Interaktionspartner, wenn ihm sein Gegenüber beispielsweise zu nahe kommt oder ihn lange anblickt, die damit verbundene Steigerung der 'Intimität' dadurch ausgleichen oder kompensieren, daß er beispielsweise seinerseits den Abstand vergrößert und/oder den Blickkontakt zum Partner reduziert und/oder ein weniger persönliches Gesprächsthema wählt, um die Intimität in der Interaktion zu reduzieren.

Das Equlibrium–Modell wird durch zahlreiche Untersuchungen gestützt, in denen vornehmlich die Distanz reduziert oder die Direktheit der Körperhaltung einer Stimulusperson zur Vp vergrößert wurde und, in Übereinstimmung mit der Vorhersage der Equilibrium–Theorie, kompensatorische Reaktionen der Vpn (z.B. Reduzierung des Blickkontaktes, Vergrößerung der Distanz, Abwendung in der Körperhaltung etc.) beobachtet wurden. Auch persönlich–intime Fragen im Rahmen eines Interviews führen in der Regel zu kompensatorischen Reaktionen der Interviewpartner (vgl. Übersichten von PATTERSON 1973; FIRESTONE 1977; HARPER et al. 1978; CAPPELLA 1981).
Trotz der zahlreichen Untersuchungsergebnisse, die für das Equilibrium–Modell angeführt werden können, gibt es dennoch viele Anhaltspunkte, die gegen die Allgemeingültigkeit kompensatorischen Verhaltens in Interaktionen sprechen. Nicht zuletzt verdeutlichen Alltagsbeobachtungen, daß ein zugewandtes, freundliches Verhalten im Gespräch vom Partner häufig erwidert wird, wodurch sich ja erst eine persönliche Beziehung entwickeln kann. PATTERSON (1983) macht darauf aufmerksam, daß kompensatorische Reaktionen, die das Equilibrium–Modell stützen, vornehmlich unter Laborbedingungen gefunden wurden, die für die Vp ungewohnt und oftmals bedrohlich sind, wohingegen unter natürlichen Bedingungen im Alltag ein zugewandtes verbales und nonverbales Interaktionsverhalten vom Partner häufig erwidert wird. Auch FIRESTONE (1977) weist in ihrem Übersichtsartikel einschränkend darauf hin, daß in vielen der experimentellen Untersuchungen eine plötzliche, unvorhergesehene und vielfach extreme Reduzierung des Abstandes vorgenommen wurde.

Während eine räumliche Annäherung in der Regel kompensatorische Reaktionen des Partners hervorruft, wird eine verbale Selbstöffnung (Self–Disclosure) im allgemeinen vom Interaktionspartner erwidert. Ein Gesprächspartner, der sich im Gespräch öffnet und Persönliches über sich mitteilt, erleichtert es seinem Gegenüber, ebenfalls in persönlicher Weise über sich zu sprechen (vgl. Übersichtsartikel von COZBY 1973; FIRESTONE 1977; KLEINKE 1979; TAYLOR 1979; CAPPELLA 1981). Die Erwiderung der Selbstöffnung wider-

spricht jedoch der Equilibrium–Theorie, wenn angenommen wird, daß die Selbstöffnung eines Gesprächspartners ebenfalls zur 'Intimität' der Interaktion beiträgt. Auch Blickzuwendungen werden, entgegen der Vorhersage des Equilibrium–Modells, in der Interaktion häufig vom Partner reziprok erwidert (z.B. ELLSWORTH & ROSS 1975; KLEINKE et al. 1975).
Eine reziproke Erwiderung des verbalen und nonverbalen Interaktionsverhaltens ist jedoch mit den Annahmen der Equlibrium–Theorie nicht vereinbar, sofern nicht eine Änderung des Gleichgewichts der Annäherungs– und Vermeidungstendenzen während der Interaktion angenommen wird. Um sowohl kompensatorische wie auch reziproke Reaktionen zu erklären, werden im Rahmen der im folgenden vorgestellten Modelle kognitive Prozesse als vermittelnde Mechanismen angenommen.

Das Aktivierungs–Modell. Nach der Grundannahme des Aktivierungs–Modells (PATTERSON 1976; vgl. auch PATTERSON 1983) ruft das 'nonverbale Engagement' (Nonverbal Involvement) beim Interaktionspartner ein Arousal (Aktivierung) hervor. Eine Steigerung (oder Verringerung) des 'nonverbalen Engagements' durch den Interaktionspartner (z.B. dadurch, daß er seinen Partner länger anblickt oder sich ihm nähert etc.) führt zu einer Änderung des Aktivierungsgrades auf seiten des Partners. Diese Aktivierungsänderung (Arousal Change) wird entweder 'negativ' oder 'positiv' attribuiert (Emotional Labeling), wobei zur Interpretation der Aktivierungsänderung situative und personenbezogene Hinweisreize (z.B. Erfahrungen mit, Einstellungen gegenüber dem Interaktionspartner) herangezogen werden. 'Negative' Attributionen einer Aktivierungsänderung sind mit negativen Gefühlen (Unbehagen, Verwirrung, Beklommenheit etc.) verbunden und führen zu kompensatorischen Reaktionen. Wird dagegen die Änderung der Aktivierung 'positiv' attribuiert bzw. interpretiert und dementsprechend als angenehm empfunden, folgen reziproke Reaktionen. Im Rahmen dieses Modells entscheiden kognitive Prozesse (speziell die Attribution der Aktivierungsänderung) darüber, ob die vom Interaktionspartner angestrebte 'Psychische Nähe' erwidert oder im Sinne einer Kompensation zurückgewiesen wird. Beispielsweise wäre im Falle einer positiven Einstellung zum Interaktionspartner zu erwarten, daß ein von diesem angestrebtes hohes Ausmaß 'Psychischer Nähe' erwidert wird, sofern die Attribution der Aktivierungsänderung zu positiven Emotionen führt.

Das Diskrepanz–Aktivierungs–Modell. Der Grundannahme des Diskrepanz–Aktivierungs–Modells (CAPPELLA & GREENE 1982) zufolge führt eine Diskrepanz zwischen den kognitiven Erwartungen in bezug auf das affiliative Verhalten des Interaktionspartners und dessen aktuellem Verhalten in der Interaktion zu einer Aktivierung (Arousal). Eine geringe oder mittlere Diskrepanz zwischen dem erwarteten und dem tatsächlichen (expressiven oder affiliativen) Verhalten des Gegenübers führt zu einer geringen oder moderaten Aktivierung, die als angenehm empfunden wird und mit positiven Affekten verbunden ist. In diesem Fall wird der Partner mit einem zugewandten positiven Verhalten reagieren und beispielsweise den Blickkontakt seines Gegenübers erwidern, sich

ihm räumlich nähern und/oder sich im Gespräch öffnen etc. Eine große Diskrepanz zwischen den Erwartungen und dem tatsächlichen Intimitätsgrad im Verhalten des Interaktionspartners steigert dagegen die Aktivierung über ein noch als angenehm empfundenes mittleres Maß hinaus, so daß das zugewandte positive Verhalten reduziert und im Extremfall ablehnend und zurückhaltend reagiert wird.
Nach diesem Ansatz sind kognitive Erwartungen in bezug auf das Verhalten des Interaktionspartners sowie der Ausprägungsgrad seines (affiliativen) Verhaltens entscheidend dafür, ob ein vom Interaktionspartner angestrebter enger persönlicher Kontakt vom Gegenüber aufgegriffen und erwidert oder in kompensatorischer Weise zurückgewiesen wird. Ein durch ein entsprechendes verbales und nonverbales Verhalten angestrebtes hohes Niveau 'Psychischer Nähe' sollte danach vom Gegenüber erwidert werden, sofern das Interaktionsverhalten nicht extrem (im Sinne von aufdringlich) ist und der Intimitätsgrad nicht außerhalb der Bandbreite der Erwartungen liegt, die in der Situation salient sind.

2.1.4.1. Die Reziprozitätshypothese

In Anlehnung an vorliegende Konzepte zum nonverbalen Verhalten wird im Rahmen einer experimentell kontrollierten Interaktion das Interaktionsverhalten eines konföderierten (behinderten oder nichtbehinderten) Interaktionspartners im Sinne der 'Psychischen Nähe' variiert. Dabei soll das vom konföderierten Interaktionspartner angestrebte Niveau 'Psychischer Nähe' zum Gegenüber durch ein komplexes Muster verbaler und nonverbaler Verhaltenskomponenten zum Ausdruck gebracht werden.
Dieser Ansatz entspricht dem Vorgehen einiger Arbeiten, in denen gleichzeitig mehrere nonverbale (und verbale) Verhaltensweisen eines Interaktionspartners variiert wurden. BREED (1972) beispielsweise variierte das Ausmaß des Blickkontaktes und die Körperhaltung eines konföderierten Interaktionspartners im Hinblick auf den 'Intimitätsgrad' und fand reziproke Reaktionen der Interaktionspartner: Die Vpn erwiderten in der Interaktion den Blickkontakt und die zugewandte Körperhaltung und bewerteten nach dem Gespräch den 'intimen' Gesprächspartner positiver als den weniger 'intimen' Konföderierten. JOURARD & FRIEDMAN (1970, 2. Experiment) veränderten den Grad der Selbstöffnung (Self-Disclosure) eines Interviewers und die räumliche Nähe zum Interviewpartner. Im Gespräch mit einem Interviewer, der über private Themen sprach und seinen Partner kurz berührte, zeigten die Interviewpartner mehr Selbstöffnung als im Gespräch mit einem weniger 'intimen' Interviewer. Das Ausmaß der Selbstöffnung der Vp korrelierte mit der Einstellung gegenüber dem Gesprächspartner: Der 'intime' Interviewer wurde positiver bewertet als der weniger 'intime' Interviewer. Auch im Experiment von ROSENFELD (1967) wurde ein Interviewer, der sich um einen persönlichen Kontakt bemühte,

indem er während der Unterhaltung häufiger lächelte, zustimmend mit dem Kopf nickte und seine Äußerungen durch Gesten unterstrich, von den Interaktionspartnern ebenfalls häufiger angelächelt und durch Kopfnicken verstärkt.

Diese und weitere Untersuchungen (vgl. SODIKOFF et al. 1974; CHAPMAN 1975; IMADA & HAKEL 1977), in denen der 'Intimitätsgrad' durch mehrere nonverbale und/oder verbale Verhaltenskomponenten eines konföderierten Interaktionspartners signalisiert wurde, zeigen mehrheitlich reziproke Reaktionen der Partner. Lediglich wenn zur Operationalisierung der 'Intimität' zusätzlich der räumliche Abstand (zum Teil sehr extrem: Crowding) verringert wird (z.B. SUNDSTROM 1975; GREENBERG & FIRESTONE 1977), werden kompensatorische Reaktionen des Partners ausgelöst (vgl. CAPPELLA 1981).
Anknüpfend an diese Untersuchungsergebnisse ist zu erwarten, daß ein im verbalen und nonverbalen Verhalten des konföderierten Interaktionspartners ersichtliches hohes Niveau 'Psychischer Nähe' von den Vpn erwidert wird (Reziprozitätshypothese). Die reziproke Erwiderung der vom Konföderierten angestrebten 'Psychischen Nähe' sollte sich im verbalen Verhalten (Bewertungen des Interaktionspartners und der Interaktion) und im nonverbalen Verhalten (z.B. Blickkontakt, Gestik, räumlicher Abstand) zeigen.

3. Methode

3.1. Überblick und allgemeine Gesichtspunkte zum methodischen Vorgehen

Zur Erfassung verbaler und nonverbaler Aspekte des Verhaltens Nichtbehinderter gegenüber Behinderten wurden Interaktionen zwischen nichtbehinderten Vpn und einer Stimulusperson untersucht, die in der Experimentalbedingung als behinderter und in der Kontrollbedingung als nichtbehinderter Interaktionspartner auftrat.

Im Hinblick auf die Auswahl und Konzeption der zu untersuchenden Interaktion stellen sich zwei grundsätzliche, zum Teil gegenläufige Anforderungen: Einerseits sollte die Interaktion eine weitgehende experimentelle Kontrolle situativer und personenspezifischer Faktoren erlauben, um dadurch zu gewährleisten, daß, im Sinne der internen Validität der Untersuchung, Unterschiede im Verhalten der Vpn tatsächlich auf die experimentellen Bedingungen zurückgeführt werden können. Eine ausreichende Kontrolle relevanter Einflußfaktoren ist am ehesten unter Laborbedingungen möglich, die dem Untersucher experimentell-manipulative Eingriffs- und Kontrollmöglichkeiten erlauben. Andererseits sollte die untersuchte Interaktion alltäglichen Begegnungssituationen zwischen Nichtbehinderten und Behinderten entsprechen, um die Ergebnisse auf eine große Bandbreite sozialer Alltagssituationen übertragen zu können. Diese externe Validität der Untersuchungsergebnisse ist am ehesten sicherzustellen, wenn die Interaktion unter natürlichen, nicht-manipulativen Bedingungen stattfindet, die repräsentativ für eine Vielzahl sozialer Interaktionen im Alltag sind.

Einen Kompromiß zwischen den Forderungen nach interner und externer Validität bietet das Interview, als eine spezielle Form der sozialen Interaktion. Die Form des Interviews ermöglicht einerseits, aufgrund des hohen Strukturiertheitsgrades, eine hinreichende experimentelle Kontrolle situations- und personenspezifischer Einflußfaktoren, ohne daß der Laborcharakter der Interaktion offensichtlich wird und kann andererseits jedoch, durch eine entsprechende Einbettung in das soziale Umfeld der Vpn, alltäglichen Interaktionssituationen soweit angenähert werden, daß der Gültigkeitsbereich der Ergebnisse nicht nur auf den engen Bereich experimentell-kontrollierter und daher häufig artifizieller 'Laborinteraktionen' beschränkt bleiben sollte.

Weibliche Vpn nahmen als Interviewpartnerinnen an zwei Interviews teil, die von konföderierten Interviewerinnen durchgeführt wurden. Im Rahmen dieser weitgehend strukturierten Interaktionssituation wurden zwei Bedingungen experimentell variiert: die 'Behinderung' der Interviewerin und die 'Psychische Nähe' des Interviews.

Die 'Behinderung' wurde durch die konföderierten Interviewerinnen simuliert, die jeweils eines der beiden Interviews der Vp, im Rollstuhl sitzend, als 'behinderte', das andere Interview der Vp als 'nichtbehinderte' Interviewerin durchführten.
Durch das Interaktionsverhalten der Interviewerinnen im Interview wurden zwei Interaktionsbedingungen verschiedenen Ausmaßes 'Psychischer Nähe' geschaffen. Damit sollten alltägliche Begegnungssituationen unterschiedlicher Intensität und Intimität experimentell nachvollzogen werden, in denen die (behinderte bzw. nichtbehinderte) Interaktionspartnerin den Wunsch nach einem engen, persönlichen (hohes Ausmaß 'Psychischer Nähe') oder nach einem unverbindlichen und unpersönlichen Gesprächskontakt (niedriges Ausmaß 'Psychischer Nähe') erkennen läßt.
Erfaßt wurden verbale und nonverbale Verhaltensweisen der Vpn in Abhängigkeit von der 'Behinderung' (versus 'Nichtbehinderung') der Interviewerin und der 'Psychischen Nähe' des Interviews. Mit den verbalen Verhaltensweisen sollten Aspekte des intentionalen Verhaltens der Interviewpartnerinnen gewonnen werden, die als Indikatoren einer kognitiv-normativen Disposition gegenüber der (behinderten bzw. nichtbehinderten) Interviewerin gewertet werden. Mit den nonverbalen Verhaltensvariablen der Interviewpartnerinnen wurden spontane, nicht-intentionale Verhaltensaspekte registriert, die aufgrund des weitgehenden Fehlens kognitiv-intentionaler Steuerungsprozesse als Indikatoren der affektiv-motivationalen Disposition gegenüber der (behinderten bzw. nichtbehinderten) Interviewerin angesehen werden können.
Überprüft wurden die in der vorausgegangenen theoretischen Erörterung begründeten Vorhersagen, die in allgemeiner Form in zwei Hypothesen zusammengefaßt wurden.
Nach der Reziprozitätshypothese (vgl. 2.1.4.1.) wird erwartet, daß ein auf einen persönlichen Kontakt ausgerichtetes Interaktionsverhalten der Interviewerin von den Interviewpartnerinnen erwidert wird. Die Erwiderung der von der Interviewerin angestrebten 'Psychischen Nähe' sollte darin zum Ausdruck kommen, daß die Interviewpartnerinnen gegenüber der Interviewerin, die in ihrem Verhalten ihren Wunsch nach einem persönlichen Gespräch erkennen läßt, im nonverbalen Verhalten eine vermehrte Zuwendung und Beteiligung und in ihrem verbalen Verhalten eine größere Wertschätzung für die Interviewerin und ihr Interview zeigen als im Gespräch mit der Interviewerin, die in ihrem Verhalten kein Bestreben erkennen läßt, einen persönlichen Gesprächskontakt herzustellen.
Nach der 'Stigma-Nähe'-Hypothese sollte sich die Körperbehinderung der Interviewerin dann auf das verbale und nonverbale Verhalten der Interviewpartnerinnen auswirken, wenn sich die Interviewerin um einen engen, persönlichen Kontakt bemüht zeigt. Das Diskrepanzmodell (vgl. 2.1.3.1.) sagt im Interview der körperbehinderten (im Vergleich zur nichtbehinderten) Interviewerin, die durch ihr Verhalten gegenüber ihrer Partnerin ihren Wunsch nach einem persönlichen Gespräch zu erkennen gibt, ein positiveres verbales Verhalten (im Sinne einer größeren Wertschätzung für die Interviewerin und ihr

Interview) und ein distanzierteres und gespannteres nonverbales Verhalten der Interviewpartnerinnen vorher. Dagegen wird kein Einfluß der Behinderung der Interviewerin auf das Verhalten der Interviewpartnerinnen erwartet, wenn die Interviewerin ihr Bestreben verdeutlicht, einen unpersönlichen und unverbindlichen Gesprächskontakt beizubehalten.
In den folgenden Abschnitten wird der Ablauf des Experiments (3.2.), das Vorgehen bei der Operationalisierung der 'Behinderung' der Interviewerin und der 'Psychischen Nähe' des Interviews (3.3.) und die Erfassung des nonverbalen und verbalen Verhaltens (3.4.) im einzelnen geschildert.

3.2. Versuchsablauf

Für die Untersuchung des verbalen und nonverbalen Verhaltens gegenüber Behinderten wurde eine Begegnungssituation in Form eines Interviews zwischen der Vp und einer behinderten oder nichtbehinderten konföderierten Interviewerin arrangiert.
Jede der Vpn nahm an 2 Interviews teil, von denen jeweils eines von einer nichtbehinderten und das andere von einer behinderten (konföderierten) Interviewerin durchgeführt wurde. Neben der 'Behinderung' (versus 'Nichtbehinderung') der Interviewerin wurde die Art der Interviewführung zweistufig variiert: Die Hälfte der Vpn nahm an Interviews mit 'hohem Ausmaß Psychischer Nähe' teil, die andere Hälfte der Stichprobe wurde unter der Bedingung 'niedriges Ausmaß Psychischer Nähe' interviewt.
Jeder Versuchsdurchgang bestand aus einem Interview (vgl. 3.2.3.), einer anschließenden Bewertungsphase (vgl. 3.2.4.) und einer Rückmeldungsphase (vgl. 3.2.5.). In der Bewertungsphase wurde der Vp in Abwesenheit der Interviewerin ein Fragebogen zur Beurteilung des Interviews und der Interviewerin vorgelegt. Im Anschluß daran wurde eine erneute Begegnung mit der Interviewerin herbeigeführt, um der Vp Gelegenheit zu geben, der Interviewerin ihre Eindrücke vom Interview in persönlicher Form zu schildern (Rückmeldungsphase).
Das nonverbale Verhalten der Vp wurde während des Interviews und während der zweiten Begegnungssituation mit der Interviewerin (Rückmeldungsphase) registriert. Das verbale Verhalten wurde über Beurteilungsskalen, die in der Bewertungsphase im Anschluß an das Interview vorgelegt wurden, erhoben. In den folgenden Abschnitten wird der Ablauf des Experiments ausführlicher beschrieben.

3.2.1. Kontaktaufnahme

Anmeldung der Vpn. Die Vpn wurden durch Aushänge im Universitätsgebäude angeworben. Mit den Aushängen wurden Erstsemesterinnen für 'Interviews über die Situation von Studienanfängern' gesucht. Bei der persönlichen Anmeldung der Vpn erläuterte der Versuchsleiter, der in der Rolle eines Koordinators auftrat, in allgemeiner Form den angeblichen Anlaß und Zweck der Interviews (siehe unten) und vereinbarte mit den Vpn zwei Interviewtermine. Das erste Interview fand durchschnittlich zwei Tage nach der Anmeldung statt.

Cover–Story. Die Interviews wurden den Vpn bei der Anmeldung als Teil einer praktischen Übung vorgestellt, bei der Studenten, die angeblich an einem Seminar über das Thema 'Interview und Befragung' teilgenommen hatten, praktische Erfahrungen in der Durchführung von Interviews sammeln sollten. Die konföderierte Interviewerin wurde als Mitglied einer studentischen Arbeitsgruppe aus dem Seminar eingeführt. Um das persönliche Interesse der Interviewerin an der Thematik der Interviews hervorzuheben, wurden den Vpn mitgeteilt, die Mitglieder der Arbeitsgruppe hätten sich ihr Interviewthema nach ihren persönlichen Interessen ausgewählt und sich auch privat näher mit dieser Problematik auseinandergesetzt. Diese Cover–Story erwies sich durchgängig als glaubhaft und wurde von allen Vpn ohne Skepsis angenommen, so daß den Vpn der eigentliche Zweck des Experiments verborgen blieb.

Interviewthema. Für die Interviews wurde das Thema 'Kontaktprobleme von Studienanfängern' ausgewählt. Für die Wahl dieses Themas sprachen folgende Überlegungen:

- Die Thematik weist einen engen Bezug zur sozialen Lage der Vpn, Studentinnen im ersten Semester (siehe 3.2.2.), auf, so daß mit dem Thema an die Interessen und Bedürfnisse der Vpn angeknüpft werden konnte.

- Darüberhinaus ist ein derartiges Gesprächsangebot für die Vpn – Studentinnen, die gerade mit dem Studium beginnen – nicht ungewöhnlich, da Studienanfänger bei Studienbeginn in vielfältiger Weise und von verschiedenen Seiten (z.B. von der studentischen Studienberatung, von studentischen Hochschulgruppen, von der Fachschaft) mit dieser Problematik konfrontiert werden und diese Gespräche auch zum Knüpfen sozialer Kontakte nutzen.

- Das Thema der Interviews eignet sich in gleicher Weise sowohl für ein sehr persönliches wie auch für ein eher unpersönliches und sachliches Gespräch. Damit bleibt den Interviewpartnerinnen ein großer Spielraum, das Ausmaß ihres Engagements im Interview zu dosieren und entweder in einer eher allgemeinen und unverbindlichen Form oder in einer persönlich-emotionalen Art und Weise auf die Thematik des Interviews einzugehen.

3.2.2. Die Stichprobe

Die Stichprobe der Untersuchung bestand aus 48 Studienanfängerinnen (Erstsemesterinnen) unterschiedlicher Fachrichtungen, die zum Zeitpunkt der Untersuchung, im Oktober bis Dezember 1983 (WS 1983/84), seit 2 Wochen bis 3 Monaten ihr Studium an der Universität Bielefeld aufgenommen hatten. Die Altersverteilung der Stichprobe entspricht mit einem Durchschnittsalter von 20;1 Jahren und einer Spannbreite von 18 – 26 Jahren in etwa der Altersverteilung der Erstsemester.
Die selektive Auswahl der Vpn hinsichtlich Alter, Geschlecht und Semesterzahl bietet einige praktische Vorteile für die Untersuchung:

- Die Vpn der Stichprobe können hinsichtlich ihrer sozialen Lage als weitgehend homogen angesehen werden, so daß bei den Vpn der Stichprobe eine gleichermaßen starke Betroffenheit sowie ein relativ homogenes Interesse an der im Interview angesprochenen Thematik 'Kontaktprobleme von Studienanfängern' erwartet werden kann.

- Die Vpn der Stichprobe hatten, bis auf wenige Ausnahmen, noch keine 'Versuchserfahrung', so daß eine, durch die häufige Teilnahme an sozialpsychologischen Experimenten hervorgerufene Skepsis gegenüber psychologischen Untersuchungen weitgehend ausgeschlossen werden konnte.

- Die Stichprobe wurde auf weibliche Erstsemester beschränkt, um zusätzliche, nur mit größerem Aufwand zu kontrollierende Geschlechts-Effekte, die in geschlechts-inhomogenen Interaktionen zu erwarten sind, auszuschließen.

- Da die Vpn erst kurzzeitig an der Universität waren, konnte so der Gefahr vorgebeugt werden, daß die Vpn den konföderierten Interviewerinnen bereits begegnet waren.

3.2.3. Das Interview

Ankunft der Vpn. Zum vereinbarten Termin, durchschnittlich zwei Tage nach der Anmeldung, befand sich der Versuchsleiter zusammen mit der konföderierten Interviewerin im 'Beobachtungsraum'. Der Versuchsleiter stellte die Interviewerin als eine Teilnehmerin des Seminars vor, die sich im Rahmen ihrer Arbeitsgruppe das Thema 'Kontaktprobleme von Studienanfängern' für ihre Interviews ausgesucht und sich näher damit beschäftigt habe. Anschließend erläuterte der Versuchsleiter noch einmal den allgemeinen Zweck und den Ablauf des nachfolgenden Interviews. Daraufhin wurde die Vp in den benachbarten Interviewraum geführt. Im Falle einer behinderten Interviewerin schob der Versuchsleiter den Rollstuhl bis zum Eingang des Interviewraums, von wo aus die Interviewerin selbst bis zu ihrem Platz rollte.
Durch das Schieben des Rollstuhls vom Beobachtungsraum über einen Gang zum angrenzenden Interviewraum im Beisein der Vp sollte die Aufmerksamkeit der Vp auf die Behinderung gelenkt und dadurch die Salienz der Behinderung erhöht werden. Dieses Arrangement erschien notwendig, da sich in den Vorversuchen gezeigt hatte, daß die Behinderung leicht 'übersehen' wird, wenn sich die konföderierte Interviewerin beim Eintritt der Vp in den Interviewraum bereits auf ihrem Platz befindet. Durch das Schieben des Rollstuhls durch den Versuchsleiter und das anschließende selbständige Rollen der Interviewerin vom Eingang des Interviewraums zu ihrem Platz wurde die Behinderung für kurze Zeit in den Vordergrund der Aufmerksamkeit gerückt.

Sitzposition der Interaktionspartner. Die vorbereiteten Sitzpositionen von Interviewerin und Vp im Interviewraum waren so arrangiert, daß in allen Interviews eine in etwa gleiche räumliche Distanz ('Augenabstand') und ein gleicher Winkel zwischen den Interaktionspartnern gewährleistet war.
Der Abstand zwischen der Vp und der Interviewerin betrug, von der Mitte der Stuhl– bzw. Rollstuhlkante aus gemessen, ca. 90 cm. Durch die nach vorne ausladende Fußraste des Rollstuhls bedingt, war allerdings der 'Fußspitzenabstand' der Vp zur Interviewerin im Rollstuhl etwas geringer (ca. 8 – 10 cm) als der zur nichtbehinderten Interviewerin. Dieser geringfügige Unterschied des 'Fußspitzenabstandes' zwischen den experimentellen Bedingungen mußte in Kauf genommen werden, um den 'Augenabstand' der Vp zur behinderten und zur nichtbehinderten Interviewerin von ca. 120 cm konstant zu halten. Der Winkel zwischen beiden Interaktionspartnern betrug 50°, wobei die Position der Interviewerin seitlich nach links (von der Vp aus gesehen) versetzt war, um die Videoaufnahmen der Vp zu ermöglichen. Der Stuhl der Vp befand sich unmittelbar vor einer Wand, so daß die Interviewpartnerin durch ein Wegrücken des Stuhls während des Interviews den Abstand zur Interviewerin nicht bzw. nur unwesentlich verändern konnte. Links neben der Vp befand sich ein niedriger, quadratischer Tisch mit einem Kassettenrecorder und einem Mikrophon.

Videoaufzeichnung des Interviews. Für die Registrierung des nonverbalen Verhaltens (vgl. 3.4.1.) wurde die Vp während des gesamten Interviews mit zwei Videokameras aufgenommen. Die Videokameras befanden sich, für die Vp verborgen, hinter einer Scheibe in der gegenüberliegenden Wand. Die Scheibe war durch ein mit Büchern und Blumen gefülltes Regal verdeckt, so daß die Vp weder die Scheibe noch die dahinter installierten Videokameras bemerken konnte.

Verhalten der Interviewerin. Das verbale und nonverbale Verhalten der Interviewerin während des Interviews war weitgehend standardisiert und im Rahmen einer vorangegangenen Trainingsphase mit den Konföderierten eingeübt worden. Durch das verbale und nonverbale Interaktionsverhalten der Interviewerin wurde die 'Psychische Nähe' des Interviews operationalisiert. Die Standardisierung des Interviewerverhaltens sowie die Operationalisierung der 'Psychischen Nähe' wird ausführlich im Abschnitt 3.3.2. beschrieben.

Aufbau des Interviews. Das Interview bestand aus drei Teilen, einer einführenden Instruktion, der Vorstellung der Interviewerin und fünf Interviewfragen. In der einleitenden Instruktion (siehe Anhang S. ???) wurde zunächst der Übungscharakter des Interviews erläutert, das Thema des Interviews vorgestellt und anschließend auf das Tonband hingewiesen, mit dem das Interview, angeblich für eine Besprechung innerhalb der Arbeitsgruppe der Interviewerin, aufgezeichnet wurde. Die von der Interviewerin abgelesene Instruktion schloß mit einer ausdrücklichen Versicherung der Anonymität der Tonbandaufzeichnung.
Im Anschluß an die einleitende Instruktion stellte sich die Interviewerin kurz mit ihrem Vornamen, ihrem Studienfach und der Semesterzahl vor. Im Falle eines Interviews mit einem hohen Ausmaß 'Psychischer Nähe' fügte die Interviewerin noch persönliche Bemerkungen zum Thema des Interviews und zur Interviewsituation hinzu (vgl. 3.3.2.1.).
Nach der standardisierten Vorstellung der Interviewerin wurden fünf Interviewfragen zu den Möglichkeiten und Schwierigkeiten von Studienanfängern, an der Universität soziale Kontakte zu knüpfen, gestellt (vgl. Tabelle 3.4. und 3.5.). Jede dieser fünf Interviewfragen bestand aus einem einleitenden Vorspann, der die nachfolgende Interviewfrage thematisch vorbereitete und eingrenzte, sowie aus der Interviewfrage. Das Vorgehen bei der Auswahl der Interviewfragen und bei der Abfassung des Vorspanns wird in Abschnitt 3.3.3. näher erläutert.
Nach der Antwort auf die fünfte Interviewfrage war das Interview beendet. Die Vp wurde von der Interviewerin gebeten, im angrenzenden Beobachtungsraum das Interview anhand eines Fragebogens zu beurteilen und anschließend noch einmal zurückzukommen, um der Interviewerin ihre Eindrücke vom Interview in persönlicher Form schildern zu können.

3.2.4. Die Bewertungsphase

Im Beobachtungsraum wurde der Vp von dem dort wartenden Versuchsleiter ein Fragebogen (siehe Anhang S. ???) mit verschiedenen Beurteilungsskalen vorgelegt (vgl. 3.4.2.). Mit dem Hinweis, daß die Interviewerin daran interessiert sei, zu erfahren, wie ihr Interview bei den Interviewpartnern 'angekommen sei', wurde die Vp gebeten, ihren persönlichen Eindruck vom Interview und von der Interviewerin im Fragebogen wiederzugeben.
Bei dieser Gelegenheit bemerkte die Vp, daß im Beobachtungsraum ein Stuhl fehlte, so daß sie sich ihren Stuhl aus dem angrenzenden Interviewraum holen mußte, um an dem Tisch im Beobachtungsraum den Fragebogen ausfüllen zu können. Dieses Arrangement hatte den Zweck, die Vp in der anschließenden Rückmeldungsphase, in der die räumliche Distanz zur Interviewerin erfaßt werden sollte (vgl. 3.4.1.4.), vor die Notwendigkeit zu stellen, ihren Stuhl gegenüber der Interviewerin selbst zu plazieren.

3.2.5. Die Rückmeldungsphase

Nach dem Ausfüllen des Fragebogens ging die Vp erneut in den Interviewraum, um der dort wartenden Interviewerin verabredungsgemäß eine 'persönliche Rückmeldung' zu geben und ihre Eindrücke vom Interview zu schildern.

Da nun im Interviewraum der ursprünglich von der Vp benutzte Stuhl fehlte, war die Vp in dieser Situation gezwungen, sich einen freien Stuhl aus einer Ecke des Interviewraums zu holen, um sich für das abschließende 'Rückmeldungsgespräch' zur Interviewerin setzen zu können. Diese Anordnung verschaffte die Gelegenheit, im Anschluß an die Rückmeldungsphase die von der Vp gewählte räumliche Distanz zur behinderten bzw. nichtbehinderten Interviewerin zu messen (vgl. 3.2.1.4.).
Nach dem Ende der Rückmeldungsphase war der Versuchsdurchgang beendet. Nach dem ersten der beiden Interviews wurde die Vp anschließend vom Versuchsleiter auf ihren Termin für das zweite Interview hingewiesen. Nach dem zweiten Interview, das durchschnittlich in einem zeitlichen Abstand von vier Tagen stattfand, war mit der Rückmeldungsphase das Experiment beendet.

Abschlußbefragung der Vp. Im Anschluß an die Rückmeldungsphase nach dem zweiten Interview erhielt die Vp 10 DM für ihre Teilnahme an beiden Interviews. Bei dieser Gelegenheit wurde die Vp vom Versuchsleiter nach ihren Ansichten über den Zweck und die Absichten des Interviews befragt, um die Vpn, die den eigentlichen Zweck der Interviews vermuteten oder die sich

skeptisch gegenüber der angebotenen Cover–Story zeigten, identifizieren zu können. Lediglich eine Vp, die aufgrund von Vorinformationen durch eine Kommilitonin Verdacht geschöpft hatte, mußte aus der Untersuchung ausgeschlossen werden.
Nach der Befragung wurde die Vp vom Versuchsleiter in offener, aber rücksichtsvoller Form über den eigentlichen Zweck der Interviews, sowie über die Videoaufnahmen aufgeklärt (vgl. MILLS 1976) und nach Körperbehinderten in ihrem näheren Bekanntenkreis befragt. Aufgrund dieser Befragung wurden vier Vpn, die persönliche Kontakte zu Körperbehinderten angaben, aus der weiteren Untersuchung ausgeschlossen.

3.2.6. Allgemeine Einschätzung des Versuchsablaufs

Mit dem Interview sollte eine soziale Interaktion untersucht werden, die, trotz weitgehender experimenteller Kontrolle, den Bedingungen alltäglicher Begegnungssituationen entspricht. Um dies sicherzustellen, sollte vor allem erreicht werden, daß das Gespräch mit der Interviewerin von den Interviewpartnerinnen als eine Möglichkeit des gegenseitigen Kennenlernens aufgegriffen wurde und der 'Laborcharakter' des Interviews verborgen blieb. Dazu konnte die Anlage der Untersuchung und insbesondere das Thema der Interviews und die Cover–Story beitragen:

- Mit der Anlage der experimentellen Untersuchung als eine studentische Übungsinitiative ist eine gute Einbindung der Interviews in die soziale Situation des Studienbeginns gelungen, einer Phase, in der die Studienanfänger vielfältige Beratungs– und Gesprächsangebote nutzen, um sich im universitären Alltag besser zurecht zu finden und um erste soziale Kontakte zu knüpfen.

- Die Cover–Story erwies sich durchgängig als glaubhaft und wurde von allen Vpn, ohne Skepsis zu erzeugen, akzeptiert. Insbesondere blieb, wie die Nachbefragung ergab, die weitgehend kontrollierte und eingeübte Gestaltung des Interviews sowie die Videoaufzeichnung des Interviews unbemerkt, so daß bei der Erfassung des nonverbalen Verhaltens von einer nonreaktiven Messung gesprochen werden kann.

- Mit dem Thema der Interviews konnte an die Interessen und Bedürfnisse der Vpn (Studienanfängerinnen) angeknüpft werden. Die angesprochene Thematik 'Kontaktprobleme von Studienanfängern' wurde von allen Vpn mit großem Interesse aufgenommen und stieß auf ein zum Teil erhebliches Bedürfnis, über Fragen und Probleme, mit denen sich Studienanfänger zu Beginn ihres Studiums konfrontiert sehen, zu sprechen.

3.3. Unabhängige Variablen

Zur Überprüfung der Hypothesen wurden im Rahmen der Interviews zwei experimentelle Bedingungen, die Behinderung der Interviewerin (3.3.1.) und ihr Verhalten während des Interviews (3.3.2.) variiert.

3.3.1. Die Behinderung der Interviewerin

Die Behinderung der Interviewerin wurde durch die Benutzung eines Rollstuhls simuliert. Als 'behinderte' Interviewerin (BH) saß die Konföderierte während des Interviews in einem Rollstuhl, ohne jedoch zusätzlich eine motorische Beeinträchtigung (etwa der Arme) vorzutäuschen, als 'nichtbehinderte' Interviewerin (NBH) benutzte sie einen normalen, etwa gleich großen Stuhl mit Armlehne. Für die Simulation einer Körperbehinderung durch den Rollstuhl sprachen folgende Gründe:

- Durch das Sitzen im Rollstuhl kann eine Körperbehinderung glaubwürdig und realistisch simuliert werden, die im hohen Grade auffällig ist und von Außenstehenden als eine chronische Beeinträchtigung wahrgenommen wird.

- Die Rollstuhlabhängigkeit impliziert keine kognitive oder kommunikative Funktionsbeeinträchtigung, so daß bei den Vpn nicht die Erwartung einer durch die Behinderung verursachten eingeschränkten Kommunikationsfähigkeit der behinderten Interviewerin hervorgerufen wurde.

- Die Rollstuhlbedingung ermöglicht einen Vergleich mit der Mehrzahl der vorliegenden empirischen Untersuchungen zum Interaktionsverhalten gegenüber Körperbehinderten (vgl. 1.4.).

3.3.2. Die Psychische Nähe des Interviews

Zur Überprüfung der 'Stigma–Nähe'–Hypothese (vgl. 2.1.3.1.) wurde das Interaktionsverhalten der konföderierten Interviewerin zweistufig variiert: In der Experimentalbedingung war das Verhalten der Interviewerin darauf ausgerichtet, einen engen persönlichen Kontakt zu ihrer Gesprächspartnerin herzustellen. Im Gegensatz dazu ließ das Interaktionsverhalten der Interviewerin in der Kontrollbedingung kein Bemühen um einen persönlichen Gesprächskontakt zu ihrer Interviewpartnerin erkennen, sondern war darauf ausgerichtet, ein unverbindliches und vergleichsweise unpersönliches Interview zu führen.

vergleichsweise unpersönliches Interview zu führen.
Bei der Konzeption des Interaktionsverhaltens der konföderierten Interviewerin standen folgende Zielsetzungen im Vordergrund:

- Das Bemühen der Interviewerin, während des Gesprächs einen persönlichen Kontakt herzustellen oder einen unverbindlichen Gesprächskontakt aufrechtzuerhalten, sollte für die Interviewpartnerin erkennbar sein.

- Der von der Interviewerin angestrebte enge, persönliche oder unverbindlich, unpersönliche Gesprächskontakt sollte im Sinne der Reziprozitätshypothese (vgl. 2.1.4.1.) von den Interviewpartnerinnen aufgegriffen und erwidert werden, so daß ausgehend vom Verhalten der Interviewerin zwei Interaktionen unterschiedlicher 'Intimität' hergestellt wurden.

- Um eine weitgehende Annäherung an das Verhalten unter natürlichen Bedingungen zu gewährleisten, wurde das Interaktionsverhalten der konföderierten Interviewerin nicht nur hinsichtlich einer isolierten Verhaltenskomponente variiert. Dem Verhalten in alltäglichen Interaktionen entsprechend sollte das Bestreben der Interviewerin, ein persönliches oder unpersönliches Gespräch zu führen, durch ein komplexes und konsistentes Muster verbaler und nonverbaler Verhaltensweisen zum Ausdruck gebracht werden. Die Konzeption des Interviewverhaltens entspricht damit den Untersuchungen, in denen mehrere nonverbale und verbale Verhaltenskomponenten gleichzeitig variiert wurden (vgl. ROSENFELD 1967; JOURARD & FRIEDMAN 1970; BREED 1972; SODIKOFF et al. 1974; IMADA & HAKEL 1977).

Psychische Nähe. Zur Konzeption des Interaktionsverhaltens der Interviewerin, das ihre Intention, ein persönlich–verbindliches oder ein unpersönlich–unverbindliches Gespräch zu führen, zum Ausdruck bringt, wurden vorliegende Konstrukte zum nonverbalen Verhalten aufgegriffen (vgl. 2.1.4.). Mit den vergleichbaren Konstrukten 'Intimacy' (ARGYLE & DEAN 1965), 'Immediacy' (MEHRABIAN 1972) und 'Nonverbal Involvement' (PATTERSON 1983) werden nonverbale Verhaltenskomponenten zusammengefaßt, die in der Interaktion die affektive Einstellung und Zuwendungsbereitschaft zum Interaktionspartner ausdrücken und vom Gegenüber in diesem Sinne interpretiert werden. Im Hinblick auf diese Funktion trägt das nonverbale Verhalten (z.B. Blickkontakt, räumliche Distanz, Körperhaltung, Mimik und Gestik) dazu bei, die 'Intimität' oder 'Nähe' zwischen den Interaktionspartnern zu regulieren.
Die im Rahmen dieser Konstrukte unter einem funktionalen Gesichspunkt integrierten nonverbalen Verhaltenskomponenten wurden auf verbaler Verhaltensebene durch die Selbstöffnung (Self–Disclosure) erweitert. Der Einbeziehung dieses inhaltlichen Aspektes des verbalen Verhaltens liegt die Annahme zugrunde, daß der Wunsch nach einem persönlichen Gespräch u.a. auch

daran erkennbar ist, daß der Interaktionspartner seinem Gegenüber persönlich–bedeutsame und emotional–getönte Informationen über die eigene Person mitteilt (vgl. ALTMAN & TAYLOR 1973).
Für die Dimension der Interaktion, die durch diese verbalen und nonverbalen Verhaltenskomponenten konstituiert und über diese Verhaltenskomponenten zwischen den Interaktionspartnern wechselseitig reguliert wird, wurde die Bezeichnung 'Psychische Nähe' gewählt. Das Bemühen der Interviewerin, im Interview ein hohes Ausmaß 'Psychische Nähe' (HAPN) herzustellen, sollte danach in ihrem verbalen Verhalten durch eine Selbstöffnung (Self–Disclosure) und in ihrem nonverbalen Verhalten durch einen vermehrten Blickkontakt mit ihrer Gesprächspartnerin, durch eine zugewandte Körperhaltung, durch eine freundliche Mimik (z.B. Anlächeln der Interviewpartnerin und zustimmendes Kopfnicken) und durch eine vermehrte Gestik zum Ausdruck kommen. Dementsprechend kann die Intention der Interviewerin, in der Interaktion ein niedriges Ausmaß 'Psychischer Nähe' (NAPN) aufrechtzuerhalten, durch das Fehlen persönlich–bedeutsamer und emotionaler Äußerungen, durch einen verminderten Blickkontakt, durch eine weniger zugewandte Körperhaltung und durch eine insgesamt reduzierte Mimik und Gestik während des Interviews verdeutlicht werden.

Standardisierung des Verhaltens der Interviewerin. Mit der Konzeption der 'Psychischen Nähe' sind die verbalen und nonverbalen Grundelemente des Verhaltens gegeben, die das Bemühen der Interviewerin um ein hohes (HAPN) oder niedriges Ausmaß 'Psychischer Nähe' (NAPN) im Interview zum Ausdruck bringen. Die Operationalisierung der 'Psychischen Nähe' des Interviews durch ein weitgehend standardisiertes Verhalten der Interviewerin wirft jedoch einige grundlegende Fragen auf, deren Erörterung das Vorgehen bei der Konzeption der Interviewbedingungen weiter verdeutlicht und die praktische Umsetzung der Zielvorgaben veranschaulicht.

Allgemeiner Zielkonflikt. Die Standardisierung des Verhaltens der Interviewerin während des Interviews ist, wie sich bei den Vorversuchen deutlich herausstellte, mit einem grundsätzlichen Zielkonflikt verbunden: Einerseits ist eine weitgehende Standardisierung des verbalen und nonverbalen Interaktionsverhaltens der Interviewerin unter methodischen Gesichtspunkten notwendig und wünschenswert, um durch die Kontrolle von Störvariablen die Vergleichbarkeit der Interviews sicherzustellen und die interne Validität der Untersuchung zu gewährleisten. Andererseits besteht die Gefahr, daß das Verhalten unnatürlich, gekünstelt und synthetisch wirkt, wenn im Zuge der Standardisierung in das komplexe Interaktionsverhalten so weit eingegriffen wird, daß die 'Ganzheitlichkeit' des Verhaltens gestört und die Konsistenz der verschiedenen verbalen und nonverbalen Verhaltenskomponenten verloren geht. Eine zu weit gehende Festlegung des Verhaltens der Interviewerin (mit der Gefahr 'laborspezifischer' Effekte) würde die Übertragbarkeit der experimentell–kontrollierten 'Laborinteraktion' mit alltäglichen Interaktionen gefährden und damit die externe Validität der Untersuchungsergebnisse beeinträchtigen.

Um beiden Zielen, das der internen Validität und das der externen Validität, möglichst weitgehend gerecht zu werden, wurde das verbale und nonverbale Verhalten der konföderierten Interviewerin nicht schematisch 'zusammengesetzt', sondern zunächst hinsichtlich prägnanter 'Eckwerte' festgelegt (z.B. für das HAPN-Interview: konstanter Blickkontakt mit der Interviewpartnerin beim Zuhören etc.; oder z.B. für das NAPN-Interview: symmetrische, gerade Sitzhaltung etc.). Im Rahmen umfangreicher, über Videoaufnahmen kontrollierter Vorversuche wurde anschließend das in den Grundzügen festgelegte HAPN- und NAPN-Verhaltensmuster mit den konföderierten Interviewerinnen so weit eingeübt und teilweise modifiziert, bis ein (hinsichtlich relevanter Indizes) weitgehend konstantes Verhalten erreicht wurde, das von den Vpn im Sinne eines hohen oder niedrigen Ausmaßes 'Psychischer Nähe' wahrgenommen wurde und die Vpn am Verhalten der Interviewerin keine Auffälligkeiten mehr feststellten.

'Dosierung' des Verhaltens. Für die Konzeption eines Interviewverhaltens, das auf ein niedriges oder hohes Ausmaß 'Psychischer Nähe' ausgerichtet ist und von den Interviewpartnerinnnen entsprechend wahrgenommen und erwidert wird, erwies sich der Ausprägungsgrad bzw. die 'Dosierung' der Verhaltenskomponenten als entscheidend. Beispielsweise wurde ein nicht-unterbrochener Blickkontakt der Interviewerin oder eine geringe Distanz im Interview von vielen Vpn der Vorversuche als unangenehm empfunden und nicht als Ausdruck des Bemühens um einen persönlichen Kontakt gewertet.
Damit übereinstimmend weisen eine Reihe von Untersuchungen darauf hin, daß eine extreme oder eine, der jeweiligen Beziehung der Partner unangemessene Ausprägung verbaler oder nonverbaler Verhaltenskomponenten (z.B. eine extreme Reduzierung der räumlichen Distanz zum Interaktionspartner, vgl. SUNDSTROM & ALTMAN 1976; ein konstanter Blickkontakt (Anstarren), vgl. ELLSWORTH et al. 1972; eine unangemessene Selbstöffnung, vgl. DERLEGA & GRZELAK 1979) bei Interaktionspartnern nicht zu einer reziproken Erwiederung, sondern im Sinne der Equilibrium-Theorie zu kompensatorischen Reaktionen führt.
Im Hinblick darauf wurde auf eine Einbeziehung der räumlichen Distanz zur Operationalisierung der 'Psychischen Nähe' verzichtet und die Selbstöffnung, das Blickverhalten, die Sitzhaltung, die Mimik und Gestik der Interviewerin nur in soweit variiert, wie bei den Vpn der Vorversuche reziproke Reaktionen beobachtet wurden.

3.3.2.1. Operationalisierung der 'Psychischen Nähe' durch das verbale Verhalten der Interviewerin

Für die Operationalisierung der 'Psychischen Nähe' des Interviews durch das verbale Interviewverhalten wurde die Selbstöffnung (Self–Disclosure) der Interviewerin genutzt. Der experimentellen Manipulation der Selbstöffnung liegt die Annahme zugrunde, daß das Bemühen der Interviewerin, ein persönliches Gespräch zu führen, in ihren verbalen Verhalten dadurch verdeutlicht werden kann, daß sie im Interview private, ihre Person betreffende Informationen offenlegt. Indem die Interviewerin beispielsweise ihre persönlichen Erfahrungen schildert, ihrer Partnerin ihre gefühlsmäßigen Einstellungen und Bewertungen mitteilt oder zu den angesprochenen Themen in persönlich–emotionaler Weise Stellung nimmt, eröffnet sie ihrer Interviewpartnerin die Möglichkeit, sie näher kennenzulernen und bringt damit ihr Interesse an einer Intensivierung des Gesprächskontaktes zum Ausdruck. Durch ihre Selbstöffnung sollte die Interviewerin es ihrer Partnerin erleichtern, ihrerseits ebenfalls persönlich–bedeutsame Themen anzusprechen und sich im Gespräch zu öffnen. Im Kontrast dazu läßt ein weitgehendes Fehlen persönlicher Äußerungen und privater Stellungnahmen für die Gesprächspartnerin erkennen, daß die Interviewerin kein persönliches Gespräch anstrebt, sondern im Interview einen geringen Grad 'Psychischer Nähe' beibehalten möchte.

Konzeptionelle Grundlagen. Ausgehend von den Arbeiten von JOURARD (1959) wird die Mitteilung privater Informationen über die eigenen Person unter dem Beriff 'Self–Disclosure' (Selbstöffnung) konzipiert und untersucht. Angesichts der vielfältigen Formen von Selbstöffnung und der Breite der damit angesprochenen Phänomene führen Ansätze, Selbstöffnung exakt zu definieren und operational einzugrenzen, zu mehr oder weniger weitgefaßten Definitionen (vgl. dazu COZBY 1973; CHELUNE 1978, 1979). Übereinstimmend wird Self–Disclosure auf verbale Äußerungen eingegrenzt, die Informationen über die eigene Person beinhalten.
Eine Vielzahl experimenteller Untersuchungen zeigt, daß die Selbstöffnung eines Interaktionspartners (variiert beispielsweise in Erstkontakten durch einen Konföderierten des Versuchsleiters) vom Gegenüber erwidert wird (vgl. dazu COZBY 1973; CHAIKIN & DERLEGA 1974; ARCHER 1979). Danach führt ein hohes Ausmaß an Selbstöffnung dazu, daß sich der Partner ebenfalls im Gespräch öffnet und persönliche Informationen über sich mitteilt. Ebenso geht ein Fehlen privater, selbsteinbringender Äußerungen mit einem geringen Ausmaß an Selbstöffnung des Partners einher.
Während der Reziprozitätseffekt ('Dyadic Effect'; vgl. JOURARD 1959) empirisch weitgehend gesichert werden konnte, ist die theoretische Erklärung der Erwiderung der Selbstöffnung umstritten. Drei konkurierende Erklärungsansätze lassen sich unterscheiden (vgl. ARCHER 1979; KLEINKE 1979):

- Nach der 'Trust–Attraction' (Vertrauens–Wertschätzungs)–Hypothese, – der älteste, auf JOURARD (1959) zurückgehende Erklärungsansatz – bewirkt die Selbstöffnung beim Rezipienten Vertrauen und Wertschätzung für den Partner. Diese positive Einstellung gegenüber dem Interaktionspartner äußert sich, als Zeichen der Sympathie und Ausdruck des Vertrauens, in einer entsprechenden Selbstöffnung des Rezipienten.

- Der 'Social Exchange' (Sozialen–Austausch)–Hypothese zufolge wird die Selbstöffnung als eine positive Verstärkung erfahren. Der Rezipient der Selbstöffnung fühlt sich angesichts des belohnenden Effektes verpflichtet, dem Interaktionspartner über die eigene Selbstöffnung die Belohnung zu erwidern (vgl. WORTHY et al. 1969).

- Ein ähnlicher Erklärungsansatz wird aus der Equity–Theorie (WALSTER et al. 1978) abgeleitet: Danach streben die Interaktionspartner ein Gleichgewicht der Austauschverhältnisse an und erwidern demzufolge die Selbstöffnung des Partners, um das Gleichgewicht von Kosten und Ertrag für beide Interaktionspartner wiederherzustellen bzw. aufrechtzuerhalten (vgl. CHAIKIN & DERLEGA 1974).

- In Anlehnung an die soziale Lerntheorie von BANDURA (1977) führt die 'Modelling'–Hypothese (RUBIN 1973, 1975) die Erwiderung der Selbstöffnung darauf zurück, daß die Vpn sich vor allem in der uneindeutigen und unsicheren Laborsituation am Verhalten des Modells orientiert, indem sie nach Hinweisen für die Angemessenheit ihres Verhaltens suchen und infolgedessen die gezeigte Selbstöffnung (z.B. des Konföderierten) erwidern. Danach wird der Reziprozitätseffekt primär als ein Artefakt betrachtet, der durch die Demand–Charakteristik der Laborsituation hervorgerufen wird.

Bisher konnte keiner der drei Erklärungsansätze abschließend bestätigt werden. ARCHER (1979; vgl. auch CHELUNE 1979b) kommt in seiner Literaturübersicht zu dem Schluß, daß die 'Social Exchange'–Hypothese bisher am weitesten gestützt werden konnte, jedoch den anderen Erklärungsmöglichkeiten, in Abhängigkeit des speziellen Settings der Untersuchung, ebenfalls Gültigkeit zukommt.
Untersuchungen des Einflusses der Selbstöffnung auf die Einstellungen des Rezipienten zeigen mehrheitlich einen kurvenlinearen Zusammenhang: Ein mittlerer Grad der Selbstöffnung des Interaktionspartners führt zu einer positiven Einstellung des Rezipienten, während ein geringes oder ein extrem hohes Ausmaß der Selbstöffnung weniger positive Einstellungen des Interaktionspartners hervorruft (KLEINKE 1979). Negative Effekte eines extrem hohen Grades an Selbstöffnung des Interaktionspartners können im Rahmen der Reaktanz–Theorie (BREHM 1966) erklärt werden: Danach wird eine extrem hohe oder unangemessene Selbstöffnung vom Interaktionspartner als eine Ein-

schränkung seines eigenen Freiraums erlebt und führt zu einer negativen Einstellung bzw. zu einer Verminderung der Selbstöffnung des Rezipienten (ARCHER & BERG 1978).
Die Auswirkungen der Selbstöffnung auf Einstellungen und Verhalten des Rezipienten sind weiter davon abhängig, wie der Rezipient die Selbstöffnung seines Partners attribuiert. Entscheidend ist, welche Motive dem Partner, der private Informationen offenlegt, unterstellt werden. Sofern der Rezipient die Selbstöffnung des Interaktionspartners als eine freiwillige Öffnung wahrnimmt, die ausschließlich einer Person gilt und nicht vom Interaktionspartner gewohnheitsmäßig anderen Interaktionspartnern ebenfalls entgegen gebracht wird, steigert die Selbstöffnung die Wertschätzung für den Partner. Deutliche Hinweise auf einen 'Personalistic'–Effekt ergeben die Untersuchungen von CERTNER (1973), JONES & ARCHER (1976) und JONES & GORDON (1972): Vpn schätzen eine Stimulusperson positiver ein, wenn deren Selbstöffnung ausschließlich einer Person (bzw. der Vp selbst) gilt und bewerten die Stimulusperson weniger günstig, wenn sie gegenüber anderen Personen ebenfalls Self–Disclosure zeigt.
Nach diesen Hinweisen erscheint die Selbstöffnung der Interviewerin grundsätzlich geeignet, der Interviewpartnerin ihr Bemühen zu signalisieren, ein hohes Ausmaß 'Psychischer Nähe' im Interview herzustellen. Eine Erwiderung des von der Interviewerin angestrebten hohen Ausmaßes 'Psychischer Nähe' ist dann zu erwarten, wenn ihre selbsteinbringenden Äußerungen (1) nicht extrem sind und von den Interviewpartnerinnen nicht als aufdringlich empfunden werden und (2) als ein spontaner und der Situation angemessener Eigenbeitrag der Interviewerin zum Interview, der (3) ausschließlich der Person der Gesprächspartnerin gilt, erlebt werden. Ebenso sollte an dem Fehlen persönlich–emotionaler Äußerungen der Interviewerin ihr Bestreben ersichtlich werden, das Gespräch auf allgemeine und neutrale Themen zu beschränken und dadurch ein niedriges Ausmaß 'Psychischer Nähe' im Interview beizubehalten.

Operationalisierung der Selbstöffnung der Interviewerin. Das verbale Verhalten der konföderierten Interviewerin während des Interviews setzte sich zusammen aus der einführenden Instruktion (Anhang S.3,4), gefolgt von der Vorstellung der Interviewerin (Anhang S.5). Jede der fünf Interviewfragen bestand aus einem einleitenden Vorspann und der daran anschließenden Interviewfrage. Für die Operationalisierung der 'Psychischen Nähe' des Interviews durch das verbale Verhalten wurde die Vorstellung der Interviewerin und der Vorspann der Interviewfragen genutzt.

Vorstellung der Interviewerin. Im Interview mit niedrigem Ausmaß 'Psychischer Nähe' (NAPN–Interview) stellte sich die Interviewerin mit der Angabe ihres Vornamens, ihres Studienfaches und der Semesterzahl vor. Im Interview mit hohem Ausmaß 'Psychischer Nähe' (HAPN–Interview) fügte die Interviewerin diesen allgemeinen Angaben persönliche Bemerkungen hinzu, indem sie ihr persönliches Interesse an dem Thema des Interviews 'Kontaktprobleme von

Studienanfängern' betonte und auf die Möglichkeit hinwies, sich im Verlauf des Interviews besser kennenlernen zu können (Beispiel: "Ich glaube, bei dem Thema meines Interviews kann man sich auch persönlich besser kennenlernen."). Durch die persönliche Stellungnahme der Interviewerin sollte bereits vor Beginn des Interviews eine vertraute Atmosphäre geschaffen und das Bestreben der Interviewerin nach einem engen Gesprächskontakt verdeutlicht werden.

Vorspann der Interviewfragen. Jede der fünf Interviewfragen wurde durch einen Vorspann eingeleitet, der die anschließende Interviewfrage thematisch vorbereitet. Im NAPN – Interview bestand der Vorspann jeweils aus allgemein – gehaltenen Aussagen, die keinen persönlich – emotionalen Bezug zur Person der Interviewerin erkennen lassen sollten. Im HAPN – Interview schilderte die Interviewerin in der Einleitung der Interviewfrage ihre persönlichen Erfahrungen, privaten Einschätzungen und Gefühle in Bezug auf das Thema der Frage, wodurch sie eine persönlich – emotionale Verbindung zur anschließenden Interviewfrage herstellte.
Die Interviewfragen im HAPN – und NAPN – Interview waren identisch (vgl. 3.3.3.). Um jedoch nicht durch inhaltliche Unterschiede des NAPN – und HAPN – Vorspanns einen unterschiedlichen Anregungsgehalt hervorzurufen, wurde versucht, den Informationsgehalt des NAPN – und HAPN – Vorspanns zu paralellisieren bzw. anzugleichen. Die einleitenden Statements im NAPN – und HAPN – Interview sollten dabei inhaltlich möglichst gleichwertig sein, sich jedoch hinsichtlich der darin zum Ausdruck kommenden persönlich – emotionalen Beteiligung der Interviewerin unterscheiden. Dies wurde in der Regel dadurch erreicht, daß die in unverbindlicher und allgemeiner Form abgefaßte Aussage des NAPN – Vorspanns im HAPN – Vorspann in der Ich – Form (und mit teilweise veränderter, emotional – getönter Wortwahl) formuliert wurde. In Tabelle 3.1. wird dieses Vorgehen an einem Beispiel verdeutlicht.
Um die Spontanität der Selbstöffnung im HAPN – Interview zu betonen, wurde der HAPN – Vorspann jeweils frei gesprochen, die anschließende Interviewfrage jedoch von einer Karte (DIN A 5) abgelesen. Durch diese Kontrastierung sollte die Selbstöffnung des HAPN – Vorspanns als ein spontaner, persönlicher Eigenbeitrag der Interviewerin erscheinen, während durch das Ablesen die Interviewfrage als Bestandteil eines vorbereiteten Interviews herausgestellt werden sollte. Im NAPN – Interview blickte die Interviewerin jeweils zu Beginn eines jeden Satzes kurz auf ein Blatt Papier (DIN A 5), um damit zu verdeutlichen, daß Vorspann und Interviewfrage Bestandteil eines vorher vorbereiteten Interviews seien, das die Möglichkeit einer Selbstöffnung in Form einer eigenen, persönlichen Stellungnahme für die Interviewerin nicht vorsieht.

	HOHES AUSMASS PSYCHISCHER NÄHE (HAPN)	NIEDRIGES AUSMASS PSYCHISCHER NÄHE (NAPN)
VORSPANN	In meiner ersten Zeit in Bielefeld habe ich mich sehr unwohl gefühlt, weil ich niemanden kannte. Ich fühlte mich lange Zeit ziemlich allein hier an der Uni. Erst mit der Zeit habe ich es geschafft, mir einen Bekanntenkreis aufzubauen. Ich selbst habe mich dabei aber ziemlich bemühen müssen.	Erstsemester und Studienanfänger fühlen sich häufig in der ersten Zeit nicht wohl, weil sie noch niemanden kennen und sich allein fühlen an der Uni. Erst mit der Zeit gelingt es, sich einen Bekanntenkreis aufzubauen, was aber meist ein langwieriger Prozeß ist.
FRAGE	Wie ist Deine Situation als Studienanfänger? Fällt es Dir schwer, Kontakte zu finden?	

Tabelle 3.1: OPERATIONALISIERUNG DER SELBSTÖFFNUNG

HAPN – und NAPN – Vorspann am Beispiel der ersten Interviewfrage der Interviewform B.

3.3.2.2. Operationalisierung der 'Psychischen Nähe' durch das nonverbale Verhalten der Interviewerin

Das verbale Verhalten der Interviewerin (Selbstöffnung im Interview mit hohem und das Fehlen selbsteinbringender, die eigene Person betreffender Äußerungen im Interview mit niedrigem Ausmaß 'Psychischer Nähe') wurde durch ein entsprechendes nonverbales Verhalten der Interviewerin ergänzt. Im Interview mit hohem Ausmaß 'Psychischer Nähe' (HAPN – Interview) sollte ihr nonverbales Verhalten eine persönliche Beteiligung und Zuwendungsbereitschaft signalisieren und damit in Verbindung mit der Selbstöffnung ihren Wunsch nach einem persönlichen Gespräch verdeutlichen. Im Interview mit niedrigem Ausmaß 'Psychischer Nähe' (NAPN) sollte das insgesamt zurückhaltende, nonverbale Verhalten der Interviewerin eine affektiv – neutrale, jedoch nicht unfreundliche Haltung zum Ausdruck bringen. Zusammen mit den allgemein – gehaltenen Äußerungen sollte das nonverbale Verhalten der Interviewerin für die Interviewpartnerinnen keine Intention erkennen lassen, den Gesprächskontakt zu intensivieren.

Nonverbales Verhalten der Interviewerin. Zur Operationalisierung des nonverbalen Verhaltens der Interviewerin, das ihr Bemühen um einen persönlichen oder unpersönlichen Gesprächskontakt erkennen ließ, wurden solche nonverbalen Verhaltenskomponenten genutzt, die in einer Interaktion im Rahmen der indikativen Funktion die Einstellung, Zuwendungsbereitschaft und Beteiligung eines Interaktionspartners anzeigen und im Rahmen der kommunikativen Funktion vom Gegenüber in diesem Sinne aufgenommen werden. Den vorliegenden Konzepten zum nonverbalen Verhalten entsprechend (vgl. 2.1.4.) unterschied sich das nonverbale Verhalten der Interviewerin im Interview mit hohem Ausmaß 'Psychischer Nähe' (HAPN) von ihrem Verhalten im Interview mit niedrigem Ausmaß 'Psychischer Nähe' (NAPN) durch einen höheren Blickkontaktanteil, durch eine stärker der Interviewpartnerin zugewandte Körperhaltung, durch eine vermehrte Gestik und durch eine lebhaftere Mimik.

Das Blickverhalten der konföderierten Interviewerin. Der Blickkontakt mit dem Interaktionspartner (vgl. Übersichten von ELLSWORTH & LUDWIG 1972; ARGYLE & COOK 1976) erweist sich als ein nonverbaler Indikator der Einstellung und Zuwendungsbereitschaft gegenüber dem Interaktionspartner (z.B. EXLINE & WINTERS 1965; PELLEGRINI et al. 1970; LALLJEE 1978). Ebenso zeigen Untersuchungen, die unter dem kommunikativen Aspekt die Wirkung des Blickkontaktes auf den Interaktionspartner untersuchen, daß der Blickkontakt vom Gegenüber als Hinweis auf eine dem Partner geltenden Zuwendung und Aufmerksamkeit und als Ausdruck einer positiven Einstellung aufgenommen und erwidert wird. Im einzelnen zeigt sich, daß ein vermehrter Blickkontakt, vor allem in Verbindung mit einem freundlichen Gesprächsinhalt, zu einer positiven Bewertung durch den Interaktionspartner führt (KLECK & NUESSLE 1968; ELLSWORTH & CARLSMITH 1968; COOK & SMITH 1975), die Offenheit bzw. die Intimität der Kommunikation fördert (ELLSWORTH & ROSS 1975) und beim Interaktionspartner längere Antworten sowie eine geringere räumliche Distanz hervorruft (KLEINKE et al. 1975).

Die ursprüngliche Absicht, im NAPN- und HAPN-Interview einen unterschiedlich hohen, 'programmierten' Anteil an Blickkontakt mit der Interviewpartnerin zu realisieren, mußte allerdings aufgegeben werden, da sich in Vorversuchen die Einhaltung eines festgelegten Blickkontaktanteils (im Gegensatz z.B. zu ELLSWORTH & CARLSMITH 1968) als nicht durchführbar erwies, zumal durch diese 'Programmierung' des Blickverhaltens das Interaktionsverhalten der Interviewerin insgesamt sehr starr und unnatürlich wirkte. Um dennoch eine hinreichende Standardisierung des Blickverhaltens der Interviewerin zu erzielen, wurde im Interview mit hohem Ausmaß 'Psychischer Nähe' (HAPN-Interview) die Interviewpartnerin während des Sprechens und Zuhörens konstant angeblickt. Lediglich zu Beginn der Interviewfrage (nach dem einleitenden persönlichen Vorspann) blickte die Interviewerin kurzzeitig auf eine Karte (DIN A5), die sie von ihren Knien aufnahm. Dadurch sollte zusätzlich verdeutlicht werden, daß die Interviewfrage Bestandteil des vorbereiteten Interviews ist, so daß, im Kontrast dazu, die persönliche Stellungnahme im HAPN-Vorspann (vgl. 3.3.2.1.) als ein spontaner Beitrag der Interviewerin erschien.

Auch im Interview mit niedrigem Ausmaß 'Psychischer Nähe' (NAPN–Interview) wurde die Interviewpartnerin während ihrer Antworten konstant angeblickt. Im Gegensatz zur HAPN–Bedingung wurde im NAPN–Interview jedoch der Blickkontakt während der Sprechphase der Interviewerin mehrfach unterbrochen. Zu Beginn eines jeden Satzes blickte die Interviewerin kurz auf ein Blatt Papier, das sie während des Interviews in den Händen hielt. Dadurch wurde zusätzlich deutlich, daß auch der allgemeine Vorspann im NAPN–Interview (vgl. 3.3.2.1.) ebenso wie die Interviewfrage zum vorbereiteten Interview gehörte.
Die in den Vorversuchen (n=25) erzielte Übereinstimmung des Blickverhaltens der konföderierten Interviewerinnen war für die HAPN–Interviews relativ hoch. Hier lag der Zeitanteil der Blicke, die auf die Interviewpartnerin gerichtet war, zwischen 94% bis 99% der Sprech– und Zuhörzeit. Etwas größere Schwankungen traten in den NAPN–Interviews auf, für die während der Sprechphasen der Interviewerin ein Blickkontaktanteil von 62% bis 76% registriert wurde.

Die Körperhaltung der konföderierten Interviewerin. Die Körperhaltung in Relation zum Interaktionspartner zeigt die Entspanntheit und die Zugewandtheit zum Gegenüber an. MEHRABIAN (1972) ordnet die Körperhaltung der 'Immediacy'–Dimension zu. Danach ist ein nach vorne, auf den Interaktionspartner hin geneigte Körperhaltung (Forward Lean) und die Ausrichtung der Körperebene auf den Interaktionspartner (Orientation) ein nonverbaler Indikator für den Grad der 'Unmittelbarkeit' (Immediacy) der Interaktion. Eine zur Seite hin geneigte Körperhaltung (Sideway Lean) und eine asymmetrische Arm–Position ist, im Vergleich zu einer symmetrischen Körper– bzw. Hand–Position Ausdruck der Entspannung und wird der 'Potency'–Dimension zugeordnet.
Bei der Standardisierung der Körperhaltung der Interviewerin war zu berücksichtigen, daß die Sitzhaltung von der konföderierten Interviewerin sowohl im Stuhl als auch im Rollstuhl eingenommen werden konnte, ohne dabei verkrampft und unnatürlich zu wirken. Im HAPN–Interview nahm die Interviewerin eine leicht asymmetrische, zur (links vor ihr sitzenden) Interviewpartnerin hin geneigte Körperhaltung ein. Der linke Ellenbogen der Interviewerin war leicht auf der Lehne des Stuhls bzw. Rollstuhls aufgestützt, ohne jedoch die Bewegungsfreiheit des Arms zu beeinträchtigen. Diese Sitzhaltung im HAPN–Interview vermittelte insgesamt den Eindruck einer zugewandten und engagierten Haltung der Interviewerin.
Während des NAPN–Interviews saß die konföderierte Interviewerin aufrecht und relativ gerade im Stuhl bzw. Rollstuhl, ohne jedoch verkrampft zu wirken. Die Hände mit dem Blatt Papier lagen symmetrisch auf den Oberschenkeln. Diese Sitzhaltung im NAPN–Interview entspricht einer eher reservierten, aber dennoch aufmerksamen und konzentrierten Haltung.

Die Gestik der konföderierten Interviewerin. Sprechbegleitende (demonstrative) Gesten (vgl. auch 3.4.1.3.), die den Inhalt der sprachlichen Äußerungen illustrieren, unterstreichen oder modifizieren, zeigen die Aktiviertheit, Aufmerksamkeit und Beteiligung des Sprechers an (vgl. z.B. ROSENFELD 1966) und können im Sinne dieser expressiven Funktion zur Operationalisierung der 'Psychischen Nähe' des Interviews beitragen.
Anzahl und insbesondere der Zeitpunkt demonstrativer Gesten waren jedoch nur schwer zu standardisieren, ohne die Natürlichkeit des Interaktionsverhaltens zu beeinträchtigen, so daß schließlich auf eine genaue Festlegung der Gestik (hinsichtlich Anzahl, Form und Zeitpunkt) verzichtet wurde.
Im HAPN – Interview waren die Hände der Interviewerin frei beweglich, da die Karten mit den Interviewfragen auf ihren Knien lagen und nur während der Fragen aufgenommen wurden. Die konföderierten Interviewerinnen wurden angewiesen, während des persönlichen Vorspanns im HAPN – Interview mindestens eine demonstrative Geste zu zeigen. Tatsächlich jedoch wurden von den Interviewerinnen regelmäßig mehrere demonstrative Gesten ausgeführt. Im NAPN – Interview hielten die Interviewerinnen während des gesamten Interviews ein Blatt Papier (DIN A4) in den Händen, wodurch die Gestik weitgehend unterbunden werden konnte.
Die Videoanalyse des Interaktionsverhaltens der konföderierten Interviewerinnen während der Vorversuche bestätigte, daß die beabsichtigten Unterschiede zwischen HAPN – und NAPN – Interviews hinsichtlich der Gestik tatsächlich eingehalten werden konnten.

Die Mimik und Kopfbewegungen der Interviewerin. Das mimische Verhalten erwies sich als am wenigsten standardisierbar. Um dennoch das Interaktionsverhalten im HAPN – und NAPN – Interview im Hinblick auf Mimik und Kopfbewegungen zu differenzieren, wurden die Interviewerinnen angewiesen, im HAPN – Interview durch gelegentliches Lächeln und Kopfnicken während der Antworten die Interviewpartnerin zu unterstützen und im NAPN – Interview auf Lächeln und Kopfnicken, soweit möglich, zu verzichten.
Die Videoanalyse der Vorversuche ergab zwar Schwankungen hinsichtlich des Ausmasses an Kopfbewegungen und Lächeln zwischen den konföderierten Interviewerinnen und über verschiedene Interviews, ein deutlicher Unterschied in der beabsichtigten Richtung konnte jedoch zwischen HAPN – und NAPN – Interviews eingehalten werden.
Die Tabelle 3.2 gibt stichwortartig einen Überblick über das verbale und nonverbale Verhalten der konföderierten Interviewerin im HAPN – und im NAPN – Interview.

HOHES AUSMASS PSYCHISCHER NÄHE (HAPN)	NIEDRIGES AUSMASS PSYCHISCHER NÄHE (NAPN)
VERBALES VERHALTEN DER INTERVIEWERIN	
VORSTELLUNG DER INTERVIEWERIN	
persönliche Vorstellung: Angabe des Vornamens, Studienfachs und Semesterzahl Hinweis auf persönliche Bedeutsamkeit des Interviewthemas und auf die Möglichkeit des Kennenlernens	unpersönliche Vorstellung: Angabe des Vornamens, Studienfachs und Semesterzahl
VORSPANN ZUR INTERVIEWFRAGE	
Selbsteinbringung (Self-Disclosure)	allgemeine Einleitung der Interviewfrage
NONVERBALES VERHALTEN DER INTERVIEWERIN	
BLICKVERHALTEN	
konstanter Blickkontakt beim Sprechen und Zuhören	unterbrochener Blickkontakt während des Sprechens (beim Ablesen der Einleitungen der Interviewfragen) konstanter Blickkontakt beim Zuhören
GESTIK	
mindestens eine demonstrative Geste während des Sprechens	keine Gestik Interviewerin hält während des Interviews ein Blatt Papier in den Händen
KÖRPERHALTUNG	
assymetrische, leicht in Richtung der Interviewpartnerin geneigte Körperhaltung	symetrische Körperhaltung, Interviewerin sitzt gerade in Stuhl bzw. Rollstuhl keine Neigung der Körperhaltung in Richtung der Interviewpartnerin
MIMIK UND KOPFBEWEGUNGEN	
gelegentliches Lächeln und Kopfnicken beim Zuhören und Sprechen	kein Lächeln, vereinzeltes Kopfnicken beim Zuhören

Tabelle 3.2: VERBALES UND NONVERBALES VERHALTEN DER INTERVIEWERIN

Verbales und nonverbales Verhalten der konföderierten Interviewerin im HAPN– und im NAPN–Interview

3.3.3. Experimentelles Design der Untersuchung

Experimentelle Bedingungen. Jede der 48 Vpn nahm an zwei Interviews teil. Eines der Interviews wurde von einer nichtbehinderten Interviewerin (NBH), das andere von einer konföderierten Interviewerin im Rollstuhl (BH) durchgeführt. Bei der Anmeldung zur Untersuchung wurden die Vpn zufällig einer der beiden Interviewbedingungen zugeordnet: Die Hälfte der Vpn nahm an (jeweils zwei) Interviews mit hohem Ausmaß 'Psychischer Nähe' (HAPN), die anderen 24 Vpn wurden (zweimal) unter der Bedingung niedriges Ausmaß 'Psychischer Nähe' (NAPN) interviewt. Die Tabelle 3.3 veranschaulicht schematisch das allgemeine experimentelle Design mit dem zweistufigen Meßwiederholungsfaktor 'Behinderung der Interviewerin' (BH) und dem zweistufigen unabhängigen Faktor 'Psychische Nähe' des Interviews (PN).

	BEHINDERTE INTERVIEWERIN (BH)	NICHTBEHINDERTE INTERVIEWERIN (NBH)	
HOHES AUSMASS PSYCHISCHER NÄHE (HAPN)	VP 1 VP 2 VP 3 . . . VP 24	VP 1 VP 2 VP 3 . . . VP 24	24 VPN 48 INTERVIEWS
NIEDRIGES AUSMASS PSYCHISCHER NÄHE (NAPN)	VP 25 VP 26 VP 27 . . . VP 48	VP 25 VP 26 VP 27 . . . VP 48	24 VPN 48 INTERVIEWS
	48 VPN 48 INTERVIEWS	48 VPN 48 INTERVIEWS	48 VPN 96 INTERVIEWS

Tabelle 3.3.: VERSUCHSPLAN DER UNTERSUCHUNG

Kontrollierte Bedingungen. Durch Ausbalancieren wurde eine Reihe weiterer Bedingungen kontrolliert, die einen bedeutsamen Einfluß auf das Verhalten der Interviewpartnerinnen erwarten lassen.

Konföderierte Interviewerin. Da mit jeder Vp zwei Interviews durchgeführt wurden, war der Einsatz zweier konföderierter Interviewerinnen (KI) notwendig, die als Mitglieder einer studentischen Arbeitsgruppe vorgestellt wurden (vgl. 3.2.1.). Die Konföderierten waren über die Hypothesen der Untersuchung nicht informiert, wenngleich ihnen die experimentellen Bedingungen natürlich nicht verborgen blieben, so daß möglicherweise Erwartungen in Form 'impliziter Hypothesen' nicht auszuschließen sind.
Um den sicherlich nicht vollständig zu vermeidenden Einfluß der Person der Interviewerin möglichst gering zu halten – die Interviewerinnen sollten sich ja nur durch die Körperbehinderung unterscheiden –, wurde versucht, das äußere Erscheinungsbild der beiden konföderierten Interviewerinnen weitgehend anzugleichen. Während der Interviews trugen beide Interviewerinnen eine dunkelblaue Jeans–Hose mit hellblauem Pulli, eine für Studenten unauffällige Kleidung. Die langen Haare der beiden Interviewerinnen waren hinten zusammengebunden, so daß beide Konföderierte, zumal bei relativ ähnlicher körperlicher Statur und gleicher Haarfarbe, hinsichtlich ihres äußeren Erscheinungsbildes keine ins Auge fallenden Unterschiede aufwiesen.

Interviewformen. Für die beiden Interviews der Vpn wurden zwei Interviewformen (IF) ausgearbeitet, die hinsichtlich ihres kognitiven und affektiven 'Anregungsgehaltes' möglichst gleichwertig sein sollten. Da mit einem bedeutsamen Einfluß des 'Intimitätsgrades' der Interviewfrage auf das verbale und nonverbale Verhalten der Interviewerinnen gerechnet werden muß (vgl. EXLINE et al. 1965; CARR & DABBS 1974; SCHULZ & BARFOOT 1974; GOLDBERG & WELLENS 1979) wurde versucht, die Fragen beider Interviewformen hinsichtlich ihres 'Intimitätsgrades' zu parallelisieren.
Dazu wurden in einer Voruntersuchung 35 Interviewfragen zum Themenbereich 'Kontaktprobleme von Studienanfängern' von 10 Erstsemesterinnen nach ihrem 'Intimitätsgrad' beurteilt. Die Vpn sollten auf einer siebenstufigen Skala angeben, wie 'persönlich oder intim' sie die Fragen empfinden, wenn sie 'von einer Kommilitonin, die sich nach ihren ersten Erfahrungen an der Universität erkundigt, während der ersten Begegnung' gestellt würden. Für die beiden Interviewformen (IF–A und IF–B) wurden jeweils zwei Fragen mit geringem und drei Fragen mit hohem Intimitätsgrad zusammengestellt. Dadurch sollten zwei, hinsichtlich ihres 'Intimitätsgrades' weitgehend gleichwertige Interviewformen geschaffen werden, wobei zusätzlich bei der endgültigen Zusammenstellung die inhaltliche Ähnlichkeit der Fragen berücksichtigt wurde. Die nachfolgenden Tabellen 3.4. und 3.5. zeigen die für die beiden Interviewformen A und B ausgewählten Fragen, sowie die Mittelwerte und Varianzen der Intimitätseinschätzung der Voruntersuchung.

INTERVIEWFORM A (IF A)

POSITION	INTERVIEWFRAGE	$\bar{x}$	s^2
1	WIE INTENSIV EMPFINDEST DU DEINE BISHERIGEN KONTAKTE AN DER UNI?	1.6	0.44
2	FINDEST DU IM ALLGEMEINEN LEICHT KONTAKT?	1.9	0.49
3	WOVON, GLAUBST DU, HÄNGT ES FÜR DICH AB, OB DU JEMANDEN SYMPATHISCH FINDEST?	5.8	0.96
4	WIE REAGIERST DU, WENN DU BEMERKST, DAß DICH JEMAND ABLEHNT, DEN DU GERNE MAGST?	5.2	1.16
5	WIE WIRST DU DAMIT FERTIG, WENN EINE INTENSIVE FREUNDSCHAFT AUSEINANDER GEHT?	5.5	1.05

Tabelle 3.4: **INTERVIEWFRAGEN DER INTERVIEWFORM A (IF−A)**

Mittelwerte und Varianzen der Intimitätseinschätzung (n=10)

INTERVIEWFORM B (IF B)

POSITION	INTERVIEWFRAGE	$\bar{x}$	s^2
1	FÄLLT ES DIR SCHWER, KONTAKTE ZU FINDEN?	1.7	0.41
2	FÄLLT ES DIR LEICHTER, IN SEMINAREN UND ARBEITSGRUPPEN KONTAKTE ZU FINDEN?	1.6	0.44
3	WAS, GLAUBST DU, MACHT DICH FÜR ANDERE SYMPATHISCH?	6.0	0.80
4	GELINGT ES DIR HÄUFIG, SELBST DIE INITIATIVE ZU ERGREIFEN, WENN DU JEMANDEN KENNENLERNEN WILLST?	4.8	0.96
5	LERNST DU LEICHTER FRAUEN ODER LEICHTER MÄNNER KENNEN?	4.4	1.04

Tabelle 3.5: **INTERVIEWFRAGEN DER INTERVIEWFORM B (IF−B)**

Mittelwerte und Varianzen der Intimitätseinschätzung (n=10)

Für die 10 ausgewählten Interviewfragen wurde jeweils ein HAPN– und NAPN–Vorspann verfaßt, mit dem die Frage erläutert und eingeleitet wurde und der im Interview im Rahmen einer gesprächssteuernden Funktion einen fließenden Übergang zur nächstfolgenden Frage ermöglichen sollte. Da der einleitende Vorspann zur Operationalisierung der 'Psychischen Nähe' des Interviews genutzt wurde, war es erforderlich, jeweils für die HAPN–Bedingung einen persönlichen und für die NAPN–Bedingung einen sachlich–neutralen Vorspann zu verfassen (vgl. 3.3.2.1.). Die Interviewformen A und B sind vollständig im Anhang auf S. 6 u.7 aufgeführt.

Reihenfolge der Interviews. Die beiden Interviews der Vpn fanden durchschnittlich im Abstand von 2 bis 3 Tagen statt. Um einen möglichen Reihenfolgeeffekt konstant zu halten, wurde die Abfolge der Interviews beim Ausbalancieren berücksichtigt.

Ausbalancieren. Um den Einfluß der wichtigsten Interviewbedingungen konstant zu halten, wurden die Faktoren 'konföderierte Interviewerin' (KI), 'Interviewform' (IF) und die 'Reihenfolge' der Interviews (RF) vollständig ausbalanciert, so daß unter jeder der vier Kombinationen der experimentellen Bedingungen (BH/PN) die Kombination der übrigen (2–stufigen) Faktoren (KI, IF, RF) gleich häufig auftreten. Die nachfolgende Tabelle 3.6. zeigt den ausbalancierten Versuchsplan.

1. INTERVIEW				2. INTERVIEW			
PN	KI	IF	BH	PN	KI	IF	BH
NAPN	1	A	BH	NAPN	2	B	NBH
NAPN	1	A	NBH	NAPN	2	B	BH
NAPN	1	B	BH	NAPN	2	A	NBH
NAPN	1	B	NBH	NAPN	2	A	BH
NAPN	2	A	BH	NAPN	1	B	NBH
NAPN	2	A	NBH	NAPN	1	B	BH
NAPN	2	B	BH	NAPN	1	A	NBH
NAPN	2	B	NBH	NAPN	1	A	BH
HAPN	1	A	BH	HAPN	2	B	NBH
HAPN	1	A	NBH	HAPN	2	B	BH
HAPN	1	B	BH	HAPN	2	A	NBH
HAPN	1	B	NBH	HAPN	2	A	BH
HAPN	2	A	BH	HAPN	1	B	NBH
HAPN	2	A	NBH	HAPN	1	B	BH
HAPN	2	B	BH	HAPN	1	A	NBH
HAPN	2	B	NBH	HAPN	1	A	BH

Tabelle 3.6: AUSBALANCIERTER VERSUCHSPLAN

Mit den Faktoren 'Psychische Nähe' des Interviews (PN: NAPN, HAPN), 'Behinderung' der Interviewerin (BH: BH, NBH), konföderierte Interviewerin (KI: 1,2), Interviewform (IF: A, B) und Position des Interviews (1. Interview, 2. Interview)

3.4. Abhängige Variablen

Zur Überprüfung des Einflusses der 'Behinderung' der Interviewerin und der 'Psychischen Nähe' des Interviews auf das Verhalten nichtbehinderter Interaktionspartner wurden verbale und nonverbale Verhaltensaspekte der Vpn erfaßt.
Das nonverbale Verhalten umfaßt zum einen Aspekte des Interaktionsverhaltens der Interviewpartnerinnen während des Interviews (Sprechzeit und Latenzzeit, Blickkontakt, Gestik) sowie zum anderen nonverbale Verhaltenskomponenten der Vpn, die während der anschließenden, weniger strukturierten Begegnungssituation mit der konföderierten Interviewerin (Rückmeldungsphase; vgl. 3.2.5.) beobachtet wurden (Dauer der Rückmeldung, räumliche Distanz und Abstandswinkel). Der Begriff 'verbales Verhalten' bezieht sich nach der Terminologie dieser Arbeit nicht auf Inhalts– oder Strukturaspekte der verbalen Äußerungen (Antworten) der Vp während des Interviews, die im Rahmen der vorliegenden Untersuchung nicht berücksichtigt wurden. Mit dem 'verbalen Verhalten' werden vielmehr die über den Fragebogen erhobenen Beurteilungs– und Selbstbeurteilungsdaten der Vpn zusammengefaßt und dem 'nonverbalen Verhalten' gegenübergestellt.
In den folgenden Abschnitten wird die Erfassung des nonverbalen Verhaltens (3.4.1.) und anschließend des verbalen Verhaltens (3.4.2.) näher beschrieben.

3.4.1. Nonverbales Verhalten

Technische und apparative Voraussetzungen. Während des Interviews wurde die Vp ohne ihr Wissen auf Videoband aufgezeichnet. Die Videokameras befanden sich im benachbarten Beobachtungsraum, der vom Interviewraum durch eine Scheibe in der der Vp gegenüberliegenden Wand getrennt war. Vom Interviewraum aus war es für einen uninformierten Beobachter nicht möglich, die Kameras hinter der Scheibe zu entdecken, da die Scheibe durch ein mit Büchern und Blumen gefülltes Regal verdeckt und die Objektivöffnungen der beiden Videokameras inmitten von Büchern und Zeitschriften kaum zu sehen waren.
Im Beobachtungsraum, den die Vp nach dem Interview zum Ausfüllen des Fragebogens aufsuchen mußte (vgl. 3.2.4.), waren die Kameras und die Videoanlage in einem vor der Scheibe aufgestellten Schrank, dessen Rückwand herausgenommen war, installiert, so daß die Vp auch im Beobachtungsraum die Kameras nicht entdecken konnte.

Der Abstand zwischen der Sitzposition der Vp und den Videokameras betrug ca. sechs Meter. Aufgrund der gegenüber der Interviewpartnerin seitlich versetzten Sitzposition der konföderierten Interviewerin war es möglich, die Vp aufzunehmen, ohne daß sie durch die vor ihr sitzende Interviewerin verdeckt wurde. Hinter der Scheibe befanden sich zwei Videokameras (SONY AVC-3250 CE), die unterschiedliche Schwarz-Weiß-Bildausschnitte von der Vp lieferten.
Mit der ersten Kamera ('Blickkontaktkamera') wurde das Gesicht der Vp bis zu den Schultern aufgezeichnet. Dieser Bildausschnitt war zur Registrierung des Blickverhaltens der Vp (vgl. 3.4.1.2.) vorgesehen. Der Bildausschnitt der zweiten Videokamera zeigte die Vp vom Kopf bis zu den Knien. Diese Aufnahmen wurden zur Registrierung des gestischen Verhaltens (vgl. 3.4.1.3.) genutzt.
Beide Kameras waren beweglich aufgestellt, um bei eventuellen Positionsveränderungen der Vp während des Interviews, insbesondere bei Kopfbewegungen der Vp, die Kamera adjustieren zu können. Die Videoanlage wurde vom Versuchsleiter bedient, der sich während des Interviews im Beobachtungsraum aufhielt. Die Aufnahmen beider Kameras wurden mit einem U-matic-Recorder (JVC CR-6600E) aufgenommen. Die Bildausschnitte der beiden Kameras wurden durch einen zwischen den Kameras und dem Recorder geschalteten Bildteiler (MAGNASONIC VIS-10 HVS) auf einem Gesamtbild aufgezeichnet, so daß auf dem linken Teilbild das Gesicht und auf dem rechten Teilbild die Gesamtaufnahme der Vp zu sehen ist. Simultan wurde über einen Zeit-Datum-Generator (FOR-A VTG-22) die Zeit ab Beginn des Interviews in Minuten, Sekunden, 1/10 und 1/100-Sekunden eingeblendet, um die Dauer der nonverbalen Verhaltenselemente bestimmen zu können. Zusätzlich konnte über den Zeit-Datum-Generator die jeweilige Vp-Nummer, die Interviewnummer und die Nummer der Versuchsbedingung aufgezeichnet werden, wodurch eine sichere Identifizierung der Aufzeichnungen gewährleistet war.

Registrierung des nonverbalen Verhaltens. Für die Registrierung des nonverbalen Verhaltens der Vp wurde die Videoaufnahme mit dem Recorder (JVC CR-6600E) abgespielt, der in Verbindung mit der Fernbedienung (JVC RM-7OU) eine stufenlose Regulierung der Abspielgeschwindigkeit erlaubt.

Durch die stufenlose Bandgeschwindigkeitsregulierung war es möglich, die Videoaufnahmen 'Bild für Bild' zu analysieren, wobei jedes Videobild ein Zeitintervall von 1/200 Sekunden umfaßt. Da über den Zeit-Datum-Generator die Zeit kontinuierlich mit eingeblendet war, konnte durch ein Justieren des Videobildes mit Hilfe der Fernbedienung der Zeitpunkt des Einsetzens und der Beendigung eines nonverbalen Verhaltenselements (z.B. Handbewegungen, Blickbewegungen) relativ exakt bestimmt werden. Durch ein langsames Abspielen der Aufnahme war somit gewährleistet, daß selbst kurzzeitige nonverbale Verhaltensweisen (z.B. kurzzeitige Blickrichtungsänderungen, kurzzeitige Gesten) zuverlässig identifiziert und hinsichtlich der zeitlichen Dauer vergleichsweise exakt erfaßt werden konnten.

In Anbetracht des erforderlichen Aufwandes und der zur Verfügung stehenden Mittel mußte die Auswertung des Videomaterials vom Autor durchgeführt werden. Damit ist sicherlich grundsätzlich die Gefahr verbunden, daß die Registrierung durch eine auf der Kenntnis der Hypothesen basierenden Erwartungshaltung beeinflußt wird. Diese Gefahr eines Beurteilereffektes ist zumindest bei der Erfassung des gestischen Verhaltens in Betracht zu ziehen, da bei der Kategorisierung der Handbewegungen dem Auswerter ein größerer Ermessensspielraum bleibt als beispielsweise bei der Messung der räumlichen Distanz (vgl. 3.4.1.3.).
Um einen möglichen Auswertereffekt zu kontrollieren und die Reliabilität der Registrierung abschätzen zu können, wurde die Hälfte der Interviews zusätzlich von zwei unabhängigen Beurteilern ausgewertet, die über die der Untersuchung zugrunde liegenden Hypothesen nicht informiert waren. Da die Videoaufnahmen bis auf wenige Ausnahmen nicht erkennen lassen, ob das Interview von einer nichtbehinderten Interviewerin oder von einer Interviewerin im Rollstuhl geführt wurde, kann darüber hinaus eine eventuelle Beeinträchtigung der Zuverlässigkeit der Registrierung durch implizite Hypothesen der 'naiven' Auswerter hinsichtlich des Einflusses der Behinderung weitgehend ausgeschlossen werden.
Ein Vergleich des Übereinstimmungsgrades zwischen den beiden, hinsichtlich der Hypothesen 'naiven' Auswerter einerseits mit dem Grad der Übereinstimmung zwischen den Daten der uninformierten Auswerter und denen des Autors andererseits sollte brauchbare Hinweise darauf liefern, ob sich die Kenntnis der Hypothesen reliabilitätsmindernd ausgewirkt hat. Die Ergebnisse der Zuverlässigkeitsüberprüfung werden jeweils in den nachfolgenden Abschnitten dargestellt.

3.4.1.1. Sprechzeiten und Latenzzeiten

Registrierung der Sprechzeit und Latenzzeit. Im ersten Auswertungsschritt wurden die Sprechzeiten (Antwortzeiten) der Vp (SPV) und der konföderierten Interviewerin (SPI), sowie die Latenzzeiten der Vp (LZV) und der Interviewerin (LZI) ermittelt.
Dazu wurden zunächst die Anfangs- und Endzeitpunkte der Interviewabschnitte (Fragen der Interviewerin und Antworten der Vp) festgestellt. Durch das Mithören des Tons der Videoaufzeichnung über Kopfhörer bei stark verlangsamter Bandgeschwindigkeit konnten die Anfangs- und Endzeitpunkte der Fragen der Interviewerin und der Antworten der Vp bestimmt werden, indem das Videobild jeweils an der Stelle des Einsetzens und der Beendigung einer Sprechphase angehalten und die eingeblendete Zeit (Minute, Sekunde, 1/10 Sekunde) im Ablaufprotokoll notiert wurde. Anschließend wurde durch die Differenz von Anfangs- und Endzeitpunkt die zeitliche Dauer der einzelnen Interviewabschnitte berechnet und in einem zweiten Protokollbogen eingetragen.

Abhängige Variablen. In diesem Auswertungsdurchgang wurde die Dauer und die Latenzzeiten der Antworten der Vp erfaßt. Um systematische Unterschiede im Interviewverhalten identifizieren zu können, wurden zusätzlich die entsprechenden 'Zeitvariablen' für das Sprechverhalten der Interviewerin registriert.

Sprechzeit der Vp (SPV). Für jede Vp wurde die Dauer der Einzelantworten auf die Interviewfragen (SPV1 – SPV5) sowie die durchschnittliche Dauer der Antworten (SPV) jeweils in 1/10 Sekunden berechnet.

Sprechzeiten der Interviewerin (SPI). Für die Interviewerin wurde jeweils die Dauer ihrer sieben Sprechphasen (SPI1 – SPI7) während des Interviews ermittelt, die sich aus der Instruktion, der Vorstellung der Interviewerin und den anschließenden fünf Interviewfragen ergeben. Aus der Dauer der fünf Interviewfragen (SPI3 – SPI7) wurde die durchschnittliche Dauer der Interviewfragen für jedes der Interviews berechnet.

Latenzzeit der Vp (LZV). Die Latenzzeit der Vp (LZV) ist das Zeitintervall zwischen dem Ende einer Frage der Interviewerin und dem Einsetzen der nachfolgenden Antwort der Vp. Entsprechend den fünf Interviewfragen und den fünf Antworten wurden für jede Vp fünf Latenzzeiten (LZV1 – LZV5) registriert sowie daraus die durchschnittliche Latenzzeit der Vp (LZV) in 1/10 Sekunden berechnet.

Die Latenzzeit der Interviewerin (LZI) ist das Zeitintervall zwischen dem Ende der Antwort der Vp und dem Beginn der nachfolgenden Frage der Interviewerin. Für die Interviewerin wurden vier Latenzzeiten (LZI1 – LZI4) sowie für jedes ihrer Interviews ihre durchschnittliche Latenzzeit (LZI) in 1/10 Sekunden berechnet.

Zuverlässigkeit der 'Zeitvariablen'. Diese Vorgehensweise zur Ermittlung der Sprechdauer und der Latenzzeiten ermöglichte eine vergleichsweise exakte Bestimmung der zeitlichen Struktur der Interviews (vgl. WAGNER et al. 1980). Ein Vergleich der bei wiederholten Auswertungsdurchgängen und mit verschiedenen Auswertern ermittelten Zeiten ergab nur sehr geringe Abweichungen, die sich in der Größenordnung von wenigen 1/10 Sekunden bewegten, so daß sich eine statistische Überprüfung der Auswertungsübereinstimmung in diesem Fall erübrigt.

3.4.1.2. Blickkontakt

Der Blickkontakt mit dem Interaktionspartner erweist sich als ein nonverbaler Indikator der allgemeinen Involviertheit im Gespräch sowie der Einstellung und Zuwendungsbereitschaft zum Interaktionspartner. Diese Schlußfolgerung erlauben die Ergebnisse einer großen Anzahl vorwiegend experimenteller Untersuchungen, die mit unterschiedlichen Methoden zeigen, daß eine positive Disposition gegenüber dem Interaktionspartner oder gegenüber der Interaktion mit einem vermehrten Blickkontakt einhergeht (vgl. Übersichten von ELLSWORTH & LUDWIG 1972; ARGYLE & COOK 1976; ARGYLE 1975):

- Experimentell manipulierte positive Einstellungen gegenüber dem Interaktionspartner führen (im Vergleich zu neutralen oder negativen Einstellungen) zu einem vermehrten Blickkontakt mit dem Interaktionspartner (z.B. EXLINE & WINTERS 1965; EFRAN & BROUGHTON 1966; EFRAN 1968).

- Vpn, die im Rahmen eines Rollenspiels aufgefordert werden, eine positive Haltung zum Interaktionspartner einzunehmen bzw. sich um die Anerkennung des Gegenübers zu bemühen, sehen den Partner im Vergleich zur Kontrollgruppe länger an (PELLEGRINI et al. 1970).

- Interaktionspartner mit positiven Einstellungen zueinander (z.B. Verliebte) zeigen ein höheres Ausmaß an Blickkontakt als Interaktionspartner mit vergleichsweise neutralen Einstellungen (RUBIN 1970; GOLDSTEIN et al. 1976; LALLJEE 1978).

Anknüpfend an diese Ergebnisse wurde der Blickkontakt der Vp mit der (-behinderten und nichtbehinderten) Interviewerin als ein nonverbaler (nicht-intentionaler) Indikator der affektiven Disposition während des Interviews erfaßt.

Registrierung des Blickkontaktes. Das Ausmaß des Blickkontaktes der Vp mit der konföderierten Interviewerin wurde durch die Anzahl und die Dauer der Blickkontakte innerhalb der einzelnen Interviewabschnitte gemessen.

Für die Registrierung des Blickverhaltens wurde der Bildausschnitt der Blickkontaktkamera genutzt, der den Kopf der Vp zeigt. Da auf dem rechten Rand des Bildausschnittes jeweils das linke Ohr bzw. linke Hälfte des Hinterkopfes der konföderierten Interviewerin zu sehen ist, war zuverlässig erkennbar, ob der Blick der Vp auf die Augenpartie der Interviewerin gerichtet war.
Die Videoaufnahmen wurden mit normaler Bandgeschwindigkeit abgespielt und jeweils ein, mit einer elektronischen Stoppuhr verbundener Hebel gedrückt, wenn der Blick der Vp auf die Augenpartie der Interviewerin gerichtet war. Das Drücken des Hebels setzte die elektronische Uhr in Gang, die die Blick-

kontaktzeit in 1/10 Sekunden kumulativ registrierte. Durch ein ebenfalls an den Hebelmechanismus angeschlossenes elektronisches Zählwerk konnte gleichzeitig die Anzahl der Blickkontakte registriert werden. Im Falle von Unstimmigkeiten bei der Registrierung konnte der jeweilige Interviewabschnitt erneut ausgewertet und gegebenenfalls mit langsamer Bandgeschwindigkeit abgespielt werden, so daß auch relativ kurzzeitige Blickrichtungsänderungen identifiziert werden konnten.

Abhängige Variablen. Separat für jeden der Interviewabschnitte, der sieben Sprechphasen der Interviewerin (Instruktion, Vorstellung, fünf Interviewfragen) und der fünf Sprechphasen (Antworten) der Vp wurde die Anzahl und die Dauer des Blickkontaktes in einem Ablaufprotokoll notiert. Aus der Dauer und der Anzahl der Blickkontakte wurden für jeden der 12 Interviewabschnitte drei Blickkontaktindices berechnet:

Relative Dauer des Blickkontaktes (BKRD). Die relative Dauer des Blickkontaktes ist der Prozentanteil der Blickkontaktzeit an der Gesamtzeit des jeweiligen Interviewabschnittes. Die relative Dauer des Blickkontaktes wurde für jeden der 12 Interviewabschnitte separat sowie für die Gesamtzeit des Sprechens (BKRDS) und für die Gesamtzeit des Zuhörens (BKRDZ) der Vp berechnet.

Durchschnittliche Dauer eines Blickkontaktes (BKDD). Durch den Quotienten aus der Dauer des Blickkontaktes und der Anzahl der Blickkontakte wurde die durchschnittliche Dauer eines Blickkontaktes (BKDD) berechnet. Dieser Parameter gibt die durchschnittliche Länge eines Blickkontaktes in 1/10 Sekunden wieder und wurde sowohl für jeden Interviewabschnitt separat wie auch für die Zeit des Zuhörens (BKDDZ) und die Zeit des Sprechens (BKDDS) der Vp ermittelt.

Relative Anzahl der Blickkontakte (BKRA). Mit dem Quotienten aus der Anzahl der Blickkontakte und der Dauer des Interviewabschnittes wurde die (durchschnittliche) Anzahl der Blickkontakte pro Minute berechnet. Auch dieser Blickkontaktindex wurde für jeden der 12 Interviewabschnitte sowie für die Zuhörzeit (BKRAZ) und für die Sprechzeit der Vp (BKRAS) ermittelt.

Überprüfung der Reliablilität der Blickkontakterfassung. Im strengen Sinne liegt ein Blickkontakt dann vor, wenn sich beide Interaktionspartner gegenseitig in die Augen sehen. Da die Interviewerin ihre Interaktionspartnerin während der Fragen und Antworten konstant anblickte (mit Ausnahme der kurzzeitig unterbrochenen Blickkontakte zu Beginn der Interviewfragen im HAPN–Interview und während der Einleitung der Fragen im NAPN–Interview; vgl. 3.3.2.2.), konnte ein Fixieren der Augen der Interviewerin durch die Vp als Blickkontakt gewertet werden.
Aus Untersuchungen über die Diskriminierbarkeit von Blickrichtungen (GIBSON & PICK 1963; CLINE 1967; KRÜGER & HÜCKSTEDT 1969; VINE 1971; WAGNER et al. 1980) sowie aufgrund eigener Versuche ergaben sich allerdings deutliche Hinweise darauf, daß ein Fixieren der Augen bzw.

eines Auges des Interaktionspartners auch unter günstigen Bedingungen (z.B. lange Blickdauer, geringer Abstand der Interaktionspartner) nicht valide von Blickrichtungen unterschieden werden kann, die auf benachbarte Gesichtspartien (insbesondere der Nasenwurzel und der Stirnmitte) gerichtet sind. Sofern ein Fixieren der Augen nicht zweifelsfrei von einem Fixieren der Nase oder der Stirnpartie unterschieden werden kann, ist es im strengen Sinne nicht gerechtfertigt, von Blickkontakt zu sprechen. In Anbetracht der tatsächlichen Diskriminationsleistungen eines Beobachters scheint es vielmehr geboten, bei der Variablen 'Blickkontakt' präziser von Blicken zu sprechen, die auf die Augenpartie der Interviewerin gerichtet sind (vgl. V. CRANACH & ELLGRING 1973). Allerdings weisen ARGYLE & COOK (1976, S. 44; vgl. auch VINE 1971) darauf hin, daß Blicke, die auf Fixationspunkte unmittelbar neben den Augen des Gegenübers gerichtet sind, in natürlicher Interaktion selten sind.

Das Vorgehen bei der Registrierung des Blickkontaktes zeichnet sich gegenüber einer Simultanbeobachtung durch Einwegspiegel vor allem durch die Wiederholbarkeit sowie durch die Möglichkeit einer variablen Auflösung mittels der stufenlosen Bandgeschwindigkeitsregulierung aus. Damit sollte eine valide und reliable, dabei aber ökonomische Blickkontakterfassung gewährleistet werden. Darüber hinaus wurden eine Reihe von Bedingungen berücksichtigt, die für die Güte der Erfassung des Blickverhaltens von Bedeutung sind (vgl. KRÜGER & HÜCKSTEDT 1969; ARGYLE & COOK 1976). Neben einer ausreichenden und blendfreien Beleuchtung sind es vor allem die Distanz und der Winkel zwischen Beobachter und den beobachteten Interaktionspartnern, die Reliabilität und Validität der Beurteilung von Blickrichtungen beeinflussen (MARTIN & JONES 1982). Die Blickrichtung einer Person kann von einem Beobachter dann zuverlässig beurteilt werden, wenn die Distanz zwischen Beobachter und Stimulusperson gering ist und sich der Beobachter möglichst in der Blickrichtung der Person befindet.

Beiden Bedingungen wurde Rechnung getragen, indem die Blickkontaktkamera hinter der Interviewerin (in der Verlängerung der Achse Vp – Interviewerin) installiert wurde und der Bildausschnitt der Blickkontaktkamera den Kopf der Vp und die linke Seite des Hinterkopfes der Interviewerin in Großaufnahme zeigt.

Da die Blickkontakterfassung vom Autor selbst vorgenommen wurde, muß mit der Gefahr eines systematischen, durch die Kenntnis der Untersuchungshypothesen verursachten Beurteilerfehlers gerechnet werden. Ergebnisse von WHITE et al. (1970) lassen befürchten, daß ein 'Experimenter Bias' selbst dann auftreten kann, wenn das Blickverhalten durch eine vergleichsweise genaue Methode registriert wird. Um die Güte der Blickkontaktsregistrierung dennoch abschätzen zu können, wurden von den 96 Interviews 48 zufällig ausgewählt und von einer Beurteilerin, die über die Hypothesen der Untersuchung nicht informiert war, zusätzlich ausgewertet. Als Maß für die Übereinstimmung wurden die Korrelationen zwischen beiden Beurteilern für jeden der drei Blickkontaktparameter (BKRD, BKDD, BKRA) und für jeden der 12 Interviewabschnitte berechnet.

Die Korrelationen zwischen den Beurteilern sind ein Maß dafür, inwieweit die Unterschiede hinsichtlich des (mit den Parametern erfaßten) Ausmasses des Blickkontaktes zwischen den Vpn von den Beobachtern übereinstimmend beurteilt wurden. Die Übereinstimmung der zeitlichen Lokalisation der registrierten Blickkontakte kann mit diesem Maß allerdings nicht überprüft werden, da bei der Berechnung der Blickkontaktsparameter die zeitliche Lokalisation der einzelnen Blickkontakte innerhalb der Interviewabschnitte nicht berücksichtigt wird, sondern lediglich die Gesamtdauer und/oder die Gesamtanzahl der Blickkontakte innerhalb eines Interviewabschnittes in die Berechnung eingeht (siehe oben). Um mögliche Niveauunterschiede zwischen den Beobachtern hinsichtlich der Blickkontaktvariablen, die im Korrelationskoeffizienten nicht berücksichtigt werden, zu prüfen, wurden mit den Auswertungsergebnissen der beiden Beurteiler zusätzlich Mittelwertsvergleiche durchgeführt. Die Mittelwertsvergleiche zusammen mit den Korrelationen sollten brauchbare Anhaltspunkte für die Zuverlässigkeit der Blickkontakterfassung liefern und insbesondere die Frage klären, ob die Registrierung des Blickkontaktes durch den Autor einer systematischen, durch die Kenntnis der Hypothesen hervorgerufenen Verzerrung unterlegen hat.
Die Produkt–Moment–Korrelationen zwischen den Beobachtern auf der Basis der 12 Interviewabschnitte (hier nicht im einzelnen aufgeführt) liegen, für die drei Blickkontaktsvariablen, zwischen .90 und .99. Tabelle 3.7 enthält die Korrelationskoeffizienten der drei Blickkontaktsvariablen (BKRD, BKDD, BKRA) gesondert berechnet für den Blickkontakt während des Sprechens (fünf Antworten der Vp) und während des Zuhörens (fünf Fragen der Interviewerin), sowie für HAPN– und NAPN–Interviews.

	BLICKKONTAKT WÄHREND DES SPRECHENS	BLICKKONTAKT WÄHREND DES ZUHÖRENS
RELATIVE DAUER DES BLICKKONTAKTES (BKRD)	0.98 0.99 0.97	0.99 0.96 0.98
RELATIVE ANZAHL DER BLICKKONTAKTE (BKRA)	0.92 0.92 0.93	0.96 0.92 0.96
DURCHSCHNITTLICHE DAUER EINES BLICKKONTAKTES (BKDD)	0.98 0.99 0.97	0.99 0.99 0.95

Tabelle 3.7: AUSWERTUNGSÜBEREINSTIMMUNG: BLICKKONTAKT
Korrelationen zwischen den Beurteilern für die Variablen: BKRD, BKRA, BKDD. Erste Zeile: für n=48 Interviews; zweite Zeile: für n=21 HAPN–Interviews; dritte Zeile: für n=27 NAPN–Interviews

Die Ergebnisse sprechen insgesamt für die Zuverlässigkeit der Blickkontakterfassung. Korrelationen von .92 bis .99 belegen, daß beide Beobachter, unabhängig von der Interviewbedingung (HAPN, NAPN) und vom Interaktionssegment (Sprechen, Zuhören) die Unterschiede zwischen den Vpn hinsichtlich der Dauer und der Anzahl der Blickkontakte übereinstimmend beurteilten. Die Höhe der Korrelationskoeffizienten entspricht den Ergebnissen vergleichbarer Untersuchungen, in denen Korrelationen zwischen Beurteilern auf der Basis der Anzahl oder der Dauer des Blickkontaktes berechnet wurden (vgl. Zusammenstellung bei ARGYLE & COOK 1976, S. 40).
Die 2 x 2 x 2 x 2 Varianzanalyse mit den Faktoren 'Behinderung', 'Psychische Nähe', 'Beobachter' und 'Interaktionssegment' (Sprechen, Zuhören) ergibt keinerlei Hinweise auf einen systematischen Einfluß der Beobachter auf die registrierte Dauer des Blickkontaktes (BKRD). Weder der Haupteffekt 'Beobachter' noch die Wechselwirkung zwischen dem Faktor 'Beobachter' und den anderen Faktoren sind signifikant.
Für die relative Anzahl der Blickkontakte (BKRA) und die durchschnittliche Dauer des Blickkontaktes (BKDD) ergibt die Varianzanalyse jeweils einen signifikanten Haupteffekt des Faktors 'Beobachter' (BKRA: $F=10.48$, $p<.01$; BKDD: $F=12.09$, $p<.01$). Danach registrierte die Beurteilerin durchschnittlich mehr Blickkontakte und, da die Anzahl der Blickkontakte in die Berechnung von BKDD eingeht (siehe oben), auch eine kürzere durchschnittliche Dauer eines Blickkontaktes als der Autor. Da jedoch sämtliche Wechselwirkungseffekte zwischen dem Faktor 'Beobachter' und den anderen Faktoren nicht signifikant sind, kann davon ausgegangen werden, daß der Einfluß der Beobachter auf die registrierte Anzahl der Blickkontakte unabhängig von den experimentellen Bedingungen ('Psychische Nähe' des Interviews, 'Behinderung' der Interviewerin) ist. Insofern der Niveauunterschied zwischen den Beobachtern durchgängig, d.h. konstant für die experimentellen Bedingungen auftrat, ist die Brauchbarkeit der Blickkontaktvariablen für die Überprüfung der Hypothesen somit nicht eingeschränkt.

3.4.1.3. Gestik

Mit der Registrierung der Handbewegungen der Vpn sollten Aspekte des gestischen Verhaltens erfaßt werden, die als Indikatoren des nicht-intentionalen Interaktionsverhaltens Aufschlüsse über die affektive Disposition der Interviewpartnerin während des Gesprächs mit der (behinderten und nichtbehinderten) Interviewerin liefern können.
Mit der Erfassung von Bewegungen stellt sich grundsätzlich das methodische Problem, auf welche Weise die enorme Vielfalt unterschiedlicher Bewegungsabläufe registriert und mit Hilfe eines Zeichensystems repräsentiert werden kann. Da ein Zeichensystem, analog dem Alphabet, für eine vollständige Transkription von Bewegungen nicht zur Verfügung steht und die Entwicklung eines derarti-

gen, umfassenden Zeichensystems (Kodesystem) für eine vollständige Repräsentation des komplexen Bewegungsverhaltens angesichts der grundlegenden Unterschiede zum linguistischen Kode als unrealistisch angesehen werden muß (vgl. SCHERER 1977; SCHERER et al. 1979), beinhaltet die Registrierung von Bewegungen notwendigerweise eine Reduktion der auf dem Videoband aufgezeichneten Bewegungsinformationen.
Die Art und Weise, wie bei der Überführung der aufgezeichneten Bewegungsmuster in Zahlen das komplexe Bewegungsgeschehen reduziert wird, bestimmt dabei entscheidend die psychologische Bedeutsamkeit der erfaßten Verhaltensaspekte. Nach den der Reduktion zugrunde liegenden methodischen Prinzipien bei der Transkription des Bewegungsverhaltens unterscheiden FREY & POOL (1976, S. 3f) drei grundsätzliche Arten der Kodierung:

- Die 'generische Kodierung' (Generic Coding): Bei diesem Vorgehen werden unterschiedliche Bewegungsabläufe in größeren Kategorien zusammengefaßt, die sich hinsichtlich ausgewählter, für die jeweilige Fragestellung relevanter Aspekte unterscheiden. Aufgabe des Beobachters ist dabei, die enorme Vielfalt visuell unterscheidbarer Bewegungen oder Bewegungsmuster, unter Vernachlässigung der Unterschiede und unter Berücksichtigung der relevanten Aspekte, einer Kategorie zuzuordnen. (Beipiele 'generische' Bewegungskategorien: 'Berühren', 'rythmische Bewegungen', 'Zeigen' etc.) Bei diesem Vorgehen, das eine 'Reduktion durch Zusammenfassung' (ULRICH 1981) beinhaltet, stellt sich grundsätzlich das Problem, ob mit den Kategorien tatsächlich der für die Fragestellung relevante Aspekt des nonverbalen Verhaltens erfaßt wird.

- Restriktive Kodierung (Restrictive Coding): Bei diesem Vorgehen wird die Erfassung auf wenige, prägnante und hinsichtlich ihres Ablaufs vergleichsweise exakt definierte Bewegungsmuster beschränkt (Beispiele: 'Achselzucken', 'Heben und Senken der Augenbrauen', 'Nicken mit dem Kopf' etc.) Dieses Vorgehen, mit dem ein hoher Grad an Genauigkeit durch den Verzicht auf die Breite der Verhaltenserfassung erkauft wird, bringt eine 'Reduktion durch Weglassen' (ULRICH 1981) mit sich.

- Ratingverfahren (Direct Evaluation): Bei der Erhebung nonverbaler Verhaltensindikatoren durch Rating–Verfahren werden nicht die Bewegungen selbst erfaßt, vielmehr nimmt der Beobachter eine Einschätzung des sichtbaren nonverbalen Verhaltens auf mehr oder weniger exakt definierten psychologischen Dimensionen vor. Aufgrund der Beobachtung des komplexen nonverbalen Verhaltens wird auf den Ausprägungsgrad psychologischer Konstrukte (z.B. Angst, Extravertiertheit, Freundlichkeit, Nervosität, Entspannung etc.) geschlossen. Rating–Daten erlauben allerdings lediglich Aussagen darüber, wie das (gesamte) nonverbale Verhalten auf (trainierte) Beobachter wirkt, lassen jedoch nicht darauf schließen, welche nonverbalen Verhaltenskomponenten mit welcher Gewichtung beobachtet werden und enthalten insbesondere keine Informationen über das tatsächlich gezeigte nonverbale Verhalten.

Beispielsweise ließen HEINEMANN et al. (1981) das auf Videoband aufgezeichnete nonverbale Verhalten ihrer Vpn, die als Zuhörer einer körperbehinderten, einer homosexuellen und einer nicht stigmatisierten Stimulusperson gegenüber saßen (vgl. 1.4.3.2.), von Beobachtern auf den Polaritätenskalen 'entspannt vs. gespannt' und 'angenehm vs. unangenehm' einschätzen. Ein ähnliches Vorgehen wählte PELLANDER (1983), der Interaktionssequenzen zwischen behinderten und nichtbehinderten Kindern von Beobachtern auf den von MEHRABIAN (1972) postulierten Dimensionen 'Evaluation' (z.B. freundlich – unfreundlich), 'Status' (z.B. entspannt – gespannt) und 'Responsiveness' (z.B. zugewandt – abgewandt) einschätzen ließ.

Konzeptionelle Grundlagen. Die Erfassung der Gestik der Interviewpartnerinnen in der vorliegenden Untersuchung basiert auf den funktionalen Klassifikationsschemata, wie sie von EKMANN & FRIESEN (1969; vgl. auch EKMAN 1972, 1980; FRIESEN et al. 1979) und FREEDMAN et al. (1967) vorgelegt und von SCHERER und Mitarbeiter (SCHERER et al. 1979) adaptiert und weiterentwickelt wurden. Dieses Vorgehen ist der 'generischen Kodierung' im Sinne von FREY & POOL (1976) zuzurechnen.
Im Rahmen funktionaler Ansätze werden Bewegungen nach ihrer Funktion, die ihnen in der Interaktion zugeschrieben wird, kategorisiert. Bei dieser Segmentierung von Bewegungen in funktionale Einheiten werden die einzelnen Bewegungen nicht in erster Linie aufgrund ihrer formal-strukturellen Merkmale (Form, Ablauf der Bewegung) klassifiziert, wie im Rahmen paralinguistischer Kategoriensysteme (z.B. BIRDWHISTELL 1970). Vielmehr werden die Bewegungen aufgrund gleicher oder ähnlicher funktionaler Bedeutung in der Interaktion zusammengefaßt.
Allen vorliegenden Ansätzen zur funktionalen Klassifizierung liegt (bei unterschiedlicher Akzentuierung und Benennung der Kategorien) eine Differenzierung zwischen sprachbegleitenden und sprachunabhängigen Handbewegungen zugrunde. Sprachbegleitende Handbewegungen (Gesten im engeren Sinne) erfüllen im engen Zusammenhang mit der Sprache eine kommunikative Funktion, indem sie sprachliche Äußerungen untermalen, verstärken und illustrieren oder den Inhalt des Gesprochenen modifizieren oder ersetzen. Demgegenüber weisen sprachunabhängige Handbewegungen keinen unmittelbaren Zusammenhang mit dem Inhalt oder dem Rhythmus des Gesprochenen auf, sondern werden mit emotionalen Zuständen in Verbindung gebracht. Ihnen wird die Funktion der Spannungs- und Affektregulierung zugeschrieben.
ROSENFELD (1966) unterscheidet zwischen Gesten (Gesticulation) und Selbst-Manipulatoren (Self-Manipulation). Unter 'Gesticulation' werden sprachbegleitende, illustrierende Handbewegungen verstanden, die in enger Beziehung zum Gesprochenen die Aufmerksamkeit (Positive Attention) und die Beteiligung (Involvement) des Sprechers signalisieren. In der Kategorie 'Self-Manipulation' werden die Handbewegungen zusammengefaßt, die direkt oder indirekt auf den eigenen Körper gerichtet sind (z.B. Kratzen, Reiben, Drücken etc.) und als nonverbale Indikatoren der Erregung, der Aktiviertheit und der Gespanntheit angesehen werden.

Zu einer vergleichbaren Kategorisierung des Bewegungsverhaltens mit allerdings unterschiedlich akzentuierter, eher psychoanalytisch orientierter Interpretation kommt MAHL (1968; vgl. auch LOEB 1968; MASSAGATANI 1973), der kommunikative Gesten (Communicative Gestures) und autistische Bewegungen (Autistic Actions) unterscheidet. Die kommunikativen Gesten, die sprachliche Äußerungen ersetzen können (z.B. das zustimmende Nicken mit dem Kopf) und eine von den Interaktionspartnern geteilte Bedeutung haben, werden von den selbstbezogenen (autistischen) Bewegungen abgegrenzt, die als Ausdruck verborgener, unbewußter Konflikte interpretiert werden.
FREEDMAN und Mitarbeiter (FREEDMAN 1972, 1977; FREEDMAN & HOFFMAN 1967; FREEDMAN et al. 1972, 1973) differenzieren gestisches Verhalten nach dem Grad der Integration von Sprache und Bewegungen. Sie unterscheiden 'objektfoccussierte' (Objekt – Focused Movement) und 'körperfoccussierte' (Body – Focused Movement) Handbewegungen. Objektfoccussierte Bewegungen sind sprachbegleitende Handbewegungen, die in zweifacher Hinsicht auf ein 'Objekt' gerichtet sein können: Sie beziehen sich auf inhaltliche Aspekte oder den Kontext der sprachlichen Mitteilung und/oder sind auf den Zuhörer gerichtet. Nach der Enge der Beziehung zu den sprachlichen Äußerungen werden objektfoccussierte Bewegungen weiter differenziert in Handbewegungen, die eine angebbare, spezifische inhaltliche Bedeutung haben (Motor – Primacy) und solchen Bewegungen, die ohne festumrissene inhaltliche Bedeutung stärker an den Rhythmus des Sprechens gekoppelt sind und die sprachlichen Äußerungen grundieren (Speech – Primacy). Die körperfoccussierten Handbewegungen, denen eine stimulierende Funktion zugeschrieben wird, werden nach ihrer Dauer in diskrete (übersprungsartige Handbewegungen von weniger als drei Sekunden Länge, z.B. kurzzeitiges Berühren der Nase) und kontinuierliche körperfoccussierte Handbewegungen (Reiben, Kratzen, Streicheln etc.) unterteilt.
Im Rahmen des Kategoriensystems von EKMAN & FRIESEN (1969, 1974; EKMAN 1972, 1980, FRIESEN et al. 1979) und der darauf aufbauenden Adaption von SCHERER und Mitarbeitern (SCHERER et al. 1979; WALLBOTT 1981) werden fünf funktionelle Einheiten des Bewegungsverhaltens unterschieden, die nicht ausschließlich Handbewegungen betreffen, sondern anderes nonverbales Bewegungsverhalten (z.B. Blickbewegungen, Kopfbewegungen, Mimik etc.) miteinbeziehen.
Unter 'Illustratoren' werden Bewegungen verstanden, die der Veranschaulichung, Verdeutlichung, Betonung und/oder Modifikation der sprachlichen Mitteilung dienen. In Abgrenzung zu den 'Illustratoren' sind 'Embleme' symbolische Bewegungen mit eindeutig feststellbarem und innerhalb der sozialen Gruppe festgelegtem, meist spezifischem Bedeutungsgehalt, wie beispielsweise das 'Drohen mit der Faust', das 'zustimmende Nicken mit dem Kopf' oder das 'Tippen mit dem Finger an die Stirn'. Embleme haben, indem sie den Inhalt einer sprachlichen Mitteilung ganz oder teilweise ersetzen, eine fixierbare kommunikative Bedeutung.
Als 'Adaptoren' werden selbstmanipulative, auf den eigenen Körper gerichtete Bewegungen (z.B. Reiben, Kratzen etc.) sowie nicht – funktionelle Objektmani-

pulationen (z.B. das Spielen mit dem Bleistift) verstanden. Bewegungen dieser Kategorie werden in neueren Veröffentlichungen als 'Körper-Manipulatoren' (Body-Manipulators) bezeichnet (vgl. EKMAN 1980).
In der Kategorie der 'Regulatoren' werden die nonverbalen Verhaltensweisen zusammengefaßt, denen in der Interaktion eine regulative Funktion zukommt. Im Rahmen dieser Funktion gewährleisten nonverbale Verhaltensweisen (z.B. Handbewegungen, Kopfbewegungen, Blickrichtungsänderungen) einen reibungslosen Ablauf der Interaktion, z.B. dadurch, daß sie den Wechsel zwischen Sprecher- und Zuhörerrolle steuern und den Beginn und die Beendigung der Interaktion signalisieren.
'Affekt-Darbietungen' (Affect Display) beziehen sich vornehmlich auf Bewegungen der Gesichtsmuskeln (Mimik), denen in der Interaktion die Funktion des Affekts- und Stimmungsausdrucks zukommt.
Übereinstimmend wird in den vorliegenden Ansätzen zur funktionalen Analyse des Bewegungsverhaltens zwischen sprachbegleitenden, demonstrativen Gesten und sprachunabhängigen, selbstmanipulativen Bewegungen differenziert. Während die redebegleitende, demonstrative Gestik in enger Verbindung mit dem Inhalt oder dem Rhythmus des Sprechens eine kommunikative Funktion innehat, wird den selbstmanipulativen Bewegungen die Funktion der Spannungs- und Affektregulierung zugeschrieben. Vereinzelte Untersuchungen geben Hinweise auf die psychologische Bedeutung der beiden Bewegungskategorien, wenngleich eine invariante und spezifische Zuordnung zu psychologischen Korrelaten auf seiten des Akteurs nicht zu sehen ist (vgl. auch BULL 1983).
Demonstrative Handbewegungen ('Illustratoren' 'Embleme' im Sinne von EKMAN & FRIESEN 1969; 'objektfoccussierte Handbewegungen' nach FREEDMAN et al. 1972) werden allgemein als Indikatoren der Aufmerksamkeit und Aufgeschlossenheit (Positive Attention), der Beteiligung und des Interesses an der Interaktion (Involvement) interpretiert. Diese Interpretation wird durch eine Reihe von Untersuchungen gestützt:

- Im klinischen Interview zeigen depressive Patienten ein geringeres Ausmaß sprachbegleitender, demonstrativer Gesten als nicht-depressive Patienten (EKMAN & FRIESEN 1974; ULRICH 1981).

- Im Rollenspiel zeigen Vpn, die aufgefordert wurden, einen engen Kontakt zum Gesprächspartner herzustellen (Approval Seeking) häufiger demonstrative Gesten als Vpn, die instruiert wurden, einen engen Kontakt zum Gesprächspartner zu vermeiden (Approval Avoiding; ROSENFELD 1966).

- Vpn, die ihren Gesprächspartner von ihren Meinungen überzeugen wollen, zeigen ein höheres Ausmaß sprechbegleitender, demonstrativer Gestik (vgl. MEHRABIAN et al. 1969).

Selbstmanipulative Handbewegungen ('Adaptoren' nach EKMAN & FRIESEN 1969; 'Body-Focused Movement' nach FREEDMAN et al. 1967; 'Autistic actions' nach MAHL 1968) werden entsprechend ihrer spannungs- und affektregulierenden Funktion als nonverbale Indikatoren der Spannung, der Erregung und des Unbehagens interpretiert. Einige Autoren sehen in selbstmanipulativen Bewegungen die Funktion der Erregungsabfuhr, indem durch Kratzen, Reiben, Klopfen etc. die Interaktionsspannung reduziert wird. Dagegen betont FEEDMAN (1976) stärker die Funktion der Erregungssteigerung, indem durch körpergerichtete Handbewegungen ein erhöhtes kognitives Arousal hervorgerufen wird.

Kategorisierung der Handbewegungen. Für die Erfassung des gestischen Verhaltens der Vp während des Interviews wurde die im Rahmen funktionaler Bewegungsanalysen grundlegende Differenzierung von sprachbegleitenden, demonstrativen und sprachunabhängigen, selbstmanipulativen Handbewegungen aufgegriffen. Mit diesen breiten funktionalen Einheiten des Bewegungsverhaltens sollten nonverbale Indikatoren der Aufmerksamkeit und der Involviertheit (demonstrative Gesten) und der Aktivierung und Spannung (selbstmanipulative Bewegungen) gewonnen werden.
Aus den vorliegenden Kategorisierungssystemen wurde ein vereinfachtes Klassifikationsschema entwickelt, das eine zuverlässige, dabei aber vergleichsweise ökonomische Unterscheidung des Bewegungsverhaltens in demonstative Gesten und selbstmanipulative Bewegungen ermöglicht.

Demonstrative Gesten. Unter demonstrativen Gesten werden Hand-, Arm- und/oder Fingerbewegungen während des Sprechens verstanden, die deutlich im Zusammenhang mit dem Inhalt der sprachlichen Äußerungen oder dem Rhythmus des Sprechens stehen, indem sie die verbalen Mitteilungen betonen, unterstreichen, verdeutlichen oder den Inhalt der Mitteilung modifizieren, ergänzen oder ersetzen.

Selbstmanipulative Hand-Armbewegungen. Selbstmanipulative Hand-Armbewegungen sind Bewegungen der Hand und/oder des Arms, die direkt oder indirekt auf den eigenen Körper oder auf Körperteile gerichtet sind. Selbstmanipulative Hand-Armbewegungen führen direkt oder indirekt (z.B. über die Kleidung, über Schmuckgegenstände) zu einer Berührung mit dem eigenen Körper (Beispiel: Kratzen, Reiben, Drücken, Streicheln des Kopfes, des Kinns, der Nase, des Ohrs, des Oberschenkels etc.; mit der Hand durch die Haare fahren, Berühren der Nase, Reiben des Kinns etc.).

Selbstmanipulative Fingerbewegungen. Unter selbstmanipulativen Fingerbewegungen wurden isolierte Bewegungen einzelner oder mehrerer Finger zusammengefaßt, die auf den eigenen Körper gerichtet sind und dirket oder indirekt zu einer Berührung mit dem eigenen Körper führen, ohne daß gleichzeitig die Hand oder der Arm mitbewegt wurde. (Beispiele für selbstmanipulative Fingerbewegungen: Kratzen, Reiben, Klopfen mit den Fingern auf dem Handrücken, auf dem Oberarm, auf dem Oberschenkel oder auf der Stuhllehne, sofern die Hand nicht mitbewegt wird. 'Nesteln' mit den Fingern, Spielen mit Schmuckgegenständen, z.B. mit der Halskette, mit dem Ring, mit dem Armreif etc.).

Registrierung der demonstrativen Gesten und der selbstmanipulativen Bewegungen. Bei der Registrierung der Handbewegungen wurde die Videoaufzeichung mit stark verlangsamter Bandgeschwindigkeit abgespielt und zunächst jede beobachtete Hand–, Arm– oder Fingerbewegung einer der drei Kategorien zugeordnet. Für jede kategorisierte Einzelbewegung wurde anschließend mit Hilfe der stufenlosen Bandgeschwindigkeitsregulierung das Videoband an der Stelle des Einsetzens und der Beendigung des Bewegungsablaufes justiert und der über den Zeit/Datum–Generator eingeblendete Zeitpunkt (Anfangs–Endzeitpunkt) in Minuten, Sekunden und 1/10 Sekunden in einem Ablaufprotokoll notiert. In einem zweiten Schritt wurde für jeden der 12 Interviewabschnitte (Instruktion, Vorstellung der Interviewerin, fünf Fragen der Interviewerin und fünf Antworten der Vp) die Anzahl und die Gesamtdauer der in diesem Interviewabschnitt beobachteten demonstrativen Gesten, selbstmanipulativen Hand–Armbewegungen und selbstmanipulativen Fingerbewegungen berechnet. Bewegungsabläufe, die sich über mehrere Interviewabschnitte erstreckten (z.B. eine Bewegung, die während einer Interviewfrage einsetzte und während der Antwort darauf endete) wurden jeweils nur einmal gezählt und hinsichtlich der Anzahl dem Interviewabschnitt zugeordnet, in dem die Bewegung einsetzte. Die Dauer des Bewegungsablaufs wurde den beteiligten Interviewabschnitten dem Zeitanteil entsprechend zugeordnet. Nicht berücksichtigt wurden (selten auftretende) objektmanipulierende Handbewegungen mit einem erkennbaren instrumentellen Charakter, wie z.B. das Aufsetzen oder Absetzen der Brille.

Abhängige Variablen. Aus der Anzahl und der Dauer der für jeden Interviewabschnitt registrierten Bewegungen wurden folgende Variablen berechnet:

Relative Dauer demonstrativer Gesten (DMRD). Für jede der fünf Antworten der Vp wurde der Prozentanteil der Dauer demonstrativer Gesten an der Dauer der Einzelantwort (DMRD1 – DMRD5) sowie der Zeitanteil demonstrativer Gesten an der Gesamtzeit des Sprechens (DMRD) berechnet.

Relative Anzahl demonstrativer Gesten (DMRA). Mit der relativen Anzahl demonstrativer Gesten wurde die Anzahl demonstrativer Gesten pro Minute bezogen auf die Dauer der Einzelantworten (DMRA1 – DMRA5) sowie für die Gesamtzeit des Sprechens (DMRA) berechnet.

Relative Dauer selbstmanipulativer Gesten (SMRD). Für jeden der 12 Interviewabschnitte sowie für die Gesamtzeit des Zuhörens (während die Interviewerin die Fragen stellt: SMRDZ) und für die Gesamtzeit des Sprechens (während der Antworten der Vp: SMRDS) wurde der Zeitanteil selbstmanipulativer Hand–/Arm–Bewegungen berechnet.

Relative Anzahl selbstmanipulativer Gesten (SMRA). Die relative Anzahl selbstmanipulativer Gesten bezeichnet die Anzahl selbstmanipulativer Hand–/Arm–Bewegungen pro Minute der 12 Interviewabschnitte sowie der Zuhörzeit (SMRAZ) und der Sprechzeit (SMRAS) der Vp.

Relative Dauer selbstmanipulativer Fingerbewegungen (FIRD). Erfaßt wurde der Zeitanteil selbstmanipulativer Fingerbewegungen an der Dauer jedes Interviewabschnittes, der Gesamtdauer des Zuhörens (FIRDZ) und der Gesamtdauer des Sprechens (FIRDS) der Vp.

Relative Anzahl selbstmanipulativer Fingerbewegungen (FIRA). Analog dazu wurde die Anzahl selbstmanipulativer Fingerbewegungen pro Minute der einzelnen Interviewabschnitte, der Zuhörzeit (FIRAZ) und der Sprechzeit (FIRAS) der Vp ermittelt.

Überprüfung der Zuverlässigkeit der Erfassung der Handbewegungen. Um die Zuverlässigkeit der Erfassung zu überprüfen, wurden von den insgesamt 96 Interviews 57 (59%) zufällig ausgewählt und unabhängig voneinander von zwei Beurteilern ausgewertet, die über die der Untersuchung zugrunde liegenden Hypothesen nicht informiert waren. Nach einer kurzen Einweisung und Trainingsphase nahmen die Beurteiler die Registrierung anhand eines für die Beurteiler erstellten Manuals vor.
Da sich die Erfassung des gestischen Verhaltens trotz des vereinfachten Klassifikationsschemas als sehr zeitaufwendig erwies – die Auswertung der Handbewegungen eines Interviews beanspruchte ca. 45 Minuten – war es leider im Rahmen der zur Verfügung stehenden Mittel nicht möglich, alle 96 Interviews von unabhängigen Beurteilern auswerten zu lassen, wie es im Hinblick auf die Gütekriterien der Erfassung wünschenswert gewesen wäre.
Als Maß für die Beurteilerübereinstimmung wurden die Korrelationen der abhängigen Variablen (relative Dauer und relative Anzahl selbstmanipulativer Hand– bzw. Fingerbewegungen) zwischen den drei Beurteilerpaaren berechnet.

Die Korrelation zwischen zwei Beurteilern gibt Aufschluß darüber, inwieweit die Unterschiede zwischen den Vpn hinsichtlich des Ausmasses der registrierten Bewegungen (Dauer, Anzahl) übereinstimmend erfaßt werden konnten. Die Übereinstimmung hinsichtlich der exakten zeitlichen Lokalisation der registrierten Bewegungen kann jedoch über die Korrelation nicht überprüft werden, da bei der Summierung von Dauer und Anzahl der Einzelbewegungen innerhalb der Interviewabschnitte die Information über die genaue zeitliche Registrierung einzelner Handbewegungen verlorengeht. Ebenso wird mit dem Korrelationskoeffizienten nicht direkt die Konsistenz der Zuordnung der Bewegung zu den drei Kategorien (demonstrative Gesten, selbstmanipulative Hand–/-Armbewegungen, selbstmanipulative Fingerbewegungen) überprüft. In den Vorversuchen erwies sich jedoch die drei–kategoriale Kodierung der Bewegung als zuverlässig, so daß auf eine weitergehende Überprüfung verzichtet werden konnte.

Um Niveauunterschiede zwischen den drei Beurteilern zu überprüfen, wurden zusätzlich Mittelwertsvergleiche durchgeführt, die insbesondere Aufschlüsse darüber geben sollten, ob die Registrierung durch den Autor von den experimentellen Bedingungen ('Psychische Nähe', 'Behinderung') beeinflußt wurde.

Zuverlässigkeit der Registrierung demonstrativer Gesten (DMRD, DMRA). Die nachfolgende Tabelle 3.8 enthält die Korrelationen der relativen Dauer und der relativen Anzahl demonstrativer Gesten (DMRD, DMRA) zwischen den drei Beurteilern (A, B und C) für die Gesamtzahl der von allen drei Beurteilern ausgewerteten Interviews (n=57) sowie, separat berechnet, für HAPN-(n=32) und NAPN-Interviews (n=25). Die Ergebnisse des Beurteilers A wurden für die weitere Analyse verwendet.

VARIABLE	DEMONSTRATIVE GESTEN WÄHREND DES SPRECHENS		
	BEURTEILER:		
	A-B	A-C	B-C
RELATIVE DAUER	0.91	0.95	0.97
DEMONSTRATIVER GESTEN	0.91	0.95	0.96
(DMRD)	0.87	0.90	0.98
RELATIVE ANZAHL	0.89	0.87	0.95
DEMONSTRATIVER GESTEN	0.95	0.93	0.96
(DMRA)	0.73	0.77	0.93

Tabelle 3.8: AUSWERTERÜBEREINSTIMMUNG: DEMONSTRATIVE GESTEN

Korrelationen zwischen den Beurteilern A, B und C für die Variablen: DMRD, DMRA. Erste Zeile: für n=57 Interviews; zweite Zeile: für n=32 HAPN-Interviews; dritte Zeile: für n=25 NAPN-Interviews.

Die relativ hohen Korrelationskoeffizienten – auf der Basis der 57 Interviews zwischen .87 und .97 mit nur geringen Abweichungen zwischen den Beurteilerpaaren – weisen darauf hin, daß Unterschiede zwischen den Vpn hinsichtlich des Ausmaßes demonstrativer Gesten zuverlässig beurteilt werden konnten.
Die Varianzanalysen mit den Faktoren 'Psychische Nähe' des Interviews, 'Behinderung' der Interviewerin, 'Beurteiler' zeigen keinen statistisch bedeutsamen Einfluß des Beurteilers auf die registrierte relative Dauer und Anzahl demonstrativer Gesten. Somit sprechen sowohl die Korrelationen als auch die Ergebnisse der varianzanalytischen Überprüfung für die Zuverlässigkeit der Erfassung demonstrativer Gesten.

Zuverlässigkeit der Registrierung selbstmanipulativer Bewegungen. Die Korrelationen zwischen den drei Beurteilern (A, B und C) hinsichtlich der relativen Dauer und Anzahl selbstmanipulativer Bewegungen sind in der nachfolgenden Tabelle 3.9 aufgeführt. Im Vergleich zur Registrierung demonstrativer Gesten (siehe oben) ergab sich eine insgesamt geringere Übereinstimmung zwischen den Beurteilern, vor allem bei der Registrierung selbstmanipulativer Bewegungen der Vpn in NAPN-Interviews.

	SELBSTMANIPULATIVE BEWEGUNGEN WÄHREND DES SPRECHENS			SELBSTMANIPULATIVE BEWEGUNGEN WÄHREND DES ZUHÖRENS		
	BEURTEILER:			BEURTEILER:		
VARIABLE	A-B	A-C	B-C	A-B	A-C	B-C
RELATIVE DAUER SELBSTMANIPULATIVER GESTEN (SMRD)	0.85 0.91 0.56	0.64 0.73 0.41*	0.53 0.68 0.31*	0.60 0.71 0.30*	0.52 0.81 0.27*	0.78 0.81 0.69
RELATIVE ANZAHL SELBSTMANIPULATIVER GESTEN (SMRA)	0.92 0.94 0.76	0.74 0.75 0.60	0.81 0.80 0.77	0.87 0.91 0.59	0.82 0.84 0.58	0.89 0.89 0.84
RELATIVE DAUER SELBSTMANIPULATIVER FINGERBEWEGUNGEN (FIRD)	0.88 0.84 0.89	0.84 0.84 0.81	0.92 0.92 0.87	0.92 0.96 0.75	0.87 0.86 0.77	0.96 0.93 0.98
RELATIVE ANZAHL SELBSTMANIPULATIVER FINGERBEWEGUNGEN (FIRA)	0.71 0.64 0.72	0.80 0.78 0.70	0.83 0.75 0.90	0.62 0.72 0.21*	0.60 0.67 0.32*	0.77 0.69 0.77

Tabelle 3.9: **AUSWERTERÜBEREINSTIMMUNG: SELBSTMANIPULATIVE BEWEGUNGEN**

Korrelationen zwischen den Beurteilern A, B und C für die Variablen: SMRD, SMRA, FIRD, FIRA. Erste Zeile: für n=57 Interviews; zweite Zeile: für n=32 HAPN-Interviews; dritte Zeile: für n=25 NAPN-Interviews. (* Erläuterung im Text)

Die 2 x 2 x 3 x 2 Varianzanalysen ergaben keine signifikanten Mittelwertsunterschiede hinsichtlich der Dauer selbstmanipulativer Gesten (SMRD) und Fingerbewegungen (FIRD) in Abhängigkeit von den Beurteilern. Weder die Haupteffekte des Faktors 'Beurteiler' noch Wechselwirkungseffekte zwischen dem Faktor 'Beurteiler' und den experimentellen Bedingungen ('Behinderung', 'Psychische Nähe') sind signifikant. Somit liefern die Mittelwertsvergleiche keine Anhaltspunkte dafür, daß die vom Autor vorgenommene Registrierung der Dauer selbstmanipulativer Bewegungen durch die Kenntnis der Hypothesen statistisch bedeutsam beeinträchtigt wurde.
Bei der Registrierung der Anzahl selbstmanipulativer Bewegungen (SMRA, FIRA) traten allerdings Beurteilereffekte auf. Die Beurteiler unterscheiden sich signifikant im Hinblick auf die durchschnittliche Anzahl der registrierten selbstmanipulativen Hand-/Armbewegungen und Fingerbewegungen. Darüber hinaus

zeigen die (teilweise) signifikanten Wechselwirkungen zwischen dem Faktor 'Beurteiler' und der 'Psychischen Nähe' des Interviews (FIRA: $F=3.34$, $p < 0.05$; SMRA: $F=2.77$, $p < 0.10$), daß der Autor in NAPN-Interviews eine geringere Anzahl selbstmanipulativer Bewegungen registrierte als die unabhängigen Beurteiler. Damit ist ein Hinweis gegeben, daß die Registrierung der Anzahl selbstmanipulativer Fingerbewegungen möglicherweise durch eine Erwartungshaltung des Autors beeinträchtigt wurde.

Zusammenfassende Bewertung. Die hohe Übereinstimmung zwischen den drei Beurteilern hinsichtlich Anzahl und Dauer der registrierten demonstrativen Gesten sprechen insgesamt für die Zuverlässigkeit der Erfassung der demonstrativen Gestik. Insbesondere ergaben die Mittelwertsvergleiche keine Hinweise auf einen systematischen Beurteilereinfluß.
Deutlich geringer ist die Inter-Rater-Übereinstimmung bei der Registrierung selbstmanipulativer Bewegungen, vor allem in NAPN-Interviews. Für die geringere Übereinstimmung zwischen den Beurteilern bei der Registrierung selbstmanipulativer (im Vergleich zu demonstrativen Bewegungen) lassen sich mehrere Gründe anführen:

- Selbstmanipulative Bewegungen sind häufig kontinuierliche und zum Teil durch Pausen unterbrochene Bewegungsabläufe (z.B. Reiben, Kratzen, Nesteln mit den Fingern), so daß das exakte Einsetzen und Aussetzen des Bewegungsablaufes nicht mit der gleichen Sicherheit identifiziert werden kann wie bei den eher diskreten, demonstrativen Gesten, deren Anfangs- und Endpunkt in der Regel zeitlich genauer bestimmt werden kann.

- Eine genaue Erfassung der Anzahl selbstmanipulativer Bewegungen ist vielfach durch einen rhythmischen und häufig unterbrochenen Ablauf der selbstmanipulativen Bewegungen erschwert (z.B. rhythmisches Reiben, Kratzen, Klopfen, etc.), so daß die Beurteilung, ob eine neue Bewegung einsetzt oder der vorausgehende, alte Bewegungsablauf fortdauert, oftmals schwierig ist. Das dazu eingeführte (relativ willkürliche) Zeitkriterium, nach dem nach einer Bewegungspause von länger als 2 Sekunden eine neue Bewegung gezählt wurde, erwies sich nicht immer als sinnvoll.

- Im Gegensatz zu demonstrativen Gesten wurden selbstmanipulative Bewegungen weiter differenziert in selbstmanipulative Hand-/Armbewegungen und selbstmanipulative Fingerbewegungen. Die zu dieser Differenzierung notwendige, zusätzliche Beurteilung, ob die Hand an der selbstmanipulativen Bewegung beteiligt ist oder nicht, erwies sich gelegentlich als schwierig. Diese, durch das komplexere Klassifikationsschema bedingte, zusätzliche Schwierigkeit kommt auch in einer geringeren Übereinstimmung zwischen den Beurteilern zum Ausdruck.

- Demonstrative Gesten, die eine kommunikative Funktion ausüben, sind in der Regel für den Gesprächspartner und damit auch für den Beurteiler sichtbar, während selbstmanipulative Bewegungen manchmal nur schwer oder nicht sichtbar sind. Die auffallend niedrigen Korrelationen (in der Tabelle mit einem Stern gekennzeichnet) wurden, wie eine nachträgliche Inspektion der Videoaufzeichnungen ergab, überwiegend dadurch verursacht, daß die Hand oder die Finger der Vp während der Bewegung unter einem Kleidungsstück (Jacke, Mantel, Schal, Pullover, etc.) oder hinter den überschlagenen Beinen der Vp verborgen waren, so daß die Beurteiler in diesen Fällen die Dauer und Anzahl der Bewegungen nur abschätzen konnten.

In Anbetracht dieser zusätzlichen Fehlerquellen bei der Registrierung selbstmanipulativer Bewegungen erscheint die, im Vergleich zur Erfassung demonstrativer Gesten, geringere Übereinstimmung zwischen den Beurteilern plausibel. Da die Erfassung der Dauer selbstmanipulativer Bewegungen (SMRD, FIRD) keine systematischen Beurteilereffekte erkennen läßt, sollte die Zuverlässigkeit dieser Variablen ausreichen, zumal isolierte, nicht systematische Ursachen für die vereinzelten niedrigen Korrelationen (in Tabelle 3.9. mit einem Stern kenntlich gemacht) ausfindig gemacht werden konnten. Für die Registrierung der Anzahl selbstmanipulativer Bewegungen (SMRA, FIRA) ergaben die Mittelwertsvergleiche allerdings Anhaltspunkte für einen 'Experimenter-Bias', so daß die Zuverlässigkeit dieser Variablen eingeschränkt ist.

3.4.1.4. Dauer der Rückmeldung, räumliche Distanz und Abstandswinkel

Nach dem Ausfüllen des Fragebogens (Bewertungsphase; vgl. 3.2.4.) traf die Vp erneut mit der Interviewerin zusammen, um ihr verabredungsgemäß eine 'persönliche Rückmeldung' über das vorausgegangene Interview zu geben (Rückmeldungsphase, vgl. 3.2.5.). Da die Vp vorher (zur Bearbeitung des Fragebogens) ihren Stuhl aus dem Interviewraum mit in den Beobachtungsraum genommen hatte (vgl. 3.2.5.) und somit im Interviewraum nun der von der Vp benutzte Stuhl fehlte, mußte sie einen freien Stuhl aus der entfernten Ecke des Interviewraums holen, um sich zur wartenden Interviewerin setzen zu können. Da im Interviewraum keine Hindernisse vorhanden waren und vor der Interviewerin genügend Platz zur Verfügung stand, war die Vp bei ihrer Platzwahl nicht eingeschränkt.
Nachdem die Vp Platz genommen hatte, wurde sie von der konföderierten Interviewerin mit den Worten "Nun, wie hat Dir das Interview gefallen?" aufgefordert, ihre persönlichen Eindrücke vom Interview zu schildern.

Abhängige Variablen. Während dieser, im Vergleich zum Interview weniger strukturierten Begegnungssituation wurden drei nonverbale Verhaltensvariablen erfaßt:

Dauer der Rückmeldung (RM). Diese Variable bezeichnet die Dauer der ersten Äußerung (in Sekunden) der Vpn nach der Aufforderung durch die Interviewerin, ihren persönlichen Eindruck vom Interview zu schildern.

Räumliche Distanz (RD). Nach der Beendigung der Rückmeldungsphase wurde der Abstand zwischen der Mitte der Stuhlkanten von der Interviewerin und Vp (in cm) gemessen. Um die im Vergleich zum Stuhl der nichtbehinderten Interviewerin weiter nach vorn ragende Fußraste des Rollstuhls auszugleichen, wurde im Falle der behinderten Interviewerin der Abstand von 5 cm vor der Stuhlkante des Rollstuhls aus gemessen.

Abstandswinkel (WN). Neben dem Abstand wurde nach der Rückmeldungsphase der Winkel zwischen dem Stuhl/Rollstuhl der Interviewerin und dem Stuhl der Vp in Grad gemessen. Abweichungen von 90 ° bezeichnen eine entsprechend seitlich versetzte Position der Vp in Relation zum Stuhl/Rollstuhl der Interviewerin.

Zuverlässigkeit der Variablen. Von den Tonbandaufnahmen der Rückmeldungsphase konnte die Dauer der ersten Äußerung (RM) zuverlässig bestimmt werden. Allerdings war eine verläßliche Messung der räumlichen Distanz in 10 der 96 Durchgänge nicht möglich, da die Vpn während des 'Rückmeldungsgesprächs' ihren Stuhl versetzt hatten. In diesen Fällen wurde versucht, die Sitzposition der Vp nach den Angaben der Interviewerin zu rekonstruieren, um den Abstand und den Winkel bestimmen zu können.

3.4.2. Verbales Verhalten

Nach jedem ihrer beiden Interviews erhielt die Vp vom Versuchsleiter in der anschließenden Bewertungsphase (vgl. 3.2.4.) einen Fragebogen (siehe Anhang S. 8–20). In der einleitenden Instruktion wird die Vp gebeten, anhand der nachfolgenden Fragen ihren "persönlichen Eindruck vom Interview und von der Interviewerin wiederzugeben." Mit diesem Fragebogen wurde das 'verbale Verhalten' der Vp erhoben.
Im Gegensatz zum (spontanen) nonverbalen Verhalten kann die Beantwortung eines Items (des Fragebogens) als eine eher bewußte, stärker durch kognitiv–intentionale Prozesse gesteuerte Reaktion der Vp angesehen werden. Sofern also beim Ausfüllen des Fragebogens kognitive Verarbeitungsprozesse beteiligt sind, kann davon ausgegangen werden, daß mit dem durch den Fragebogen erhobenen 'verbalen Verhalten' eher intentionale Verhaltensaspekte gegenüber der (behinderten oder nichtbehinderten) Interviewerin erfaßt werden. Die in der Bewertungsphase erhobenen Reaktionen auf schriftlich–verbale Stimuli sollen dabei stellvertretend für das intentionale Verhalten gegenüber der Interviewerin

stehen und werden als Indikator einer von der Vp kontrollierten Disposition (im Sinne einer bewußt eingenommenen Haltung) gegenüber der (behinderten oder nichtbehinderten) Gesprächspartnerin gewertet.
Die Absicht, bewußte, kontrollierte Reaktionen der Vp auf Interview und Interviewerin zu erfassen, sollte durch die Art der Erfassung gefördert werden:

- Die Erhebungssituation des verbalen Verhaltens (Bewertungsphase) war zeitlich, räumlich und personell getrennt von den Situationen, in denen das nonverbale Verhalten aufgezeichnet wurde (Interview, Rückmeldungsphase).

- Die Aufzeichnung des nonverbalen Verhaltens erfolgte ohne Wissen der Vp und ist insofern als eine nonreaktive Verhaltensmessung anzusehen. Demgegenüber wurde der Vp durch das Vorlegen des Fragebogens der Meßvorgang selbst (die Erfassung von Beurteilungen und Einschätzungen) verdeutlicht und damit eine bewußte Reaktion auf Interview und Interviewerin gefördert.

- Durch die Betonung des Bewertungsaspektes in der einführenden Instruktion des Fragebogens sollte der Vp eine bewußte Beantwortung der Fragen nahegelegt und damit die intentionale Komponente der erfragten Beurteilungen weiter verstärkt werden.

Der Fragebogen enthält zwei Adjektivlisten zur Überprüfung der experimentellen Hypothese ('Sympathie–Effekt') sowie eine Themenwahlliste und vier weitere Kontrollskalen zur Überprüfung der Wirksamkeit der experimentellen Manipulation der 'Psychischen Nähe' des Interviews. Die Skalen des Fragebogens werden in den folgenden Abschnitten näher beschrieben.

3.4.2.1. Die Adjektivlisten

Zur Überprüfung der experimentellen Hypothese des Sympathie–Effektes (vgl. 2.1.3.1.) wurden zwei Adjektivlisten zur Erfassung der Beurteilung des Interviews und der Interviewerin zusammengestellt (siehe Anhang S. 12 u. 14). Die Vpn wurden gebeten, anhand der 21 Adjektive der ersten Liste (BG) ihren 'persönlichen Eindruck vom Interview' und anhand der 27 Adjektive der zweiten Liste (BI) ihren 'persönlichen, ersten Eindruck von der Interviewerin' wiederzugeben.
Die Adjektive wurden nach dem Grad der sozialen Erwünschtheit ihres Bedeutungsgehalts ausgewählt, wobei auf die Ergebnisse von Untersuchungen zurückgegriffen wurde, in denen Eigenschaftswörter von größeren Stichproben hinsichtlich ihrer sozialen Erwünschtheit eingestuft wurden (SCHÖNBACH 1972; BUSZ et al. 1972; KLAPPROTT 1972; KLEIN 1974; LÜCK et al. 1976). Für

die beiden Listen wurden Adjektive ausgewählt, die ein breites Spektrum der konotativen Bedeutung abdecken. In beiden Listen finden sich sowohl sehr positive (z.B. 'aufgeschlossen'), eher neutrale (z.B. 'bestimmt') als auch Adjektive mit extrem negativem Bedeutungsgehalt (z.B. 'oberflächlich'). Jedes Adjektiv wurde mit einer unipolaren 8–stufigen Skala (1 = trifft nicht zu – 8 = trifft zu) vorgegeben.

3.4.2.2. Die Themenwahlliste

Jeweils nach dem ersten der beiden Interviews wurde der Vp eine 'Themenwahlliste' (TWL) vorgelegt. Die Themenwahlliste enthält 16 Gesprächsthemen, mit denen private und/oder studienbezogene Problembereiche angesprochen werden, die mit dem Thema des Interviews ('Kontaktprobleme von Studienanfängern') in einem mehr oder weniger engen Zusammenhang stehen. Die Vp wurde gebeten, auf einer 4–stufigen Skala (von 'sehr gern' bis 'gar nicht gern') anzugeben, 'wie gern' sie sich mit der Interviewerin über die in der Liste aufgeführten Themen unterhalten möchte (siehe Anhang S. 16).

Abhängige Variablen. Auf der Grundlage der Ergebnisse einer Voruntersuchung, in der Studienanfängerinnen (n = 10) eine Reihe von Themen auf einer 7–stufigen Ratingskala nach ihrem 'Intimitätsgrad' einstuften, wurden sieben persönliche und sieben unpersönliche Themen ausgewählt, die in der nachfolgenden Tabelle 3.10 aufgeführt sind.
Zusätzlich zu den 14, nach dem Grad der 'Intimität' ausgewählten Themen, wurden zwei weitere Themen vorgegeben, die einen Bezug zur Behinderung der Interviewerin vermuten lassen ('kritische' Themen). Daran war die Erwartung geknüpft, daß die Vpn bei der Beurteilung der Erwünschtheit dieser Gesprächsthemen die Möglichkeit antizipieren, daß im Rahmen eines Gesprächs (über 'sportliche Betätigungen' bzw. über 'soziales Engagement für Randgruppen') die Behinderung des Gesprächspartners implizit oder explizit thematisiert wird. Dadurch sollte die Salienz der Behinderung verstärkt werden.
So scheint es nach Untersuchungsergebnissen von KLECK et al. (1966) sowie KLECK (1968) zumindest für den universitären Bereich in den USA 'behinderungsspezifische' bzw. 'behinderungssensible' Themen zu geben: Studentische Vpn verändern ihre Meinungen zu den Themen 'Sport' und 'Akademische Leistungen' (Academic Achievement) in Abhängigkeit von der Behinderung des Gesprächspartners (Opinion Distortion, vgl. 1.4.3.2.). Nichtbehinderte Vpn äußerten sich gegenüber einer behinderten Konföderierten negativer über sportliche Aktivitäten und positiver über die Bedeutung von Studienleistungen als einen Monat später in einem anonymen Einstellungsfragebogen (KLECK et al. 1966) bzw. als gegenüber einer nichtbehinderten Konföderierten (KLECK 1968).

PERSÖNLICHE THEMEN	$\bar{X}$	S^2
ÜBER MEINE SEXUELLEN PROBLEME	6.5	0.45
ÜBER MEINE PROBLEME IN MEINER PARTNERBEZIEHUNG	5.8	0.56
ÜBER MEINE SCHWIERIGKEITEN, IN DER UNI KONTAKTE ZU FINDEN	5.5	0.85
ÜBER MEINE BEZIEHUNG ZU MEINEN ELTERN	5.2	0.96
ÜBER MEINE SCHWIERIGKEITEN IM UMGANG MIT HOCHSCHULLEHRERN UND DOZENTEN	3.3	0.41
ÜBER MEINE ARBEITS- UND KONZENTRATIONSSCHWIERIGKEITEN	2.9	0.89
ÜBER MEINE SCHWIERIGKEITEN, MICH IN GRÖSSEREN GRUPPEN (SEMINAREN, VORLESUNGEN) ZU ÄUSSERN	2.8	0.96
UNPERSÖNLICHE THEMEN		
ÜBER DIE ZUNEHMENDE VERSCHLECHTERUNG DER SOZIALEN LAGE DER STUDENTEN	2.3	1.21
ÜBER MEINE HOBBIES UND FREIZEITAKTIVITÄTEN	2.2	0.56
ÜBER EINE SINNVOLLE FREIZEITGESTALTUNG	1.8	0.56
ÜBER FRAGEN DER ORGANISATION UND PLANUNG MEINES STUDIUMS	1.6	0.44
ÜBER DIE GESCHICHTE UND DEN AUFBAU DER UNIVERSITÄT BIELEFELD	1.5	0.45
ÜBER DIE POLITISCHEN ZIELE UND VORSTELLUNGEN VON HOCHSCHULGRUPPEN	1.3	0.21
ÜBER DIE STRUKTUR UND DIE FUNKTIONSWEISE DER UNIVERSITÄT	1.2	0.16
KRITISCHE THEMEN		
ÜBER DIE MÖGLICHKEITEN DER SPORTLICHEN BETÄTIGUNG AN DER UNI		
ÜBER DIE MÖGLICHKEITEN, MICH SOZIAL ZU ENGAGIEREN (Z.B. FÜR AUSLÄNDER ODER ANDERE PROBLEMGRUPPEN)		

Tabelle 3.10: THEMENWAHLLISTE (TWL)

Persönliche, unpersönliche und kritische Gesprächsthemen; Mittelwerte und Varianzen der Intimitätsbeurteilung (n = 10).

Hypothesen. Mit der TWL sollte die Wirksamkeit der experimentellen Manipulation der 'Psychischen Nähe' überprüft werden. Dabei wurde angenommen, daß sich ein persönlicher Kontakt zur Interviewerin positiv auf die Bereitschaft der Vp auswirkt, mit der Interviewerin über weitere Gesprächsthemen zu sprechen. Unter dieser Voraussetzung sollte sich die Wirksamkeit der experimentellen Manipulation der 'Psychischen Nähe' darin zeigen, daß die Vpn nach einem Interview mit hohem Ausmaß 'Psychischer Nähe' (HAPN-Interview) eher bereit sind, mit der Interviewerin über die in der TWL angebotenen Themen zu sprechen als die Vpn nach einem (unpersönlichen) Kontakt im NAPN-Interview. Eine größere Zustimmung zu den Gesprächsthemen nach einem HAPN-Interview (im Vergleich zur NAPN-Bedingung) wäre als ein Hinweis für die Erwiderung der von der Interviewerin ausgehenden 'Psychischen Nähe' zu werten.
In einer explorativen Absicht wird zusätzlich überprüft, ob sich die Behinderung der Gesprächspartnerin negativ auf die Zustimmung zu den 'kritischen Themen' auswirkt. In Anlehnung an die Ergebnisse zur 'Opinion Distortion' kann erwartet werden, daß die Vpn nach einem Interview einer behinderten Interviewerin weniger bereit sind, über 'Möglichkeiten der sportlichen Betätigung' und 'soziales Engagement für Randgruppen' zu sprechen als nach einem Interview der nichtbehinderten Interviewerin.

3.4.2.3. Die Kontrollskalen

Über die Kontrollskalen (Anhang S. 18-20) wurde die Effektivität der Operationalisierung der 'Psychischen Nähe' des Interviews überprüft, indem die Vpn direkt über das Verhalten der Interviewerin während des Interviews sowie über ihre eigenen Reaktionen befragt wurden.
Mit der Operationalisierung der 'Psychischen Nähe' des Interviews (vgl. 3.3.2.) wurde die Absicht verfolgt, durch das Interaktionsverhalten der Interviewerin ihr Bestreben nach einem engen oder weniger engen Kontakt zur Interviewpartnerin zum Ausdruck zu bringen. Mit zwei Kontrollskalen sollte nun auf direkte Weise überprüft werden, ob das Interaktionsverhalten der Interviewerin im HAPN- und NAPN-Interview von den Interaktionspartnerinnen tatsächlich im Sinne der 'Psychischen Nähe' attribuiert, d.h. als Ausdruck der Intention der Interviewerin wahrgenommen wurde, einen persönlichen oder unpersönlichen Gesprächskontakt herzustellen.
Darüber hinaus wurde mit zwei weiteren Kontrollskalen überprüft, ob sich das von der Interviewerin angestrebte Niveau 'Psychischer Nähe' in den Selbstbeurteilungen des eigenen Erlebens während des Interviews und in dem Wunsch nach persönlicher Bekanntschaft mit der Interviewerin im Sinne der Reziprozitätshypothese niederschlägt.

Abhängige Variablen. In zwei Kontrollskalen wurden Aussagen zusammengefaßt, die das Interaktionsverhalten der Interviewerin im Hinblick auf die Dimension der 'Psychischen Nähe' charakterisieren. Die erste Skala ('Wahrgenommene Psychische Nähe', WPN) enthält Feststellungen, die das Bemühen der Interviewerin beschreiben, einen engen persönlichen Kontakt zur Interviewpartnerin herzustellen. Mit den Feststellungen der zweiten Skala ('Wahrgenommene Psychische Distanz', WPD) wird das Interaktionsverhalten der Interviewerin im Hinblick auf die zugrundeliegende Motivation geschildert, einen distanzierten Gesprächskontakt aufrecht zu erhalten.
Mit den weiteren Kontrollskalen wurden Reaktionen der Vpn auf die Interviewerin und auf das Interview erfragt. Dazu wurden Aussagen zusammengestellt, die den Wunsch nach einem engen persönlichen Kontakt zur Interviewerin ('Angestrebte Psychische Nähe', APN) und ein gefühlsmäßiges Angesprochensein im Interview ('Emotionale Beteiligung', EBT) zum Ausdruck bringen.

'Wahrgenommene Psychische Nähe' (WPN). Die Skala (Tabelle 3.11) besteht aus sieben Feststellungen, die Aspekte des Interviewerverhaltens beschreiben, die ein persönliches und emotional–positives Gespräch fördern. Die Items der Skala schildern die konföderierte Interviewerin im Sinne der HAPN–Bedingung als eine Gesprächspartnerin, die offensichtlich bemüht ist, einen engen persönlichen Kontakt zur Interviewpartnerin herzustellen.

'Wahrgenommene Psychische Distanz' (WPD). Komplementär zur WPN–Skala wird die 'Wahrgenommene Psychische Distanz' (WPD) durch sieben Feststellungen erfaßt, die ein distanziertes und sachliches Verhalten der Interviewerin beschreiben, dem das Bestreben zugrunde liegt, den Gesprächskontakt sachlich und affektiv–neutral zu gestalten (vgl. Tabelle 3.12).

'Angestrebte Psychische Nähe' (APN). Die neun Aussagen der Skala APN (Tabelle 3.13) drücken in verschiedenen Schattierungen den Wunsch nach einem persönlichen Kontakt zur Gesprächspartnerin aus.

'Emotionale Beteiligung' (EBT). Die Skala EBT (Tabelle 3.14) beinhaltet Aussagen, die ein positives Erleben und ein emotionales Angesprochensein im Interview schildern.

WAHRGENOMMENE PSYCHISCHE NÄHE (WPN)

1	(1)	MEIN GESPRÄCHSPARTNER IST PERSÖNLICH ENGAGIERT
2	(2)	MEIN GESPRÄCHSPARTNER GEHT EMOTIONAL AUF MICH EIN
3	(7)	MEIN GESPRÄCHSPARTNER STELLT MIR PERSÖNLICHE FRAGEN
4	(16)	MEIN GESPRÄCHSPARTNER ZEIGT MIR, DASS ER MICH VERSTEHT
5	(17)	MEIN GESPRÄCHSPARTNER BEMÜHT SICH, MICH PERSÖNLICH KENNENZULERNEN
6	(26)	MEIN GESPRÄCHSPARTNER ÖFFNET SICH IM GESPRÄCH
7	(30)	MEIN GESPRÄCHSPARTNER IST GEFÜHLSMÄSSIG BETEILIGT

Tabelle 3.11: **WAHRGENOMMENE PSYCHISCHE NÄHE (WPN)**

In Klammern: Position des Items im Fragebogen.

WAHRGENOMMENE PSYCHISCHE DISTANZ (WPD)

1	(4)	MEIN GESPRÄCHSPARTNER WAHRT EINE GEWISSE DISTANZ
2	(10)	MEIN GESPRÄCHSPARTNER HÄLT SICH PERSÖNLICH ZURÜCK
3	(13)	MEIN GESPRÄCHSPARTNER ANTWORTET ÜBERLEGT UND BESTIMMT
4	(19)	MEIN GESPRÄCHSPARTNER VERHÄLT SICH ZURÜCKHALTEND
5	(22)	MEIN GESPRÄCHSPARTNER STELLT MIR SACHLICHE UND ÜBERLEGTE FRAGEN
6	(25)	MEIN GESPRÄCHSPARTNER REAGIERT ABWARTEND
7	(29)	MEIN GESPRÄCHSPARTNER BLEIBT SACHLICH UND NÜCHTERN

Tabelle 3.12: **WAHRGENOMME PSYCHISCHE DISTANZ (WPD)**

In Klammern: Position des Items im Fragebogen.

ANGESTREBTE PSYCHISCHE NÄHE (APN)

1	(3)	ICH MÖCHTE MEINEN GESPRÄCHSPARTNER PERSÖNLICH KENNENLERNEN
2	(6)	ICH MÖCHTE MEINEM GESPRÄCHSPARTNER MEHR VON MIR ERZÄHLEN
3	(8)	ICH MÖCHTE MEHR ÜBER MEINEN GESPRÄCHSPARTNER ERFAHREN
4	(11)	ICH MÖCHTE MEINEN GESPRÄCHSPARTNER HÄUFIGER TREFFEN
5	(15)	ICH MÖCHTE MICH MEINEM GESPRÄCHSPARTNER PERSÖNLICH ÖFFNEN
6	(18)	ICH MÖCHTE MICH MIT MEINEM GESPRÄCHSPARTNER WEITER UNTERHALTEN
7	(21)	ICH KANN MIR VORSTELLEN, MICH MIT MEINEM GESPRÄCHSPARTNER ANZUFREUNDEN
8	(23)	ICH MÖCHTE MIT MEINEM GESPRÄCHSPARTNER GERN ETWAS GEMEINSAM UNTERNEHMEN
9	(27)	ICH MÖCHTE MEINEM GESPRÄCHSPARTNER PERSÖNLICH NÄHER KOMMEN

Tabelle 3.13: ANGESTREBTE PSYCHISCHE NÄHE (APN)

In Klammern: Position des Items im Fragebogen.

EMOTIONALE BETEILIGUNG (EBT)

1	(5)	ICH FÜHLE MICH VON MEINEM GESPRÄCHSPARTNER VERSTANDEN
2	(9)	MEIN GESPRÄCHSPARTNER GIBT MIR DAS GEFÜHL, DASS ER MICH MAG
3	(12)	ICH FÜHLE MICH VON MEINEM GESPRÄCHSPARTNER GEFÜHLSMÄSSIG ANGESPROCHEN
4	(14)	ICH FÜHLE MICH VON MEINEM GESPRÄCHSPARTNER ANGEZOGEN
5	(20)	ICH FÜHLE MICH VON MEINEM GESPRÄCHSPARTNER EMOTIONAL ANGENOMMEN
6	(24)	MEIN GESPRÄCHSPARTNER MACHT ES MIR LEICHT, ÜBER PERSÖNLICHE DINGE ZU REDEN
7	(28)	ICH BIN IM GESPRÄCH GEFÜHLSMÄSSIG BETEILIGT

Tabelle 3.14: EMOTIONALE BETEILIGUNG (EBT)

In Klammern: Position des Items im Fragebogen.

Beantwortungsmodus. Die insgesamt 30 Items der vier Kontrollskalen (WPN, WPD, APN, EBT) wurden mit einer 10–stufigen Skala (0='trifft überhaupt nicht zu' – 100='trifft genau zu') vorgegeben. In der einleitenden Instruktion (siehe Anhang S. 17) wurde die Vp gebeten, anhand der Skala anzugeben, inwieweit die einzelnen Aussagen auf das vorangegangene Interview zutreffen. Gleichzeitig sollte beurteilt werden, inwieweit die Feststellungen den eigenen 'persönlichen Vorstellungen von einem idealen Gespräch mit einem/einer Bekannten' entsprechen. Mit der Gegenüberstellung des Interviews und einem 'idealen Gespräch' wurden folgenden Absichten verfolgt:

- Die Vorstellungen von einem 'idealen Gespräch' sollten einen Vergleichsmaßstab für die Beurteilung des Interviews liefern.

- Durch die Gegenüberstellung sollte die Verbindung des Interviews mit alltäglichen Gesprächen in den Vordergrund gerückt werden.

- Durch die Kontrastierung wird der Bewertungsaspekt der Beurteilungen hervorgehoben.

Hypothesen. Die Wirksamkeit der Operationalisierung der 'Psychischen Nähe' der Interviews durch das verbale und nonverbale Verhalten der Interviewerin sollte sich dadurch erweisen, daß die Interviewpartnerinnen das Verhalten der Interviewerin im Sinne der 'Psychischen Nähe' attribuieren, d.h., im Verhalten der Interviewerin tatsächlich die Absicht wahrnehmen, einen persönlichen oder distanzierten Kontakt im Interview herzustellen. Dementsprechend sollten die Vpn nach einem HAPN–Interview eine höhere 'Wahrgenommene Psychische Nähe' (WPN) und eine geringere 'Wahrgenommene Psychische Distanz' (WPD) aufweisen als die Vpn nach einem NAPN–Interview.
Die Annahme, daß das von der Interviewerin im Interview veranschlagte Niveau 'Psychischer Nähe' von den Interviewpartnerinnen erwidert wird, kann, auf verbaler Ebene, durch entsprechende Unterschiede auf der APN– und EBT– Skala gestützt werden: Erwartet wird ein höheres Ausmaß 'Angestrebter Psychischer Nähe' (APN) sowie 'Emotionaler Beteiligung' (EBT) im Sinne der Skalen nach einem HAPN–Interview im Vergleich zum NAPN–Interview.

4. Ergebnisse der Untersuchung

4.1. Untersuchungshypothesen und methodisches Vorgehen

Hypothesen der Untersuchung. Die mit dieser Untersuchung überprüften Annahmen sind in allgemeiner Form in zwei Hypothesen zusammengefaßt, die im theoretischen Teil der Arbeit inhaltlich erläutert und begründet wurden.

Die Reziprozitätshypothese. Die Reziprozitätshypothese (vgl. 2.1.4.1.) bezieht sich auf den Einfluß der 'Psychischen Nähe' des Interviews. Erwartet wird, daß das auf hohes Ausmaß 'Psychischer Nähe' (HAPN) ausgerichtete Interaktionsverhalten der konföderierten Interviewerin von ihren Interviewpartnerinnen im nonverbalen und verbalen Verhalten erwidert wird: Die Interviewpartnerinnen werden sich der Interviewerin, die in ihrem Verhalten den Wunsch nach einem hohen Ausmaß 'Psychischer Nähe' erkennen läßt, im nonverbalen Verhalten stärker zuwenden und eine größere emotionale Involviertheit zeigen sowie im verbalen Verhalten eine positivere Haltung zur Interviewerin und ihrem Interview bekunden als die Interviewpartnerinnen im Interview mit niedrigem Ausmaß 'Psychischer Nähe' (NAPN).
Im einzelnen sollte die Erwiderung der von der Interviewerin angestrebten 'Psychischen Nähe' darin zum Ausdruck kommen, daß die Interviewpartnerinnen im HAPN–Interview im Vergleich zu den Interviewpartnerinnen im NAPN–Interview:

- die Fragen der Interviewerin länger beantworten
- ein höheres Ausmaß an Blickkontakt mit der Interviewerin aufrecht erhalten
- mehr demonstrative Gesten während des Sprechens benutzen
- vermehrte selbstmanipulative Bewegungen (Hand–/Arm– und Fingerbewegungen) zeigen
- der Interviewerin nach dem Interview eine längere Rückmeldung geben
- das Interview und die Interviewerin auf den Adjektivskalen positiver bewerten.

Die 'Stigma–Nähe'–Hypothese. Die 'Stigma–Nähe'–Hypothese (vgl. 2.1.3.1.) betrifft den Einfluß der Körperbehinderung der Interviewerin auf das verbale und nonverbale Verhalten der Interviewpartnerinnen. Erwartet wird, daß das Bemühen der behinderten Interviewerin um einen persönlichen Gesprächskontakt (HAPN–Bedingung) eine negative Akzentuierung des nicht–intentional gesteuerten Verhaltens und eine positive Akzentuierung des intentionalen Verhaltens der Interviewpartnerinnen hervorruft. Dagegen wird die Körperbehinderung der Interviewerin, die sich bestrebt zeigt, ein niedriges Ausmaß 'Psychischer Nähe' (NAPN) beizubehalten, keine oder (im Vergleich zum

HAPN – Interview) geringere Auswirkungen auf das Verhalten der Interviewpartnerinnen haben.
Die zusätzliche Annahme, daß nonverbale Verhaltensaspekte (mit Ausnahme der Antwortdauer und der Rückmeldungsdauer) einer überwiegend nicht-intentionalen und die verbal erfaßten Beurteilungen der Interviewerin und des Interviews überwiegend einer intentionalen Steuerung unterliegen, führt zu folgenden Vorhersagen:

(1) Die Körperbehinderung der Interviewerin, die im Interview ein hohes Ausmaß 'Psychischer Nähe' (HAPN) anstrebt, führt zu einer negativen Akzentuierung des nonverbalen (nicht – intentionalen) Verhaltens der Interviewpartnerinnen: Im Vergleich zu ihrem Verhalten im HAPN – Interview der nichtbehinderten Interviewerin werden die Interviewpartnerinnen im HAPN – Interview der behinderten Interviewerin

- ein geringeres Ausmaß an Blickkontakt mit der Interviewerin aufrecht erhalten
- weniger demonstrative Gesten während des Sprechens benutzen
- vermehrte selbstmanipulative Bewegungen (Hand/ – Arm – und Fingerbewegungen) während des Interviews aufweisen
- nach dem Interview eine größere räumliche Distanz zur Interviewerin wählen.

(2a) Die Körperbehinderung der Interviewerin, die ein hohes Ausmaß 'Psychischer Nähe' (HAPN) anstrebt, führt zu einer positiven Akzentuierung des verbalen Verhaltens der Interviewpartnerinnen: Im Vergleich zum HAPN – Interview der nichtbehinderten Interviewerin werden die Interviewpartnerinnen nach einem HAPN – Interview der behinderten Interviewerin

- das Interview und die Interviewerin positiver beurteilen ('Sympathie – Effekt').

(2b) Anknüpfend an vorliegende Untersuchungsergebnisse (vgl. 1.4.3.) werden die Dauer der Antworten und die Dauer der Rückmeldung als überwiegend intentional gesteuerte Verhaltensaspekte angesehen, in denen das Bemühen der Interviewpartnerinnen zum Ausdruck kommen sollte, die behinderte Interviewerin bei der Durchführung ihres Interviews in besonderer Weise zu unterstützen. Dementsprechend werden die Interviewpartnerinnen im HAPN – Interview der behinderten Interviewerin (im Vergleich zum HAPN – Interview der nichtbehinderten Interviewerin)

- auf die Fragen der Interviewerin länger antworten
- der Interviewerin nach dem Interview eine längere Rückmeldung geben.

(3) Die Körperbehinderung der Interviewerin, die sich bestrebt zeigt, ein niedriges Ausmaß 'Psychischer Nähe' (NAPN) beizubehalten, hat keinen oder einen geringeren Einfluß auf das verbale (intentionale) und nonverbale (nicht-intentionale) Verhalten der Interviewpartnerinnen: Im Interview mit niedrigem Ausmaß 'Psychischer Nähe' (NAPN) wird sich das verbale und nonverbale Verhalten der Interviewpartnerinnen gegenüber der behinderten Interviewerin nicht (oder in einem geringeren Maße als unter der HAPN-Bedingung) von ihrem Verhalten gegenüber der nichtbehinderten Interviewerin unterscheiden.

Methodisches Vorgehen bei der Überprüfung der Hypothesen. Die Hypothesen wurden durch univariate Varianzanalysen mit dem zweistufigen Faktor 'Psychische Nähe' des Interviews (PN: HAPN,NAPN) und dem ebenfalls zweistufigen Meßwiederholungsfaktor 'Behinderung' der Interviewerin (BH: BH,NBH) überprüft (Programm: BMDP-P2V,BMDP-P4V; vgl. DIXON et al. 1983). Bei den nonverbalen Verhaltensvariablen, die sowohl während des Sprechens als auch während des Zuhörens zu beobachten waren (Blickkontakt, selbstmanipulative Bewegungen), wurde zusätzlich der zweistufige Meßwiederholungsfaktor 'Interaktionssegment' (IS: Sprechen, Zuhören) in die Auswertung mit einbezogen, um einen möglichen Einfluß der Sprecher- und Zuhörerrolle berücksichtigen zu können.
Die Reziprozitätshypothese sagt einen Haupteffekt der 'Psychischen Nähe' vorher, nach der 'Stigma-Nähe'-Hypothese wird ein Interaktionseffekt zwischen der 'Psychischen Nähe' des Interviews und der 'Behinderung' der Interviewerin (PN x BH) erwartet. Die Einzelhypothesen – in der bisherigen Darstellung zur besseren Veranschaulichung einseitig formuliert – wurden jeweils zweiseitig auf dem 5%-Niveau getestet, wobei F-Werte mit einer Überschreitungswahrscheinlichkeit von weniger als 10% als Tendenz ebenfalls berücksichtigt wurden. Zur Überprüfung der Kontraste im Falle signifikanter Wechselwirkungen wurden jeweils t-Tests für abhängige bzw. für unabhängige Gruppen mit einer adjustierten Irrtumswahrscheinlichkeit von $\alpha = 0.01$ durchgeführt.
Als Voraussetzung für die varianzanalytische Auswertung wurde die Verteilung und die Varianzhomogenität für jede Variable überprüft. Mit dem KOLMOGOROFF-SMIRNOFF- Anpassungstest wurde die Normalverteilung der Variablen innerhalb der Zellen (Faktorenstufenkombination) überprüft. Bei signifikanten Abweichungen von der Normalverteilung ($p <= 0.10$) wurde versucht, durch eine Transformation der Variable die Verteilung 'zu normalisieren'. Sofern durch die Transformation eine Annäherung der Verteilung der Variable an die Normalverteilung (oder eine Angleichung der Varianzen) erzielt werden konnte, wurde eine zusätzliche Varianzanalyse mit der transformierten Variable durchgeführt, um die Ergebnisse abzusichern. Eine weitere Voraussetzung der Varianzanalyse mit Meßwiederholungen ist die Homogenität der Varianz-Kovarianzmatrizen (vgl. WINER 1971, S.514f; BORTZ 1985,

S.402f). Im Falle eines zweistufigen Meßwiederholungsfaktors reduziert sich diese Voraussetzung zur Homogenität der Varianzen, die durch den F-Test für jede Variable überprüft wurde.
Aufgrund der in allen Zellen (Faktorenstufenkombinationen) gleich großen Anzahl von Meßwerten und des hinreichend großen Stichprobenumfangs (n=96 Interviews) kann jedoch allgemein davon ausgegangen werden, daß eine Verletzung der Voraussetzungen (Normalverteilung, Varianzhomogenität) die Gültigkeit des varianzanalytischen F-Tests nicht wesentlich beeinträchtigt (vgl. HAYS 1973, S.540; BORTZ 1985, S.346f). Im Hinblick darauf werden die Ergebnisse der Überprüfung der Normalverteilung und Varianzhomogenität nicht im einzelnen aufgeführt, sondern nur dann in die Ergebnisdarstellung mit einbezogen, wenn sich Hinweise auf eine Verletzung der Voraussetzungen ergaben.
Im folgenden werden zuerst die Ergebnisse zum nonverbalen (4.2.) und zum verbalen Verhalten (4.3.) dargestellt. Da die Kontrolle der experimentellen Manipulation der 'Psychischen Nähe' über verbale Verhaltensvariablen vorgenommen wurde, werden die Ergebnisse der Manipulationskontrolle nicht am Anfang des Ergebnisteils, sondern, der Systematik der Untersuchung entsprechend, im Anschluß an die Ergebnisse zum verbalen Verhalten (4.3.2.) erörtert. Im Mittelpunkt der einzelnen Abschnitte steht die varianzanalytische Überprüfung der Hypothesen für jede der erhobenen nonverbalen und verbalen Verhaltensvariablen. Die Auswertung des nonverbalen Verhaltens basiert auf den für jede Vp über das Interview (bzw. über die Sprech- und Zuhörzeit im Interview) gemittelten Variablen. Als Ergänzung dazu soll ein deskriptiver Vergleich der beiden Interviewformen auf der Basis des innerhalb der einzelnen Interviewabschnitte (Fragen der Interviewerin, Antworten der Vpn) registrierten nonverbalen Verhaltens die Resultate detaillierter veranschaulichen und mögliche Unterschiede zwischen den Interviewformen aufdecken. Im Anschluß an die univariate Überprüfung der Hypothesen über die Einzelvariablen werden die nonverbalen und verbalen Variablen in einem multivariaten Ansatz zusammengefaßt. Mit Hilfe von Diskiminanzanalysen wird untersucht, ob und wie gut sich die experimentellen Bedingungen durch die Gesamtheit des nonverbalen (4.2.8.) und des verbalen Verhaltens(4.3.1.3.) der Interviewpartnerinnen unterscheiden lassen.
Nach der getrennten Auswertung der nonverbalen und verbalen Variablen wird abschließend in einem explorativen Auswertungsschritt der Zusammenhang zwischen dem verbalen und nonverbalen Verhalten untersucht (4.4.).
Um die Lesbarkeit der Ergebnisdarstellung zu erhöhen, wurde im Text auf die Wiedergabe des umfangreichen Zahlenmaterials weitmöglichst verzichtet. Die Ergebnisse der varianzanalytischen Auswertung werden stattdessen im Textteil graphisch veranschaulicht, wobei jeweils auf die entsprechenden Tabellen im Anhang dieser Arbeit (S.21- S.52) verwiesen wird, die die detaillierten Auswertungsergebnisse enthalten. Im Anhang sind die Mittelwerte und Varianzen sowie die Ergebnisse der Varianzanalysen tabellarisch aufgeführt. Die Tabellen des Anhangs sind im Text durch den Buchstaben A und einer laufenden Nummer gekennzeichnet.

4.2. Nonverbales Verhalten

In den folgenden Abschnitten werden die Ergebnisse zum Einfluß der experimentellen Bedingungen auf das nonverbale Verhalten der Vpn dargestellt. Die vollständigen Ergebnisse der varianzanalytischen Überprüfung der Hypothesen sind im Anhang dieser Arbeit auf den Seiten 21–45 zu finden. Die Reihenfolge der Darstellung entspricht der Gliederung des Methodenteils (vgl. 3.4.1.): Zunächst werden die Ergebnisse zum nonverbalen Verhalten der Vpn während des Interviews erörtert (Dauer der Antworten, Latenzzeit der Antworten, Blickkontakt, demonstrative Gesten, selbstmanipulative Bewegungen); die anschließenden Abschnitte enthalten die Resultate der nonverbalen Verhaltensvariablen, die während der zweiten Begegnung mit der Interviewerin ('Rückmeldungsphase') erhoben wurden (räumliche Distanz, Abstandswinkel, Dauer der Rückmeldung).

4.2.1. Dauer der Antworten

Die Erwiderung der von der Interviewerin angestrebten 'Psychischen Nähe' sollte sich in der Dauer der Antworten der Interviewpartnerinnen (Sprechzeit der Vpn: SPV; vgl. 3.4.1.1.) zeigen. Im Sinne der Reziprozitätsannahmen wird erwartet, daß die Vpn auf die Fragen der persönlichen Interviewerin (HAPN) länger antworten als auf die Fragen der sich unverbindlich verhaltenden Interviewerin (NAPN). Mit Blick auf die Ergebnisse von KLECK et al. (1966) und HEINEMANN et al. (1981; vgl. 1.4.3.2.) wird die Antwortdauer als ein intentionaler Verhaltensaspekt angesehen, der das Bemühen der Interviewpartnerinnen zum Ausdruck bringt, der körperbehinderten Gesprächspartnerin, die sich um einen engen persönlichen Kontakt bemüht, entgegenzukommen und ihr die Aufgabe als Interviewerin zu erleichtern. Dementsprechend sollten die Interviewpartnerinnen in Interviews mit hohem Ausmaß 'Psychischer Nähe' (HAPN) die Fragen der behinderten Interviewerin länger beantworten als die der nichtbehinderten Interviewerin, während bei einem unverbindlichen Verhalten der Interviewerin (NAPN–Interview) kein oder ein geringerer Einfluß der Behinderung auf die Antwortdauer erwartet wird.

Sprechzeit der Vp (SPV). Die 2 x 2 Varianzanalyse (Tabelle A1) der Sprechzeit der Vp (SPV) mit dem Faktor 'Psychische Nähe' des Interviews (PN) und dem Meßwiederholungsfaktor 'Behinderung' der Interviewerin (BH) zeigt einen signifikanten Haupteffekt der 'Psychischen Nähe' ($F=5.71$, $p < 0.05$). Wie die Abbildung 4.1 veranschaulicht, antworten die Interviewpartnerinnen im HAPN–Interview mit einer mittleren Antwortdauer von 50.6 Sekunden deutlich länger als die Interviewpartnerinnen im NAPN–Interview, die auf die gleichen Fragen der Interviewerin durchschnittlich 36.4 Sekunden lang antworteten.

Damit wird die Reziprozitätshypothese bestätigt. Wenn sich die Interviewerin um ein persönliches Gespräch bemüht zeigt, sind die Antworten ihrer Interviewpartnerinnen um durchschnittlich 14.2 Sekunden länger im Vergleich zu den Antworten auf die Fragen einer unpersönlichen Interviewerin.

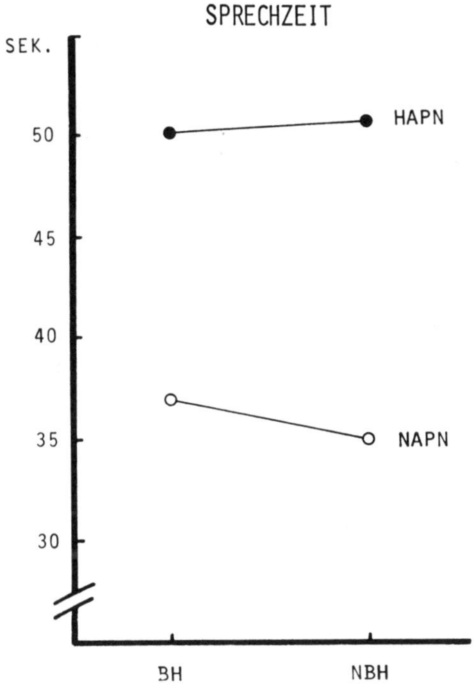

Abbildung 4.1: SPRECHZEIT DER VP (SPV)

Durchschnittliche Antwortdauer in Sekunden in Abhängigkeit von der 'Psychischen Nähe' des Interviews (HAPN, NAPN) und der 'Behinderung' der Interviewerin (BH, NBH)

Entgegen der 'Stigma–Nähe'–Hypothese hat die Behinderung der Interviewerin, die ein hohes Ausmaß 'Psychischer Nähe' (HAPN) anstrebt, keinen Einfluß auf die Sprechzeit der Interviewpartnerinnen (PN x BH: $F=0.16$, $p > 0.10$). Wie die Abbildung 4.1 graphisch verdeutlicht und die varianzanalytische Überprüfung (Tabelle A1) bestätigt, unterscheidet sich die durchschnittliche Dauer der Antwort weder im HAPN–Interview (BH: 50.1 Sek.; NBH: 51.0 Sek.) noch im NAPN–Interview (BH: 37.3; NBH: 35.5 Sek.) signifikant in Abhängigkeit von der Behinderung der Interviewerin.

Dauer der Einzelantworten. Der vorausgegangenen Analyse liegt die über die beiden Interviewformen (IF–A, IF–B) und den jeweils fünf Interviewfragen gemittelte Antwortdauer der Vpn zugrunde. In den nachfolgenden Abbildungen ist die Dauer der fünf Einzelantworten (AN1–AN5) auf die Interviewfragen der Interviewform A (Abbildung 4.2) und der Interviewform B (Abbildung 4.3) in Abhängigkeit von der 'Psychischen Nähe' des Interviews (PN: HAPN,NAPN) und der 'Behinderung' der Interviewerin (BH: BH,NBH) wiedergegeben. Die entsprechenden Mittelwerte sind im Anhang in den Tabellen A3 und A4 zu finden.
Die 2 x 2 x 5 Varianzanalysen (Tabelle A3 und A4) mit den zweistufigen Faktoren 'Psychische Nähe' des Interviews (PN) und 'Behinderung' der Interviewerin (BH) und dem fünfstufigen Meßwiederholungsfaktor 'Antwort' (AN) zeigen für die beiden Interviewformen einen signifikanten Haupteffekt der 'Psychischen Nähe' des Interviews (IF–A: $F=4.06$, $p < 0.05$; IF–B: $F=4.40$, $p < 0.05$). Damit wird der nach der Reziprozitätsannahme erwartete Einfluß der 'Psychischen Nähe' noch einmal verdeutlicht: Einer Interviewerin, die durch ihr Verhalten ihren Wunsch nach einem engen persönlichen Gesprächskontakt zu erkennen gibt, antworten die Vpn länger als einer Interviewerin, die die gleichen Fragen stellt, jedoch kein Bemühen um ein persönliches Gespräch zeigt. Der in beiden Interviewformen nichtsignifikante Interaktionseffekt zwischen der 'Psychischen Nähe' und der 'Antwort' (PN x AN) läßt weiter vermuten, daß die Erwiderung der 'Psychischen Nähe' durch die Antwortdauer unabhängig vom Inhalt der Interviewfrage ist.
Auch die separate Analyse der beiden Interviewformen läßt keinen systematischen Einfluß der Behinderung der Interviewerin auf die Dauer der Einzelantwort erkennen. Die in der 'Stigma–Nähe'–Hypothese angenommene Tendenz, der behinderten Interviewerin länger zu antworten als der nichtbehinderten, wenn sie sich um einen persönlichen Gesprächskontakt bemüht (HAPN–Interview), kann somit auch durch die Einzelauswertung der beiden Interviewformen nicht abgesichert werden.

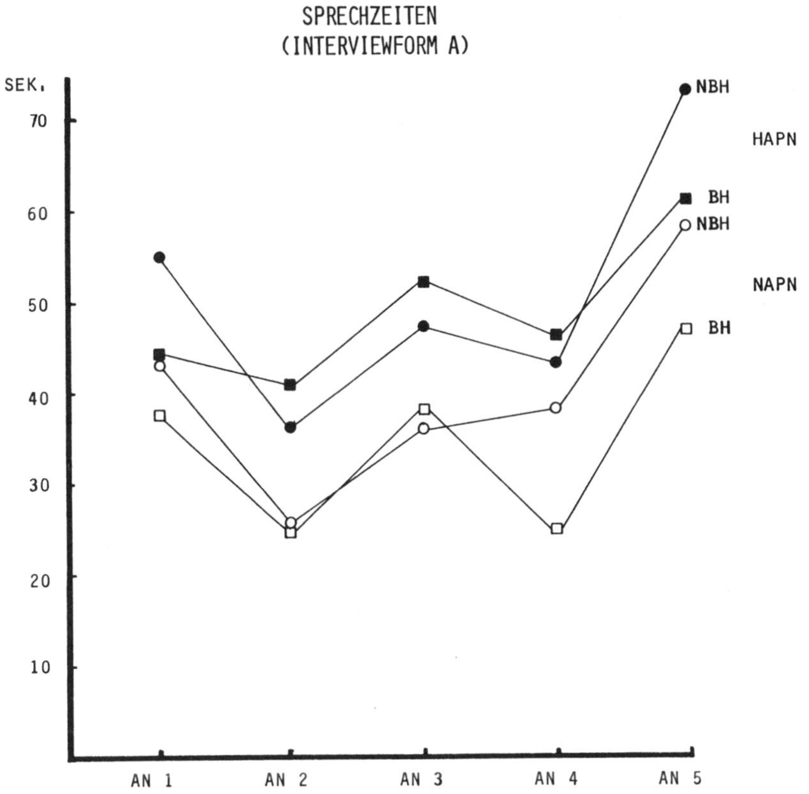

Abbildung 4.2: SPRECHZEITEN DER VP (SVP)

Dauer der Antworten (AN1 – AN5) in Sekunden im Interview A in Abhängigkeit von der 'Psychischen Nähe' des Interviews (HAPN, NAPN) und der 'Behinderung' der Interviewerin (BH, NBH)

Der deskriptive Vergleich der beiden Interviewformen hinsichtlich der Dauer der Einzelantworten zeigt, bei gleicher Gesamtzeit der Antworten (IF–A: 43.9 Sekunden; IF–B: 43.1 Sekunden), Unterschiede in der zeitlichen Struktur der Sprechzeiten (vgl. Abbildung 4.2 und 4.3). Während innerhalb der Interviewform A die letzte Frage deutlich länger beantwortet wurde als die übrigen (AN5: 59.8 Sekunden), erhält von den fünf Fragen der Interviewform B die erste Frage die längsten Antworten (AN1: 58.6 Sekunden).

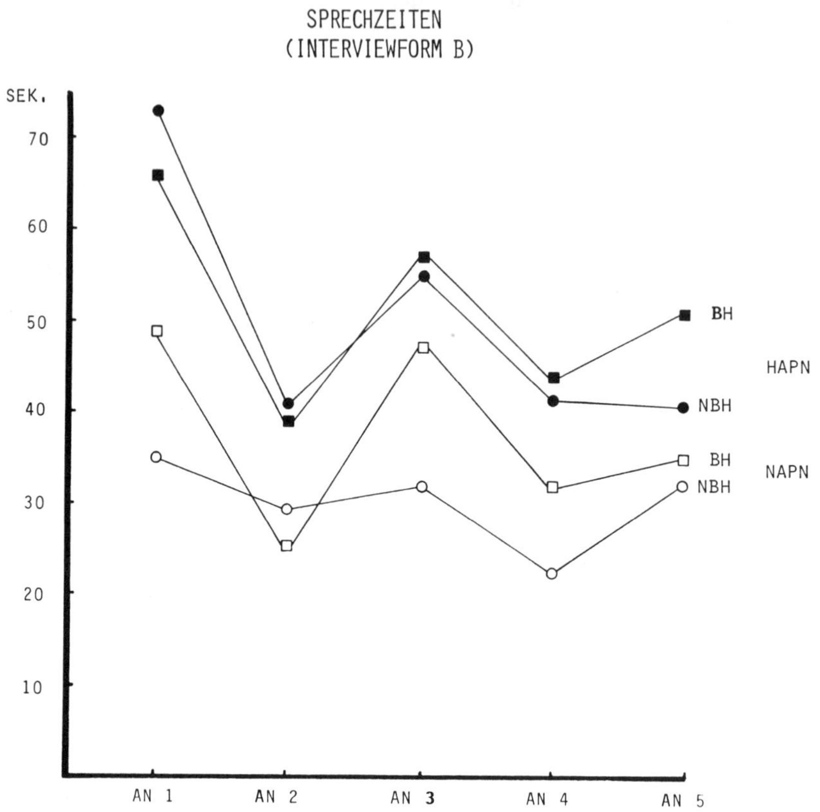

Abbildung 4.3: SPRECHZEITEN DER VP (SVP)

Dauer der Antworten (AN1 – AN5) in Sekunden im Interview B in Abhängigkeit von der 'Psychischen Nähe' des Interviews (HAPN, NAPN) und der 'Behinderung der Interviewerin (BH, NBH)

Zusammenfassung. Die Analyse der Antwortdauer bestätigt die Reziprozitätsannahme, nach der das von der Interviewerin angestrebte Niveau der 'Psychischen Nähe' von den Interviewpartnerinnen erwidert wird. Die Interviewten antworteten länger und, wenngleich dies nicht gesondert überprüft wurde, eindrucksmäßig auch ausführlicher und persönlicher, wenn sich die Interviewerin in ihrem verbalen und nonverbalen Verhalten persönlich engagiert zeigt und damit ihren Wunsch nach einem intimen Gesprächskontakt zum Ausdruck bringt.

Während das affiliative Verhalten der Interviewerin sich erwartungsgemäß auf die Antwortdauer der Interviewpartnerinnen auswirkte, hatte die Behinderung der Interviewerin keinen Einfluß auf die Dauer der Äußerungen. Das in der 'Stigma-Nähe'-Hypothese unterstellte Bemühen der Interviewpartnerinnen um ein besonders freundliches und entgegenkommendes Verhalten gegenüber der behinderten Interviewerin, die ihr Interesse an einem engen persönlichen Gesprächskontakt zu erkennen gibt, kommt nach diesen Ergebnissen nicht in längeren Antworten zum Ausdruck.

4.2.2. Latenzzeit der Antworten

Die durchschnittliche Latenzzeit der Vp (LZV; vgl. 3.4.1.1.) – die Zeitspanne zwischen dem Ende der Interviewfragen und dem Einsetzen der Antwort der Interviewpartnerin – ist ein Maß für die Schnelligkeit bzw. Verzögerung der Antworten. Da zum Einfluß der 'Psychischen Nähe' des Interviews und der 'Behinderung' der Interviewerin auf die Latenzzeit der Antworten keine Hypothesen aufgestellt wurden, erfolgt die varianzanalytische Auswertung der Latenzzeit in einer eher explorativen Absicht.
Die 2 x 2 Varianzanalyse (Tabelle A2) mit den Faktoren 'Psychische Nähe' des Interviews (PN: HAPN,NAPN) und der 'Behinderung' der Interviewerin (BH: BH,NBH) ergibt einen signifikanten Haupteffekt der 'Psychischen Nähe' ($F=6.23$, $p < 0.05$). Im Interview mit hohem Ausmaß 'Psychischer Nähe' antworten die Vpn nach durchschnittlich 2.3 Sekunden, im Interview mit niedrigem Ausmaß 'Psychischer Nähe' wurde (mit einer durchschnittlichen Latenzzeit von 3.3 Sekunden) länger mit der Antwort gezögert. Wie Abbildung 4.4 veranschaulicht und die signifikante Wechselwirkung zwischen der 'Psychischen Nähe' und der 'Behinderung' (PN x BH: $F= 8.01$, $p < 0.01$) bestätigt, basiert der Effekt der 'Psychischen Nähe' vornehmlich auf den Interviews der behinderten Interviewerin: Die Fragen der behinderten Interviewerin wurden im HAPN-Interview mit einer geringeren Verzögerung beantwortet (nach durchschnittlich 1.95 Sekunden) als im NAPN-Interview mit einer Latenzzeit von 3.52 Sekunden ($t=3.61$, $df=46$, $p < 0.001$). Dagegen unterscheidet sich die Latenzzeit der Vpn im HAPN- und NAPN-Interview der nichtbehinderten Interviewerin nicht signifikant ($t= 0.84$, $df= 46$, $p > 0.10$

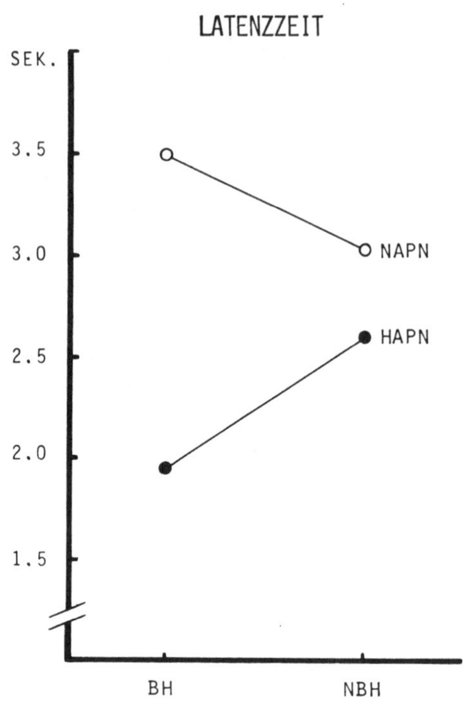

Abbildung 4.4: LATENZZEIT DER VP (LZV)

Durchschnittliche Latenzzeit der Antwort in Sekunden in Abhängigkeit von der 'Psychischen Nähe' des Interviews (HAPN, NAPN) und der 'Behinderung' der Interviewerin (BH, NBH)

Der Haupteffekt der 'Behinderung' der Interviewerin ist statistisch nicht bedeutsam ($F=0.52$, $p > 0.10$). Die signifikante Wechselwirkung zwischen der 'Psychischen Nähe' des Interviews und der 'Behinderung' der Interviewerin (PN x BH: $F= 8.01$, $p < 0.01$) zeigt jedoch einen Einfluß der 'Behinderung' auf die Latenzzeiten der Interviewpartnerinnen im Interview mit hohem Ausmaß 'Psychischer Nähe' ($t= 3.01$, $df= 23$, $p < 0.01$). Unter HAPN-Bedingungen wurden die Fragen der behinderten Interviewerin mit einer geringeren Verzögerung beantwortet (1.95 Sekunden) als die Fragen der nichtbehinderten Interviewerin (2.69 Sekunden). Unter NAPN-Bedingungen hatte dagegen die 'Behinderung' der Interviewerin keinen Einfluß auf die Latenzzeit der Antworten ($t= 1.31$, $df= 23$, $p > 0.10$).

Latenzzeit der Einzelantworten. Die Latenzzeit der jeweils fünf Einzelantworten (AN1 – AN5) zusammen mit den Ergebnissen der varianzanalytischen Auswertung sind für die Interviewform A in Tabelle A5 und für die Interviewform B in Tabelle A6 aufgeführt und in den folgenden Abbildungen 4.5 und 4.6 graphisch veranschaulicht.

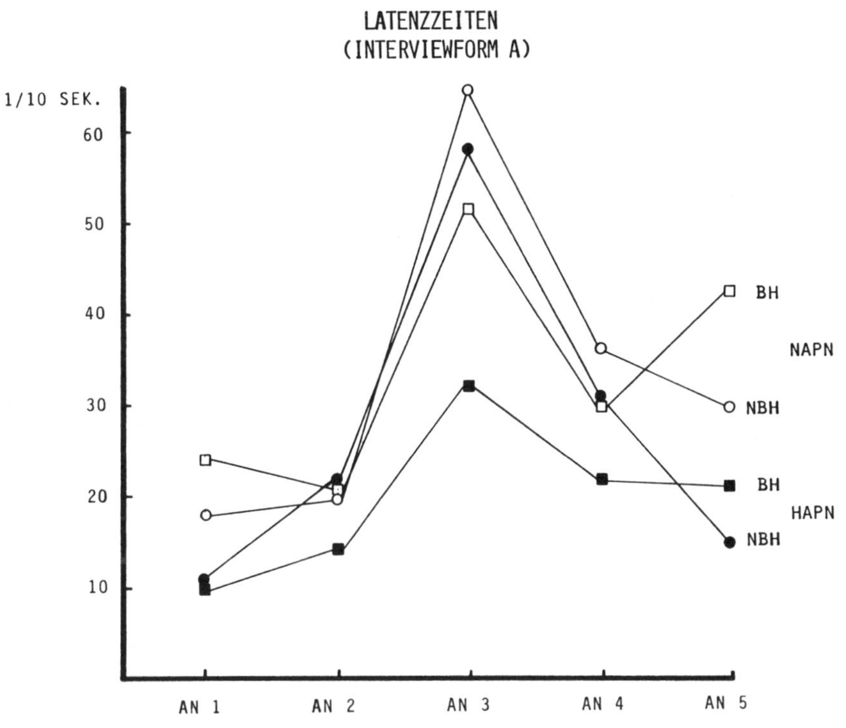

Abbildung 4.5: LATENZZEITEN DER VP (LZV)

Latenzzeit der Antworten (AN1 – AN5) in 1/10 Sekunden im Interview A in Abhängigkeit von der 'Psychischen Nähe' des Interviews (HAPN,NAPN) und der 'Behinderung' der Interviewerin (BH,NBH)

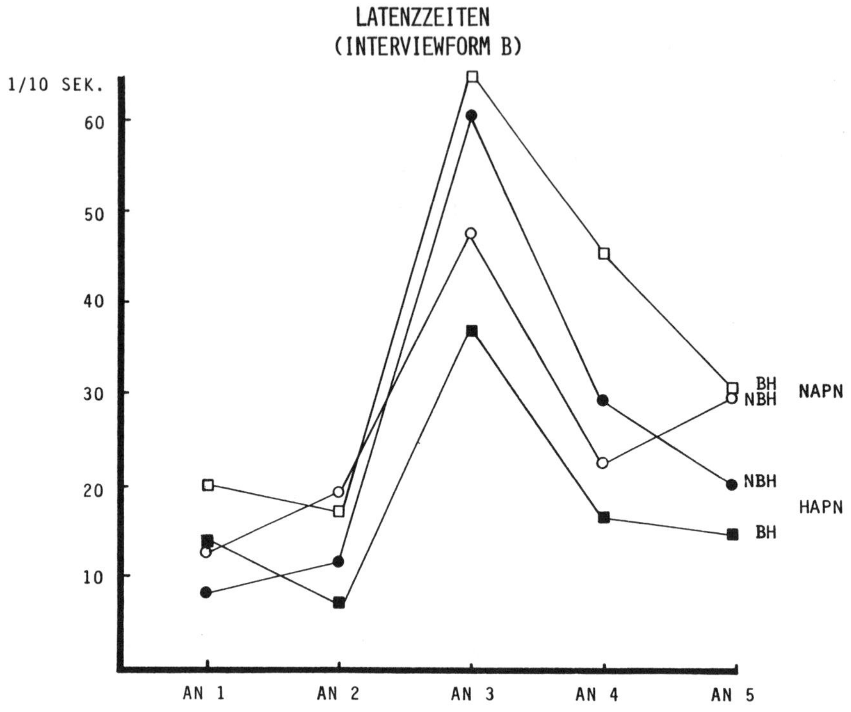

Abbildung 4.6: LATENZZEITEN DER VP (LZV)

Latenzzeit der Antworten (AN1–AN5) in 1/10 Sekunden im Interview B in Abhängigkeit von der 'Psychischen Nähe' des Interviews (HAPN, NAPN) und der 'Behinderung' der Interviewerin (BH, NBH)

In beiden Interviewformen wurden die fünf Interviewfragen unter der HAPN–Bedingung mit einer durchschnittlich geringeren zeitlichen Verzögerung beantwortet als unter der NAPN–Bedingung (vgl. Abbildung 4.5 und 4.6). Der Einfluß der 'Psychischen Nähe' auf die Latenzzeiten der Antworten kann für die Interviewform A (Tabelle A5) auf dem 1%–Niveau abgesichert werden ($F=7.78$, $p < 0.01$), für die Interviewform B (Tabelle A6) verfehlt der Effekt der 'Psychischen Nähe' jedoch knapp die 5%–Signifikanzschranke ($F=3.14$, $p < 0.10$). Die Wechselwirkung zwischen der 'Psychischen Nähe' und der 'Behinderung' der Interviewerin ist in beiden Interviewformen nicht signifikant (IF–A: $F=0.83$, $p > 0.10$; IF–B: $F=2.73$, $p > 0.10$). Der Vergleich der Latenzzeiten in beiden Interviewformen (Abbildung 4.5 und 4.6) läßt vermuten, daß die Wechselwirkung zwischen der 'Psychischen Nähe' und der

'Behinderung', die bei der Analyse der über die beiden Interviewformen gemittelten Latenzzeiten (Abbildung 4.4) die Signifikanzgrenze überschreitet, auf Unterschiede zwischen den Interviewformen unter der NAPN–Bedingung zurückgeht: Unter NAPN–Bedingungen wurden im Interview A bei der nichtbehinderten Interviewerin und im Interview B bei der behinderten Interviewerin längere Latenzzeiten registriert. Auffallend ist, daß in beiden Interviewformen im HAPN–Interview der behinderten Interviewerin die kürzesten Latenzzeiten registriert wurden.
Die Abfolge der Einzellatenzzeiten in beiden Interviewformen weist darüber hinaus eine ähnliche Struktur auf, die dem angestrebten parallelen Aufbau der beiden Interviewformen (vgl. 3.3.3.) entspricht. Die jeweils letzten drei Fragen der Interviewform A und B (AN3–AN5), die in der Voruntersuchung als besonders 'intim' eingeschätzt wurden, wurden mit einer größeren zeitlichen Verzögerung beantwortet als die jeweils ersten beiden, weniger intimen Einstiegsfragen (AN1,AN2). Besonders die Antworten auf die jeweils dritte Interviewfrage (AN3) setzten deutlich später ein als die Beantwortung der übrigen Interviewfragen.
Die Latenzzeiten der Einzelantworten können somit als eine Bestätigung der 'Intimitätsschätzung' der Fragen in der Voruntersuchung (vgl. 3.3.3.) angesehen werden: Übereinstimmend wurde in beiden Interviewformen nach 'intimen' Fragen der Interviewerin (AN3–AN5) länger mit der Antwort gezögert als nach den weniger persönlichen Interviewfragen (AN1,AN2). Persönliche Fragen lösen möglicherweise eine längere Phase des Nachdenkens oder einen Moment der Überraschung und Verwirrung aus, ehe darauf geantwortet wird. Unabhängig von der möglichen psychologischen Grundlage der Latenzzeiten kann das in beiden Interviewformen ähnliche Muster der Einzellatenzzeiten als ein Hinweis für die bei der Zusammenstellung der Interviewfragen angestrebte Gleichwertigkeit bzw. Parallelität der beiden Interviewformen gewertet werden.

Zusammenfassung. Im NAPN–Interview zögerten die Interviewpartnerinnen länger mit der Beantwortung der Interviewfragen als im HAPN–Interview. Sofern die Latenzzeit der Antworten als ein nonverbaler Indikator der Spontanität und der Involviertheit der Vpn während des Interviews angesehen werden kann, stimmen die aufgezeigten Unterschiede mit der Reziprozitätsannahme überein: Auf die Fragen der Interviewerin, die sich im Interview persönlich engagiert zeigt (HAPN), antworten die Interviewpartnerinnen unmittelbarer und spontaner, während sie mit ihren Antworten gegenüber der zurückhaltenden und unpersönlichen Interviewerin länger zögern. Der Unterschied in der Latenzzeit der Antworten zwischen HAPN– und NAPN–Interviews kann als Ausdruck einer unterschiedlichen Involviertheit der Interviewpartnerinnen angesehen werden und läßt sich unter dieser Voraussetzung (nachträglich) mit der Reziprozitätshypothese vereinbaren.
Die Behinderung der Interviewerin hatte nur im Interview mit hohem Ausmaß 'Psychischer Nähe' einen Einfluß auf die Latenzzeit der Antworten. In den Interviews, in denen die Interviewerin ihr Bemühen um einen persönlichen Kontakt zu erkennen gab, führte die Körperbehinderung der Interviewerin zu

einem schnelleren Einsetzen der Antworten. In der kürzeren Latenzzeit der Antworten im HAPN–Interview der behinderten Interviewerin ist möglicherweise ein Hinweis auf eine erhöhte Aktivierung der Interviewpartnerinnen zu sehen.

4.2.3. Blickkontakt

Nach der Reziprozitätshypothese wird erwartet, daß die Interviewerin, die sich erkennbar um ein persönliches Gespräch bemüht, von ihren Interviewpartnerinnen länger angeblickt wird als die Interviewerin, die keine Absicht erkennen läßt, den Gesprächskontakt zu intensivieren. Die Erwiderung der von der Interviewerin angestrebten 'Psychischen Nähe' sollte sich in der relativen Dauer des Blickkontaktes (BKRD) und in der durchschnittlichen Dauer eines Blickkontaktes (BKDD) zeigen. Die 'Stigma–Nähe'–Hypothese sagt ein geringeres Ausmaß an Blickkontakt mit der behinderten (im Vergleich zur nichtbehinderten) Interviewerin unter der Bedingung voraus, daß sich die Interviewerin im Gespräch um einen engen persönlichen Kontakt zur Interviewpartnerin bemüht. Die Hypothesen wurden durch 2 x 2 x 2 Varianzanalysen mit dem Faktor 'Psychische Nähe' des Interviews (PN) und den Meßwiederholungsfaktoren 'Behinderung' der Interviewerin (BH) und 'Interaktionssegment' (IS: Sprechen, Zuhören) überprüft. Erwartet wird ein Haupteffekt der 'Psychischen Nähe' des Interviews (Reziprozitätshypothese) und ein Wechselwirkungseffekt zwischen der 'Psychischen Nähe' und der 'Behinderung' ('Stigma–Nähe'–Hypothese).

Relative Dauer des Blickkontaktes (BKRD). Der signifikante Haupteffekt der 'Psychischen Nähe' ($F=4.20$, $p < 0.05$) stützt die Reziprozitätsannahme (vgl. Tabelle A7 und Abbildung 4.7): Im persönlichen Interview (HAPN) ist der Anteil der Blickkontaktzeit mit 60.2% deutlich größer als im unpersönlichen NAPN–Interview, mit einem über die Sprech– und Zuhörzeit gemittelten Blickkkontaktanteil von 53.0%. Wie die Abbildung 4.7 veranschaulicht und die signifikante Wechselwirkung ($F=31.60$, $p < 0.001$) zwischen der 'Psychischen Nähe' (PN) und dem 'Interaktionssegment' (IS) bestätigt (vgl. Tabelle A7), führt ein hohes Ausmaß 'Psychischer Nähe' nur beim Zuhören, nicht jedoch beim Sprechen der Vpn zu einem vermehrten Blickkontakt mit der Interviewerin. Während des Zuhörens blickten die Vpn die persönliche (HAPN–) Interviewerin signifikant ($t=6.47$, $df=94$, $p < 0.0001$) länger an (während 81.4% der Zuhörzeit) als im unpersönlichen (NAPN–) Interview (während 60.9% der Zuhörzeit). Dagegen wurde während des Antwortens die Interviewerin im NAPN–Interview länger ($t=2.00$, $df=94$, $p < 0.05$) angeblickt (45.1% der Sprechzeit) als im HAPN–Interview (31.1% der Sprechzeit). Die Berücksichtigung der Sprecher– und Zuhörerrolle im Gespräch (Interaktionssegment) legt somit eine Differenzierung der Reziprozitätsannahme nahe: Nur beim Zuhören führt das Bemühen der Interviewerin, im Gespräch ein hohes Ausmaß 'Psychischer Nähe' herzustellen, zu einer längeren Blickkontaktdauer mit der Interviewerin, dagegen ist beim Antworten die Blickkontaktdauer mit der persönlichen Interviewerin (HAPN) geringer als mit der unpersönlichen Interviewerin (NAPN).

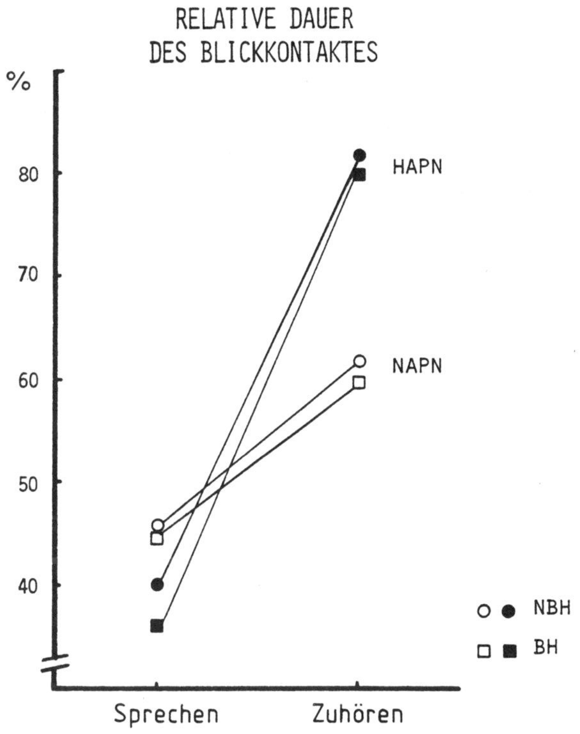

Abbildung 4.7: RELATIVE DAUER DES BLICKKONTAKTES (BKRD)

Anteil des Blickkontaktes in Prozent der Sprech- und Zuhörzeit der Vp in Abhängigkeit von der 'Psychischen Nähe' des Interviews (HAPN,NAPN) und der 'Behinderung' der Interviewerin (BH, NBH)

Die 'Stigma-Nähe'-Hypothese wird durch das Ergebnis nicht gestützt (vgl. Tabelle A7). Die vorhergesagte Wechselwirkung zwischen der 'Psychischen Nähe' und der 'Behinderung' ist nicht signifikant ($F=0.22$, $p > 0.10$). Statt dessen zeigt sich unabhängig von der 'Psychischen Nähe' des Interviews tendenziell (signifikant auf dem 10%-Niveau) eine verringerte Blickkontaktdauer mit der behinderten (im Vergleich zur nichtbehinderten) Interviewerin ($F=3.57$, $p < 0.10$). Unabhängig davon, ob sich die Interviewerin um einen persönlichen Kontakt bemüht (HAPN) oder nicht (NAPN), wurde sie als Rollstuhlfahrerin weniger lang angesehen (55.4%) als in der Rolle der nichtbehinderten Interviewerin, in der sie von den Vpn während 57.8% der Sprech- und Zuhörzeit (gemittelt) angeblickt wurde.

Durchschnittliche Dauer eines Blickkontaktes (BKDD). Die 2 x 2 x 2 Varianzanalyse mit der durchschnittlichen Dauer eines Blickkontaktes (BKDD) als abhängige Variable (Tabelle A8) stimmt mit den oben dargestellten Ergebnissen überein. Abbildung 4.8 verdeutlicht, daß ein auf einen persönlichen Gesprächskontakt hin ausgerichtetes Verhalten der Interviewerin dann zu längeren Blickkontakten führt, wenn die Interviewpartnerinnen den Äußerungen der Interviewerin (Selbstöffnung, Interviewfragen) zuhören ($t=4.33$, $df=94$, $p < 0.0001$), nicht aber, wenn sie auf die Fragen antworten ($t=0.23$, $df=94$, $p > 0.10$). Der signifikanten Wechselwirkung zwischen der 'Psychischen Nähe' und dem 'Interaktionssegment' ($F=19.48$, $p < 0.001$) zufolge, wirkt sich die 'Psychische Nähe' des Interviews nur während des Zuhörens der Interviewpartnerinnen signifikant auf die Länge ihrer Blickkontakte mit der Interviewerin aus: Die Interviewerin wurde während ihrer Äußerungen von den zuhörenden Interviewpartnerinnen im HAPN-Interview durchschnittlich 8.37 Sekunden und im NAPN-Interview im Durchschnitt 3.58 Sekunden lang angesehen. Dagegen hatte die 'Psychische Nähe' des Interviews keinen Einfluß auf die Dauer der Blickkontakte der Vpn beim Sprechen (HAPN: 2.00 Sek.; NAPN: 2.05 Sek.).

Der nach der 'Stigma-Nähe'-Hypothese erwartete Interaktionseffekt zwischen der 'Psychischen Nähe' des Interviews und der 'Behinderung' der Interviewerin ist nicht signifikant ($F=2.06$, $p > 0.10$). Dagegen ergab sich ein auf dem 5%-Niveau signifikanter Haupteffekt der 'Behinderung' ($F=4.37$, $p < 0.05$): Die Dauer eines Blickkontaktes mit der Interviewerin im Rollstuhl war mit durchschnittlich 3.15 Sekunden um eine halbe Sekunde kürzer als die durchschnittliche Länge des Blickkontaktes mit der nichtbehinderten Interviewerin, die im Mittel 3.65 Sekunden lang angeblickt wurde. Nach diesem Ergebnis führt die Behinderung der Interviewerin zu kürzeren Blickkontakten unabhängig davon, ob sich die Interviewerin bemüht, ein persönliches Gespräch zu führen (HAPN) oder einen unverbindlichen Gesprächskontakt beizubehalten (NAPN).

Die Überprüfung der Verteilung der Variable 'durchschnittliche Dauer eines Blickkontaktes' (BKDD) ergab innerhalb der experimentellen Gruppen statistisch bedeutsame Abweichungen von der Normalverteilung. Durch eine logarithmische Transformation (natürlicher Logarithmus) konnte die Verteilung der Variable der Normalverteilung angenähert und die Varianzen innerhalb der Gruppen homogenisiert werden. Die 2 x 2 x 2 Varianzanalyse mit der logarithmierten Variable erhärtet die oben aufgeführten Ergebnisse (Tabelle A9). Alle signifikanten F-Werte der untransformierten Variable überschreiten auch bei der transformierten Variable die Signifikanzgrenze von 5%.

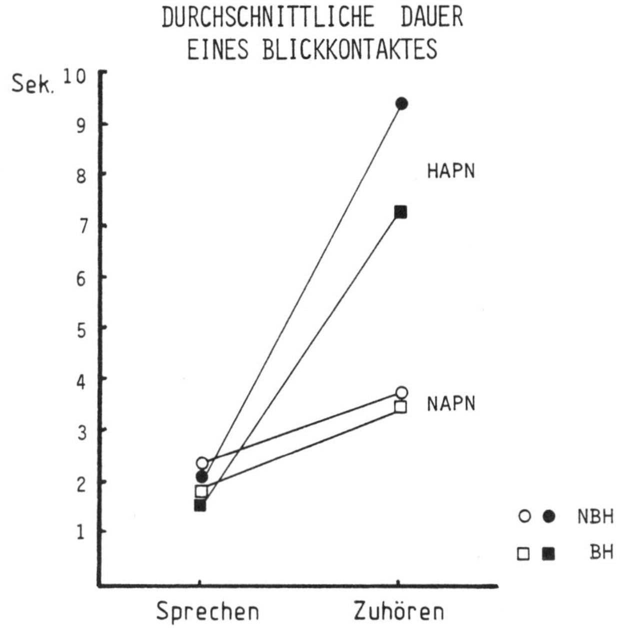

Abbildung 4.8: DURCHSCHNITTLICHE DAUER EINES BLICKKONTAKTES (BKDD)

Durchschnittliche Dauer eines Blickkontaktes in Sekunden während des Sprechens und Zuhörens in Abhängigkeit von der 'Psychischen Nähe' des Interviews (HAPN, NAPN) und der 'Behinderung' der Interviewerin (BH, NBH)

Relative Anzahl der Blickkontakte. Für die Auswertung der relativen Anzahl der Blickkontakte (BKRA) liegen keine Hypothesen vor, da das Ausmaß des Blickkontaktes nicht mit der Häufigkeit einzelner Blickkontakte einhergeht, sondern in erster Linie in der Gesamtdauer des Blickkontaktes (BKRD) sowie in der Länge der Blickkontakte (BKDD) zum Ausdruck kommt. Die 2 x 2 x 2 Varianzanalyse der relativen Anzahl der Blickkontakte (Tabelle A10) zeigt einen signifikanten Haupteffekt der 'Psychischen Nähe' ($F=6.31$, $p < 0.05$). Danach war der Blickkontakt mit der Interviewerin im NAPN–Interview häufiger unterbrochen (12.92 Blickkontakte pro Minute) als im HAPN– Interview (10.48 Blickkontakte pro Minute).

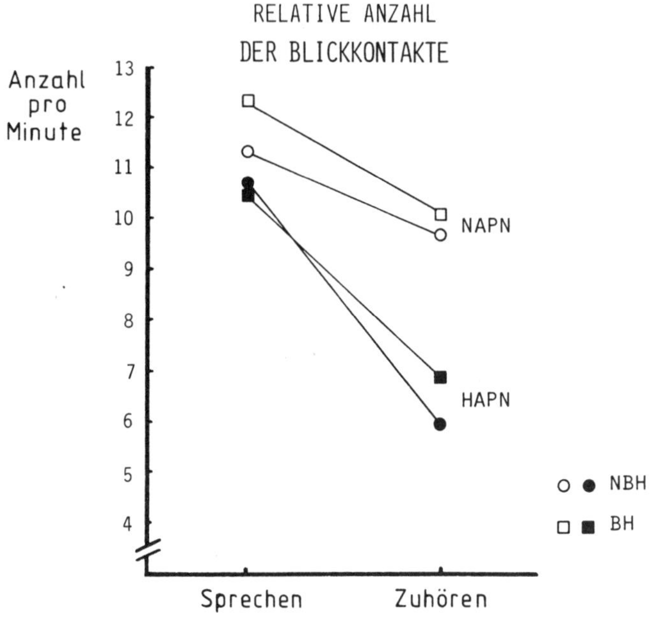

Abbildung 4.9: **RELATIVE ANZAHL DER BLICKKONTAKTE (BKRA)**

Anzahl der Blickkontakte pro Minute während des Sprechens und Zuhörens in Abhängigkeit von der 'Psychischen Nähe' des Interviews (HAPN, NAPN) und der 'Behinderung' der Interviewerin (BH, NBH)

Ein tendenziell signifikanter Unterschied hinsichtlich der Häufigkeit der Blickkontakte ergibt sich in Abhängigkeit von der 'Behinderung' der Interviewerin ($F=4.03$, $p < 0.10$). Wie Abbildung 4.9 zeigt, wurde die Interviewerin im Rollstuhl, unabhängig von der 'Psychischen Nähe' des Interviews, insgesamt häufiger angeblickt (11.98 Blickkontakte pro Minute) als die nichtbehinderte Interviewerin, die von ihren Interviewpartnerinnen durchschnittlich 11.42 mal pro Minute angesehen wurde (vgl. Tabelle A10). Damit werden die Ergebnisse der vorausgegangenen Analysen bestätigt, die auf einen Einfluß der Behinderung auf das Blickverhalten der Vpn verweisen, der jedoch entgegen der 'Stigma–Nähe'–Hypothese nicht davon abhängig ist, ob die Interviewerin im Gespräch ein hohes oder geringes Niveau 'Psychischer Nähe' anstrebt.

Relative Dauer des Blickkontaktes während des Sprechens (BKRDS). Die folgenden Abbildungen geben die relative Dauer des Blickkontaktes während der fünf Antworten (AN1 – AN5) für die Interviewform A (Abbildung 4.10) und die Interviewform B (Abbildung 4.11) wieder. Die Ergebnisse der 2 x 2 x 5 Varianzanalysen zusammen mit den entsprechenden Mittelwerten sind im Anhang in den Tabellen A11 und A12 zu finden.

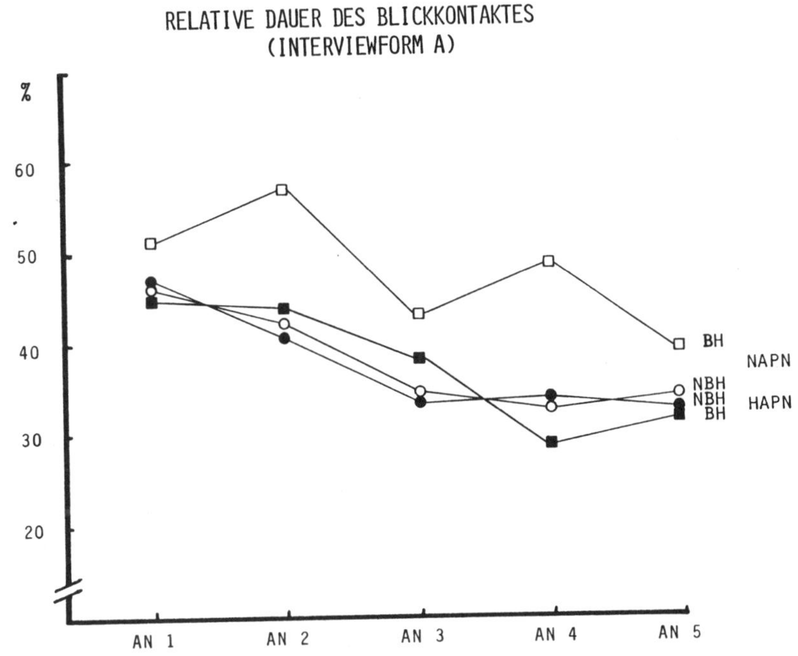

Abbildung 4.10: RELATIVE DAUER DES BLICKKONTAKTES WÄHREND DES SPRECHENS (BKRDS)

Anteil des Blickkontaktes in Prozent der Antwortdauer (AN1 – AN5) des Interviews A in Abhängigkeit von der 'Psychischen Nähe' des Interviews (HAPN, NAPN) und der 'Behinderung' der Interviewerin (BH, NBH)

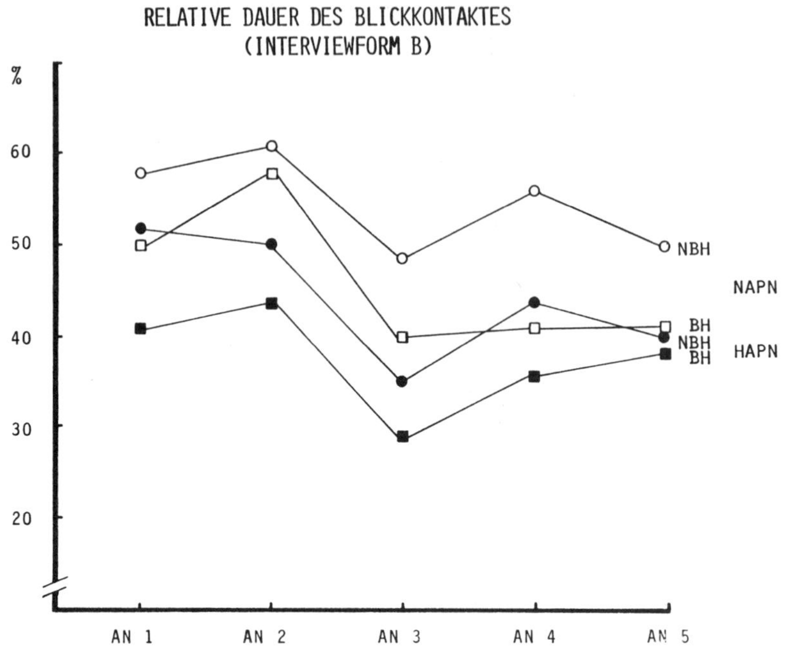

Abbildung 4.11: RELATIVE DAUER DES BLICKKONTAKTES WÄHREND DES SPRECHENS (BKRDS)

Anteil des Blickkontaktes in Prozent der Antwortdauer (AN1 – AN5) des Interviews B in Abhängigkeit von der 'Psychischen Nähe' des Interviews (HAPN, NAPN) und der 'Behinderung' der Interviewerin (BH, NBH)

Die separate Analyse der beiden Interviewformen führt nicht zu einheitlichen Ergebnissen. Während bei den Interviews der Form B (Tabelle A12) der Haupteffekt der 'Psychischen Nähe' signifikant ($F=4.48$, $p < 0.05$) und der Haupteffekt der 'Behinderung' auf dem 10%-Niveau ($F=3.23$, $p < 0.10$) bedeutsam ist, kann bei den Interviews der Form A (Tabelle A11) ein vergleichbarer Einfluß der 'Psychischen Nähe' ($F=1.54$, $p > 0.10$) und der 'Behinderung' der Interviewerin ($F=1.44$, $p > 0.10$) auf die Blickkontaktdauer während des Sprechens statistisch nicht abgesichert werden. Wie Abbildung 4.11 graphisch verdeutlicht, ist der Zeitanteil des Blickkontaktes während der Antworten auf die Fragen der Interviewform B unter der HAPN-Bedingung (51.5%) geringer als unter der NAPN-Bedingung (50.8%) sowie mit der

behinderten Interviewerin (52.2%) geringer als mit der nichtbehinderten Interviewerin (50.0%).
Übereinstimmend ergab sich in beiden Interviewformen eine unterschiedliche Blickkontaktdauer während der einzelnen Antworten (IF–A: $F=16.65$, $p < 0.001$; IF–B: $F=14.26$, $p < 0.001$). Wie die Abbildungen 4.10 und 4.11 erkennen lassen, wurde die Interviewerin während des Antwortens auf die drei letzten, intimen Interviewfragen (AN3–AN5) weniger lang angesehen als während der Antworten auf die beiden ersten, weniger intimen Einstiegsfragen (AN1, AN2). Dies kann als ein Hinweis darauf gewertet werden, daß der Blickkontakt mit dem Gesprächspartner während des Sprechens über persönlich bedeutsame Inhalte reduziert wird.

Relative Dauer des Blickkontaktes während des Zuhörens (BKRDZ). Die Abbildungen 4.12 und 4.13 zeigen die relative Dauer des Blickkontaktes während des Zuhörens in Abhängigkeit von den jeweils fünf Interviewfragen (FR1–FR5) der Interviewform A und B.
Die 2 x 2 x 5 Varianzanalysen (Tabelle A13 und A14) weisen für beide Interviewformen einen signifikanten Effekt der 'Psychischen Nähe' des Interviews (IF–A: $F=20.42$, $p < 0.001$; IF–B: $F=22.61$, $p < 0.001$) aus. Im HAPN–Interview wurde die Interviewerin, während sie die Fragen stellte und ihre persönlichen Ansichten dazu äußerte, von ihren Interviewpartnerinnen länger angesehen als während der allgemeinen Einleitung und der Formulierung der Interviewfragen im NAPN–Interview. Die Behinderung der Interviewerin hat weder im Interview der Form A ($F=0.41$, $p > 0.10$) noch im Interview der Form B ($F=0.51$, $p > 0.10$) einen statistisch bedeutsamen Einfluß auf die Dauer des Blickkontaktes beim Zuhören. Die bei der Analyse des über die Interviewformen, Interviewfragen und Einzelantworten gemittelten Ausmaßes des Blickkontaktes erkennbare Tendenz eines reduzierten Blickkontaktes mit der behinderten Interviewerin (siehe oben) kann somit durch die separate Auswertung der beiden Interviewformen nicht erhärtet werden.

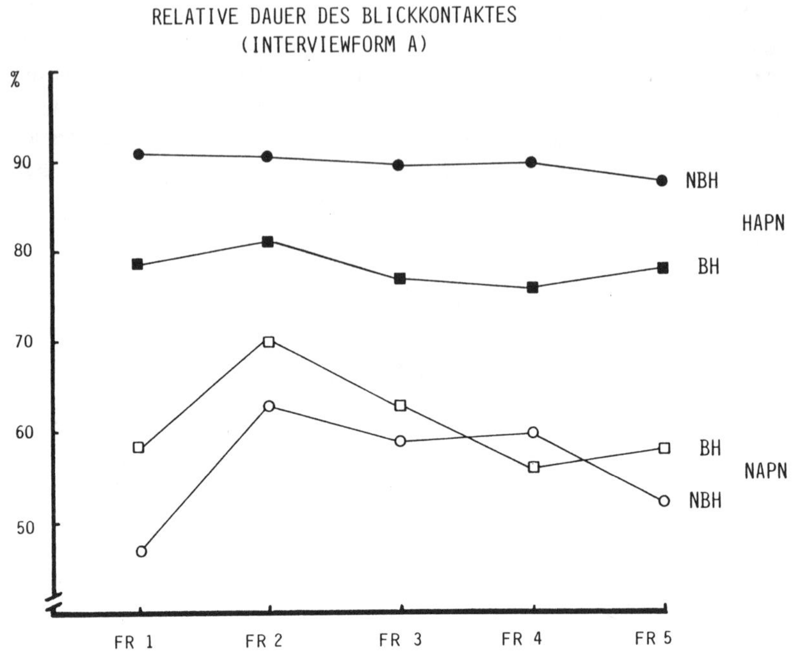

Abbildung 4.12: RELATIVE DAUER DES BLICKKONTAKTES WÄHREND DES ZUHÖRENS (BKRDZ)

Anteil des Blickkontaktes in Prozent der Dauer der Interviewfrage (FR1 – FR5) des Interviews A in Abhängigkeit von der 'Psychischen Nähe' des Interviews (HAPN, NAPN) und der 'Behinderung' der Interviewerin (BH, NBH)

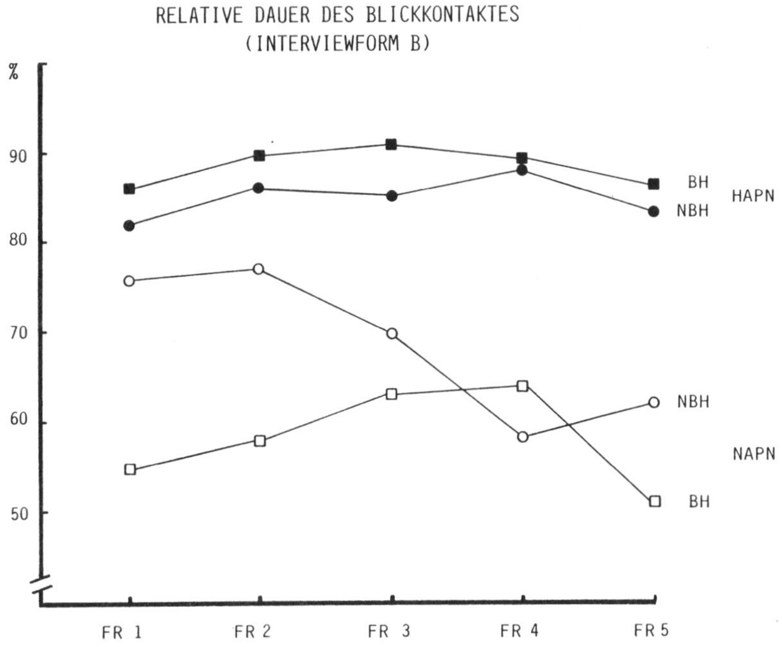

Abbildung 4.13: RELATIVE DAUER DES BLICKKONTAKTES WÄHREND DES ZUHÖRENS (BKRDZ)

Anteil des Blickkontaktes in Prozent der Dauer der Interviewfrage (FR1 – FR5) des Interviews B in Abhängigkeit von der 'Psychischen Nähe' des Interviews (HAPN, NAPN) und der 'Behinderung' der Interviewerin (BH, NBH)

Zusammenfassung. Die Indikatoren des Ausmaßes des Blickkontaktes (vgl. 3.4.1.2.), die relative Dauer des Blickkontaktes (BKRD) und die durchschnittliche Dauer eines Blickkontaktes (BKDD) korrelieren erwartungsgemäß hoch untereinander mit $r=.67$ (HAPN: $r=.67$; NAPN: $r=.79$) über die Gesamtdauer des Interviews. Beide Parameter korrelieren mit der relativen Anzahl der Blickkontakte (BKRA) negativ (vgl. Tabelle 4.14). Eine längere Gesamtdauer des Blickkontaktes und länger andauernde Blickkontakte gehen danach (mit Ausnahme während des Sprechens) mit einer geringeren Häufigkeit einzelner Blickkontakte einher: Vpn, die während des Interviews ein hohes Ausmaß an Blickkontakt mit der Interviewerin aufrechterhalten, unterbrechen den Blickkontakt weniger häufig als Interviewpartnerinnen mit geringem Blickkontaktniveau.

	REL. DAUER DES BLICKKONTAKTES		DURCHSCHN. DAUER EINES BLICKKONTAKTES		REL. ANZAHL DER BLICKKONTAKTE	
	SPRECHEN (1)	ZUHÖREN (2)	SPRECHEN (3)	ZUHÖREN (4)	SPRECHEN (5)	ZUHÖREN (6)
(1)	-	.19 .39 *** .36 *	.69 *** .69 *** .71 ***	.21 * .46 ** .23	.32 ** .26 .33 *	-.17 -.23 -.07
(2)		-	.23 * .41 ** .22	.64 *** .67 *** .71 ***	-.05 -.14 .17	-.48 *** -.72 *** -.16
(3)			-	.54 *** .79 *** .23	-.40 *** -.44 ** -.39 **	-.33 ** -.44 ** -.24
(4)				-	-.29 * -.37 * -.03	-.69 *** -.69 *** -.64 ***
(5)					-	.37 *** .42 ** .25
(6)						-

Tabelle 4.14: INTERKORRELATIONEN DER BLICKKONTAKTVARIABLEN

Produkt-Moment-Korrelationen zwischen den Blickkontaktparametern während des Sprechens und Zuhörens der Vpn. Erste Zeile: für die Gesamtzahl der Interviews (n=96); zweite Zeile: für HAPN-Interviews (n=48); dritte Zeile: für NAPN-Interviews (n=48). * = $p < 0.05$, ** = $p < 0.01$, *** = $p < 0.001$

Trotz des engen korrelativen Zusammenhangs (und der zum Teil rechnerischen Abhängigkeit der Variablen) erscheint eine parallele Betrachtung der Blickkontaktparameter (Anzahl der Blickkontakte, Gesamtdauer des Blickkontaktes, Länge eines Blickkontaktes) im Rahmen der univariaten Auswertung sinnvoll. Durch die Analyse der drei Blickkontaktvariablen lassen sich Hinweise für die Rekonstruktion unterschiedlicher 'Blickmuster' erwarten.

Der Reziprozitätsannahme entsprechend zeigt sich die Erwiderung der von der Interviewerin angestrebten 'Psychischen Nähe' im Blickverhalten der Interviewerinnnen während des Zuhörens. Wenn die Interviewerin durch ihre persönlichen Äußerungen (Self-Disclosure) und durch ihr zugewandtes nonverbales Verhalten ihr Bestreben nach einem persönlichen Gespräch zu erkennen gibt (HAPN), wird sie während ihrer Sprechphasen von ihren Interviewpartnerinnen länger und mit länger andauernden Blicken angesehen als die

NAPN – Interviewerin, die in ihren unverbindlichen und allgemein gehaltenen Äußerungen kein Interesse an einem persönlichen Gespräch erkennen läßt. Im unpersönlichen Interview (NAPN) ist das Blickmuster der Vpn während des Zuhörens durch eine geringe Gesamtdauer des Blickkontaktes und durch häufige, aber kurzzeitige Einzelblickkontakte gekennzeichnet. Im Kontrast dazu wird im persönlichen Interview (HAPN) ein insgesamt längerer Blickkontakt mit andauernden, weniger häufig unterbrochenen Einzelblickkontakten aufrechterhalten. Ein selten unterbrochener Blickkontakt beim Zuhören im HAPN – Interview läßt sich im Sinne der Reziprozitätshypothese als Indikator einer erhöhten Aufmerksamkeit, Konzentration und Zuwendungsbereitschaft der Interviewpartnerin interpretieren, die damit auf das von der Interviewerin angestrebte Niveau 'Psychischer Nähe' eingeht.

Zu den Unterschieden im Ausmaß des Blickkontaktes während des Zuhörens zwischen den HAPN – und den NAPN – Interviews dürfte entscheidend das Blickverhalten der konföderierten Interviewerin beigetragen haben. Während im HAPN – Interview die Interviewpartnerin während des persönlichen Vorspanns von der Interviewerin konstant angeblickt wurde, schaute die Interviewerin im NAPN – Interview zu Beginn einer Äußerung kurz auf ein Blatt Papier, um dadurch zu verdeutlichen, daß es sich nicht um eine persönliche Stellungnahme handelt (vgl. 3.3.2.1.). Dieses unterschiedliche Blickverhalten der Interviewerin – konstantes Anblicken der Interviewpartnerin im HAPN –, kurzeitig unterbrochenes Anblicken der Vpn im NAPN – Interview – könnte zu den deutlichen HAPN – /NAPN – Unterschieden des Blickkontaktmusters der Interviewpartnerinnen während des Zuhörens mit beigetragen haben.

Während das Ausmaß des Blickkontaktes beim Zuhören (während die Interviewerin ihre Fragen stellte) im HAPN – Interview deutlich über dem im NAPN – Interview lag, ergaben sich Hinweise auf eine entgegengesetzte Tendenz beim Sprechen: Während die Interviewpartnerinnen auf die Fragen antworteten, blickten sie die Interviewerin im HAPN – Interview insgesamt weniger lang an (bei gleicher durchschnittlicher Dauer eines Blickkontaktes) als im NAPN – Interview. Diese Reduzierung der Gesamtdauer des Blickkontaktes mit der Interviewerin beim Antworten auf die persönlich gestellten Fragen läßt sich (nachträglich) mit der Reziprozitätsannahme vereinbaren: Wenn die Interviewfragen im HAPN – Interview eine (im Vergleich zur NAPN – Bedingung) größere Beteiligung und Betroffenheit der Interviewpartnerinnen auslösen, wird die Beantwortung dieser Fragen auch mit einer erhöten Introspektion und innerer Konzentration verbunden sein. Eine erhöhte Konzentration auf den Inhalt der Äußerungen führt möglicherweise zu einer Verminderung des Blickkontaktes mit dem Gesprächspartner, um die geforderte Aufmerksamkeit nicht zu gefährden.

Die Annahme, daß das Bemühen der körperbehinderten Interviewerin, ein persönliches Gespräch zu führen, Blickvermeidungstendenzen bei ihren Interviewpartnerinnen auslöst, kann durch die Ergebnisse der Untersuchung nicht bestätigt werden. Vielmehr ergaben sich deutliche Hinweise auf einen verringerten Blickkontakt mit der behinderten Interviewerin unabhängig davon, ob die Interviewerin durch ihr Verhalten während des Interviews ihren Wunsch nach einem persönlichen Gespräch zum Ausdruck bringt: Der Blickkontakt der Vpn mit der Interviewerin im Rollstuhl war (signifikant) häufiger unterbrochen (kürzere durchschnittliche Dauer der Blickkontakte, größere Anzahl von Blickkontakten pro Minute) und (tendenziell) kürzer (geringere relative Dauer des Blickkontaktes) als mit der nichtbehinderten Interviewerin.

4.2.4. Demonstrative Gesten

Die Erwiderung der von der Interviewerin angestrebten 'Psychischen Nähe' sollte, der Reziprozitätsannahme entsprechend, auch in der demonstrativen Gestik der Interviewpartnerinnen zum Ausdruck kommen. Gegenüber der Interviewerin, die sich um einen persönlichen Kontakt bemüht (HAPN – Interview) sollten die Vpn, als Indikator der Aufgeschlossenheit, Spontanität und Beteiligung, ein höheres Ausmaß demonstrativer Gesten zeigen als die Interviewpartnerinnen im unpersönlichen (NAPN –) Interview. Nach der 'Stigma – Nähe' – Hypothese wird im Interview mit hohem Ausmaß 'Psychischer Nähe' (HAPN) gegenüber der behinderten im Vergleich zur nichtbehinderten Interviewerin ein geringeres Ausmaß demonstrativer Gesten erwartet, während in unpersönlichen Interviews (NAPN) die Behinderung der Interviewerin keinen oder einen geringeren Einfluß auf die demonstrative Gestik der Interviewpartnerinnen haben sollte.
Die Voraussetzungen für die 2 x 2 Varianzanalyse mit den zweistufigen Faktoren 'Psychische Nähe' des Interviews (PN) und 'Behinderung' der Interviewerin (BH) sind nicht verletzt. Die Überprüfung der Verteilung der Variablen relative Dauer und relative Anzahl demonstrativer Gesten (DMRD, DMRA) zeigt in allen vier Gruppen keine signifikanten Abweichungen von der Normalverteilung, die Varianzhomogenität ist ebenfalls nicht verletzt.

Relative Dauer demonstrativer Gesten (DMRD). Der signifikante Haupteffekt der 'Psychischen Nähe' des Interviews (13.33, $p < 0.001$) bestätigt die Reziprozitätsannahme (vgl. Tabelle A19): Im Gespräch mit der Interviewerin, die sich um einen persönlichen Gesprächskontakt bemüht (HAPN), zeigen die Interviewpartnerinnen während 14.3% ihrer Antwortzeit demonstrative Gesten und damit deutlich mehr als die Interviewpartnerinnen im unpersönlichen Interview (NAPN), bei denen lediglich während 6.2% ihrer Antwortzeit demonstrative Hand –, Arm – oder Fingerbewegungen beobachtet wurden (vgl. Abbildung 4.15).

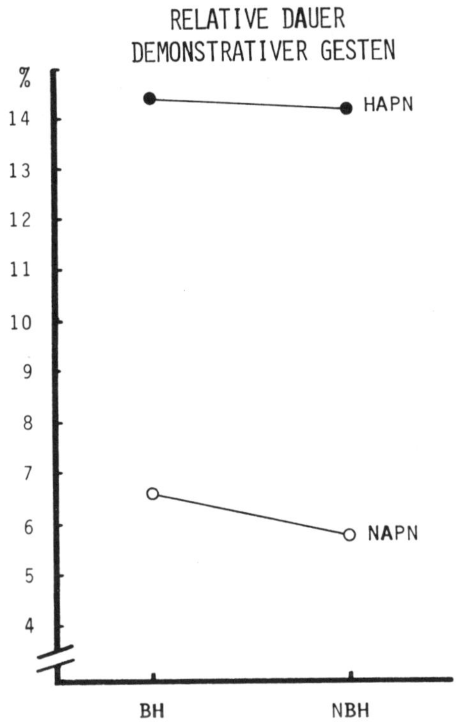

Abbildung 4.15: RELATIVE DAUER DEMONSTRATIVER GESTEN (DMRD)

Zeitanteil demonstrativer Gesten in Prozent der Sprechzeit in Abhängigkeit von der 'Psychischen Nähe' des Interviews (HAPN, NAPN) und der 'Behinderung' der Interviewerin (BH, NBH)

Die Behinderung der Interviewerin hatte keinen statistisch bedeutsamen Einfluß auf die Dauer demonstrativer Gesten der Interviewpartnerinnen (vgl. Tabelle A19). Die nach der 'Stigma–Nähe'–Hypothese erwartete Wechselwirkung zwischen der 'Psychischen Nähe' des Interviews und der 'Behinderung' der Interviewerin ist ebensowenig signifikant ($F = 0.007$, $p > 0.10$) wie der Haupteffekt 'Behinderung' ($F = 0.15$, $p > 0.10$). Die Annahme, daß die Interviewpartnerinnen gegenüber der körperbehinderten Interviewerin, die im Interview ihren Wunsch nach einem persönlichen Gespräch verdeutlicht, die demonstrative Gestik verringern, wird somit durch das Ergebnis dieser Untersuchung nicht gestützt.

Relative Anzahl demonstrativer Gesten (DMRA). Die varianzanalytische Auswertung der Anzahl demonstrativer Gesten pro Minute (Tabelle A20) bestätigt den nach der Reziprozitätshypothese erwarteten Effekt der 'Psychischen Nähe'. Wie Abbildung 4.16 veranschaulicht, ist die Anzahl demonstrativer Gesten der Vpn im persönlichen Interview (HAPN) mit durchschnittlich 5.52 Gesten pro Minute der Sprechzeit signifikant größer als im unpersönlichen Interview (NAPN) mit durchschnittlich 3.27 demonstrativer Gesten pro Minute ($F=6.33$, $p < 0.05$). Danach führt erwartungsgemäß ein persönliches Ansprechen der Interviewpartnerinnen im HAPN – Interview im Vergleich zu einem unpersönlichen Interview zu einer vermehrten demonstrativen Gestik während des Antwortens (längere Gesamtdauer, größere Anzahl demonstrativer Gesten).

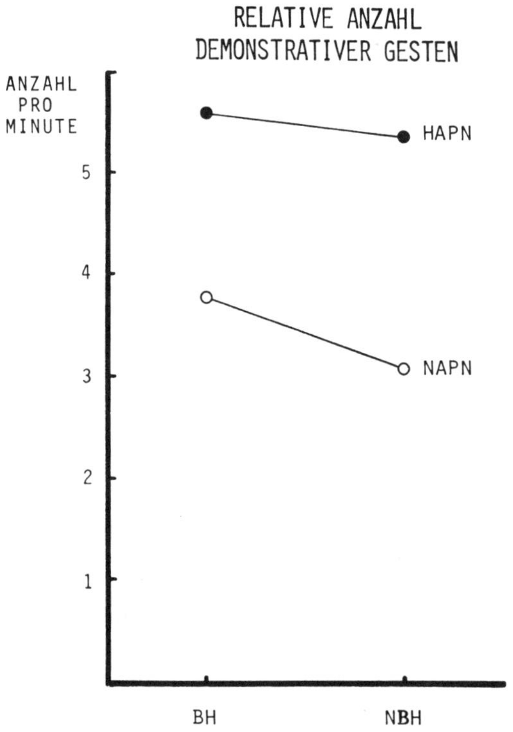

Abbildung 4.16: RELATIVE ANZAHL DEMONSTRATIVER GESTEN (DMRA)

Anzahl demonstrativer Gesten pro Minute während des Sprechens in Abhängigkeit von der 'Psychischen Nähe' des Interviews (HAPN, NAPN) und der 'Behinderung' der Interviewerin (BH, NBH)

Die 'Behinderung' der Interviewerin (BH) hat keinen statistisch bedeutsamen Einfluß auf die Anzahl demonstrativer Gesten der Interviewpartnerinnen. Dieses Ergebnis entspricht dem der vorangegangenen Analyse der Dauer demonstrativer Gesten. Damit kann die 'Stigma-Nähe'-Hypothese, nach der eine reduzierte demonstrative Gestik gegenüber der behinderten HAPN-Interviewerin (im Vergleich zur nichtbehinderten HAPN-Interviewerin) erwartet wurde, durch die vorliegenden Ergebnisse nicht bestätigt werden.

Relative Dauer demonstrativer Gesten während der Einzelantworten. Die relative Dauer demonstrativer Gesten während der fünf Antworten (AN1-AN5) der Vpn ist für die Interviewform A in Abbildung 4.17 und für die Interviewform B in Abbildung 4.18 graphisch wiedergegeben.

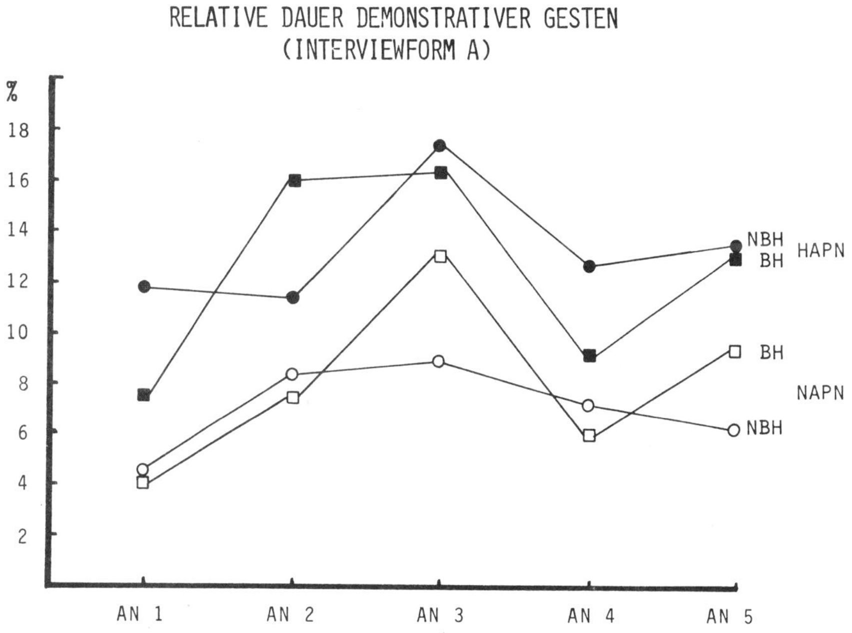

Abbildung 4.17: RELATIVE DAUER DEMONSTRATIVER GESTEN (DMRD)

Zeitanteil demonstrativer Gesten in Prozent der Antwortdauer (AN1-AN5) des Interviews A in Abhängigkeit von der 'Psychischen Nähe' des Interviews (HAPN, NAPN) und der 'Behinderung' der Interviewerin (BH, NBH)

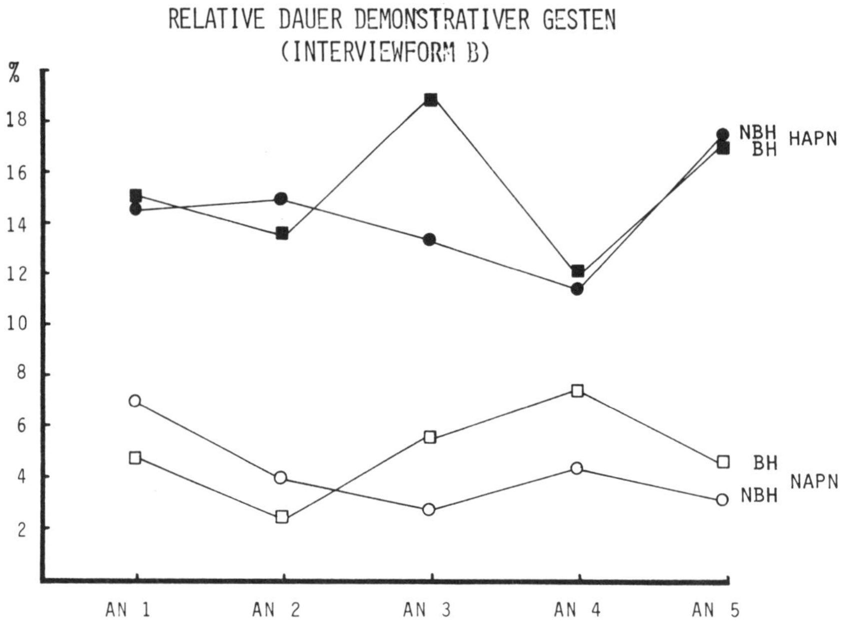

Abbildung 4.18: RELATIVE DAUER DEMONSTRATIVER GESTEN (DMRD)

Zeitanteil demonstrativer Gesten in Prozent der Antwortdauer (AN1–AN5) des Interviews B in Abhängigkeit von der 'Psychischen Nähe' des Interviews (HAPN, NAPN) und der 'Behinderung' der Interviewerin (BH, NBH)

Die für die beiden Interviewformen separat durchgeführte 2 x 2 x 5 Varianzanalyse (Tabelle A21 und A22) mit den unabhängigen Faktoren 'Psychische Nähe' des Interviews (PN) und 'Behinderung' der Interviewerin (BH) und dem fünfstufigen Meßwiederholungsfaktor 'Antwort' (AN) ergibt übereinstimmend einen signifikanten Haupteffekt der 'Psychischen Nähe' (IF–A: $F=4.79$, $p > 0.05$; IF–B: $F=14.28$, $p < 0.01$). Der während aller Antworten größere Zeitanteil demonstrativer Gesten der Vpn des HAPN–Interviews (im Vergleich zum NAPN–Interview) spricht dafür, daß der Einfluß der 'Psychischen Nähe' auf die Dauer demonstrativer Gesten unabhängig vom Inhalt der einzelnen Fragen und von der Zusammenstellung der Interviewfragen in beiden Interviewformen gilt.

Die 2 x 2 x 5 Varianzanalysen der relativen Anzahl demonstrativer Gesten (Tabelle A23 und A24) bestätigen diese Ergebnisse, so daß auf eine gesonderte

Darstellung an dieser Stelle verzichtet werden kann. Insgesamt ist ein deutlicher Einfluß der 'Psychischen Nähe', jedoch nicht der erwartete Einfluß der 'Behinderung' der Interviewerin auf das Ausmaß demonstrativer Gestik festzustellen.

Zusammenfassung. Die demonstrative Gestik der Vpn wurde durch zwei Parameter, die relative Dauer und die relative Anzahl demonstrativer Hand–, Arm– und Fingerbewegungen erfaßt (vgl. 3.4.1.3.). Anzahl und Dauer demonstrativer Gesten (DMRD, DMRA) korrelieren dabei hoch untereinander: Mit $r=0.82$ für die Gesamtzahl der Interviews und mit $r=.76$ für HAPN– und $r=0.91$ für NAPN–Interviews (vgl. Tabelle A58).
Vermehrte demonstrative Hand–, Arm– und Fingerbewegungen während des Sprechens, die den Inhalt der Äußerungen begleiten, unterstützen, modifizieren oder akzentuieren und interpretieren, lassen auf die Aufgeschlossenheit, die Mitteilungsbereitschaft und das Engagement des Sprechers schließen. In diesem Sinne zeigt die im Vergleich zu NAPN–Interviews deutlich erhöhte Dauer und Anzahl demonstrativer Gestik im Interview mit hohem Ausmaß 'Psychischer Nähe' (HAPN–Interview), daß die Gesprächspartnerinnen der Interviewerin, die in ihrem Verhalten den Wunsch nach einem persönlichen Gespräch zu erkennen gibt, die angebotene 'Psychische Nähe' aufgreifen, indem sie ihrerseits spontan und engagiert auf die Interviewfragen antworten.

Die Annahme der 'Stigma–Nähe'–Hypothese, nach der die Körperbehinderung der Interviewerin zu einer Reduzierung der demonstrativen Gesten führt, wenn die Interviewerin ein persönliches Gespräch mit ihrer Interviewpartnerin anstrebt, konnte nicht bestätigt werden. Anzahl und Dauer demonstrativer Gesten der Interviewpartnerinnen unterscheiden sich nicht bedeutsam in Abhängigkeit von der Körperbehinderung der Interviewerin.

4.2.5. Selbstmanipulative Hand–/Arm– und Fingerbewegungen

Im Sinne der Reziprozitätsannahme wird erwartet, daß ein auf eine Intensivierung des Gesprächs zielendes Verhalten der Interviewerin eine erhöhte Anspannung ihrer Interviewpartnerinnen hervorruft. Das mit der Erwiderung der 'Psychischen Nähe' einhergehende erhöhte Aktivierungsniveau sollte in vermehrten selbstmanipulativen Bewegungen der Interviewpartnerinnen im HAPN–Interview (in Vergleich zum NAPN–Interview) zum Ausdruck kommen. Nach der 'Stigma–Nähe'–Hypothese wird die behinderte Interviewerin, die sich bemüht, das Gespräch zu intensivieren (HAPN), einen höheren Grad an Spannung der Interviewpartnerinnen hervorrufen als die nichtbehinderte Interviewerin. Dementsprechend werden im HAPN–Interview der behinderten Interviewerin vermehrt selbstmanipulative Bewegungen erwartet als im HAPN–Interview der nichtbehinderten Interviewerin, wohingegen die

Körperbehinderung der Interviewerin in Interviews niedrigen Ausmaßes 'Psychischer Nähe' (NAPN) keinen (oder einen geringen) Einfluß auf das Ausmaß selbstmanipulativer Bewegungen der Interviewpartnerinnen haben sollte.

Das Ausmaß der selbstmanipulativen Bewegungsaktivität wurde durch die Dauer und Anzahl selbstmanipulativer Hand-/Arm-Bewegungen und der selbstmanipulativen Fingerbewegungen erfaßt (vgl. 3.4.1.3.). Die Hypothesen wurden durch 2 x 2 x 2 Varianzanalysen mit dem Faktor 'Psychische Nähe' des Interviews (PN) und den Meßwiederholungsfaktoren 'Behinderung' der Interviewerin (BH) und 'Interaktionssegment' (IS: Sprechen, Zuhören) überprüft.

Relative Dauer selbstmanipulativer Hand-/Arm-Bewegungen (SMRD). Die 2 x 2 x 2 Varianzanalyse der relativen Dauer selbstmanipulativer Hand-/Arm-Bewegungen (Tabelle A25) bestätigt die Reziprozitätshypothese. Mit durchschnittlich 9.32% liegt der (über die Sprech- und Zuhörzeit gemittelte) Zeitanteil selbstmanipulativer Gesten der Vpn im HAPN-Interview signifikant über dem der Vpn im NAPN-Interview, die während 5.78% der Gesamtzeit des Interviews selbstmanipulative Hand-/Arm-Bewegungen zeigten ($F=4.44$, $p < 0.05$). Unabhängig von der 'Psychischen Nähe' des Interviews und der 'Behinderung' der Interviewerin wurde während des Antwortens (9.02%) einen längere Dauer selbstmanipulativer Hand-/Arm-Bewegungen beobachtet als während des Zuhörens (6.80%; $F=7.70$, $p < 0.01$).
Wie Abbildung 4.19 verdeutlicht, führt die Körperbehinderung der Interviewerin nicht nur im HAPN-Interview (BH: 11.29%; NBH: 7.35%), sondern auch im NAPN-Interview (BH: 7.94%; NBH: 3.62%) zu einer längeren Dauer selbstmanipulativer Gesten ($F=14.52$, $p < 0.001$). Unabhängig vom Ausmaß der 'Psychischen Nähe' des Interviews zeigten die Interviewpartnerinnen gegenüber der behinderten Interviewerin länger selbstmanipulative Hand-/Arm-Bewegungen (9.62%) als gegenüber der nichtbehinderten Interviewerin (5.49%). Nach diesem Ergebnis ist die Zunahme selbstmanipulativer Hand-/Arm-Bewegungen in der Interaktion mit der körperbehinderten (im Vergleich zur nichtbehinderten) Interviewerin unabhängig von ihrem affiliativen Verhalten im Interview.
Die Überprüfung der Voraussetzungen für die Varianzanalyse ergab für die relative Dauer selbstmanipulativer Hand-/Arm-Bewegungen (SMRD) signifikante Abweichungen von der Normalverteilung unter der NAPN-Bedingung. Die Verteilung der Variable SMRD ist extrem linksschief, zudem unterscheiden sich die Varianzen innerhalb der Gruppen bedeutsam ($F=6.59$, $p < 0.05$). Zur Absicherung der Ergebnisse wurde eine 2 x 2 x 2 Varianzanalyse der logarithmisch transformierten Variable (natürlicher Logarithmus) gerechnet. Diese Transformation führt zu einer in allen Gruppen annähernd normalverteilten Variable mit homogenen Varianzen. Die F-Werte der untransformierten Variablen (Tabelle A26) für den Haupteffekt 'Psychische Nähe' ($F=8.83$, $p < 0.01$) und für den Haupteffekt 'Behinderung' ($F=14.28$, $p < 0.001$) führen zu den gleichen Entscheidungen wie die entsprechenden F-Werte der untransformierten Variable und bestätigen somit die oben dargestellten Ergeb-

nisse. Lediglich der bei der untransformierten Variable signifikante Haupteffekt des 'Interaktionssegmentes' (IS) kann durch die Varianzanalyse der transformierten Werte nicht repliziert werden (F=3.29, p < 0.10).

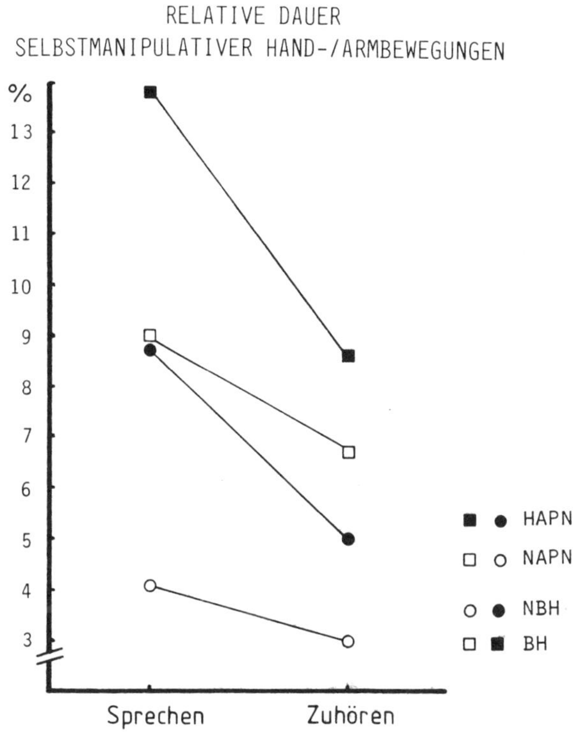

Abbildung 4.19: RELATIVE DAUER SELBSTMANIPULATIVER HAND–/ARM–BEWEGUNGEN (SMRD)

Zeitanteil selbstmanipulativer Hand–/Arm–Bewegungen in Prozent der Sprech– und Zuhörzeit in Abhängigkeit von der 'Psychischen Nähe' des Interviews (HAPN, NAPN) und der 'Behinderung' der Interviewerin (BH, NBH)

Relative Anzahl selbstmanipulativer Hand–/Arm–Bewegung (SMRA). Die 2 x 2 x 2 Varianzanalyse der Anzahl selbstmanipulativer Hand–/Arm–Bewegungen pro Minute (Tabelle A27) führt zu den gleichen Ergebnissen wie die Auswertung der Dauer selbstmanipulativer Gesten (vgl. Abbildung 4.20).

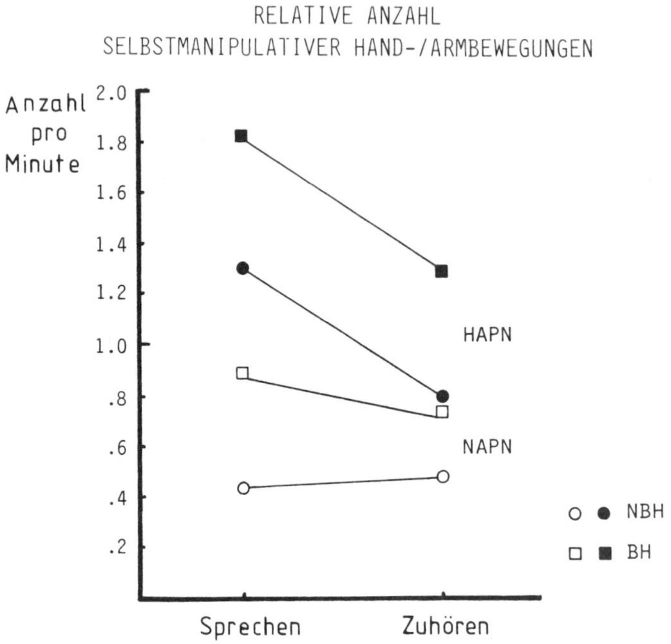

Abbildung 4.20: RELATIVE ANZAHL SELBSTMANIPULATIVER HAND–/ARM–BEWEGUNGEN (SMRA)

Anzahl selbstmanipulativer Hand–/Arm–Bewegungen pro Minute während des Sprechens und Zuhörens in Abhängigkeit von der 'Psychischen Nähe' des Interviews (HAPN, NAPN) und der 'Behinderung' der Interviewerin (BH, NBH)

Im HAPN–Interview treten selbstmanipulative Hand–/Arm–Bewegungen mit durchschnittlich (über die Sprech– und Zuhörzeit gemittelten) 1.32 Bewegungen pro Minute signifikant häufiger auf als im NAPN–Interview mit 0.66 selbstmanipulativen Gesten pro Minute ($F=10.73$, $p < 0.01$). Unabhängig von der 'Psychischen Nähe' des Interviews führt die Behinderung der Interviewerin zu vermehrten selbstmanipulativen Hand–/Arm–Bewegungen ($F=13.40$, $p < 0.001$). Gegenüber der Interviewerin im Rollstuhl zeigten die Vpn durchschnittlich 1.21 mal in der Minute selbstmanipulative Bewegungen der Hand und/oder des Arms, als Partnerin der nichtbehinderten Interviewerin zeigten sie 0.78 selbstmanipulative Gesten pro Minute. Damit wird ein Einfluß der Behinderung auf das Ausmaß selbstmanipulativer Gesten belegt, der jedoch, entgegen der Annahme der 'Stigma–Nähe'–Hypothese, nicht von der Enge des von der behinderten Interviewerin angestrebten Kontaktes abhängig ist.

Relative Dauer selbstmanipulativer Fingerbewegungen (FIRD). Die Abbildung 4.21 zeigt die relative Dauer selbstmanipulativer Fingerbewegungen der Interviewpartnerinnen während des Sprechens und Zuhörens in Interviews hohen (HAPN) und niedrigen Ausmaßes 'Psychischer Nähe' (NAPN) der behinderten (BH) und der nichtbehinderten Interviewerin (NBH).
Der auf dem 5%-Niveau signifikante Haupteffekt der 'Psychischen Nähe' ($F=7.15$, $p < 0.05$) bestätigt die Vorhersage der Reziprozitätshypothese (Tabelle A28): Der Zeitanteil selbstmanipulativer Fingerbewegungen war unter HAPN-Bedingungen mit 31.5% (über die Sprech- und Zuhörzeit gemittelt) signifikant länger als unter NAPN- Bedingungen (15.4%). Danach führt ein persönliches Ansprechen durch die Interviewerin im HAPN-Interview, verglichen mit einem unverbindlichen Verhalten der Interviewerin im NAPN-Interview, zu einer Zunahme selbstmanipulativer Fingerbewegungen.

Der Einfluß der 'Psychischen Nähe' des Interviews auf die Dauer selbstmanipulativer Fingerbewegungen ist im NAPN-Interview außerdem davon abhängig, ob die Interviewpartnerinnen sprechen oder zuhören. Der signifikanten Wechselwirkung zwischen der 'Psychischen Nähe' und dem 'Interaktionssegment' (PN x IS: $F=4.98$, $p < 0.05$) zufolge ist unter NAPN-Bedingungen die Dauer selbstmanipulativer Fingerbewegungen während des Zuhörens geringer als während des Antwortens ($t=2.42$, $df=47$, $p < 0.05$). Im Gegensatz dazu ist die Dauer selbstmanipulativer Fingerbewegungen im Interview mit hohem Ausmaß 'Psychischer Nähe' (HAPN) unabhängig vom 'Interaktionssegment' ($t=0.35$, $df=47$, $p > 0.10$).
Nicht bestätigt wird der von der 'Stigma-Nähe'-Hypothese vorhergesagte Einfluß der Behinderung der Interviewerin bei hohem Ausmaß 'Psychischer Nähe' des Interviews (HAPN) auf die Dauer selbstmanipulativer Fingerbewegungen (PN x BH: $F=0.51$, $p > 0.10$). Im Unterschied zu den vorausgegangenen Ergebnissen ergab sich auch kein signifikanter Haupteffekt der Behinderung ($F=0.47$, $p > 0.10$).

Relative Anzahl selbstmanipulativer Fingerbewegungen (FIRA). Die 2 x 2 x 2 Varianzanalyse der Anzahl selbstmanipulativer Fingerbewegungen pro Minute (Tabelle A29) zeigt den erwarteten Haupteffekt der 'Psychischen Nähe' des Interviews (vgl. Abbildung 4.22). Im HAPN-Interview wurden durchschnittlich (über die Sprech- und Zuhörzeit gemittelt) 1.43, im NAPN-Interview 0.65 selbstmanipulative Fingerbewegungen pro Minute gezählt ($F=12.83$, $p < 0.001$). Danach führt das Bemühen der Interviewerin, einen engen persönlichen (HAPN) oder einen unverbindlich-unpersönlichen (NAPN) Gesprächskontakt herzustellen zu einer unterschiedlichen Häufigkeit selbstmanipulativer Fingerbewegungen.

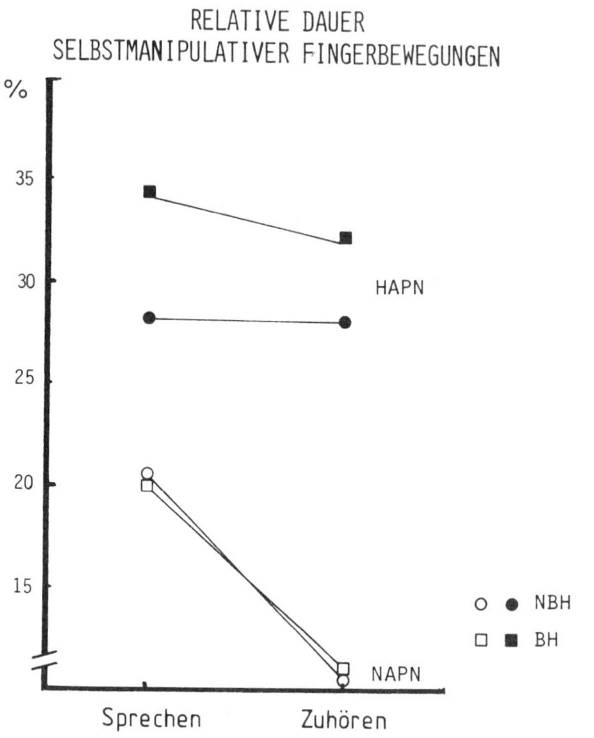

Abbildung 4.21: RELATIVE DAUER SELBSTMANIPULATIVER FINGERBEWEGUNGEN (FIRD)

Zeitanteil selbstmanipulativer Fingerbewegungen in Prozent der Sprech– und Zuhörzeit in Abhängigkeit von der 'Psychischen Nähe' des Interviews (HAPN, NAPN) und der 'Behinderung' der Interviewerin (BH, NBH)

Die nach der 'Stigma–Nähe'–Hypothese erwartete Wechselwirkung zwischen der 'Psychischen Nähe' des Interviews und der 'Behinderung' der Interviewerin ist nicht signifikant ($F=2.74$, $p > 0.10$). Dagegen zeigt sich eine (nichtsignifikante) Tendenz ($F=3.66$, $p < 0.10$) in Richtung häufigerer selbstmanipulativer Fingerbewegungen gegenüber der behinderten (1.17 selbstmanipulative Fingerbewegungen pro Minute) im Vergleich zur nichtbehinderten Interviewerin (0.92 selbstmanipulative Fingerbewegungen pro Minute).

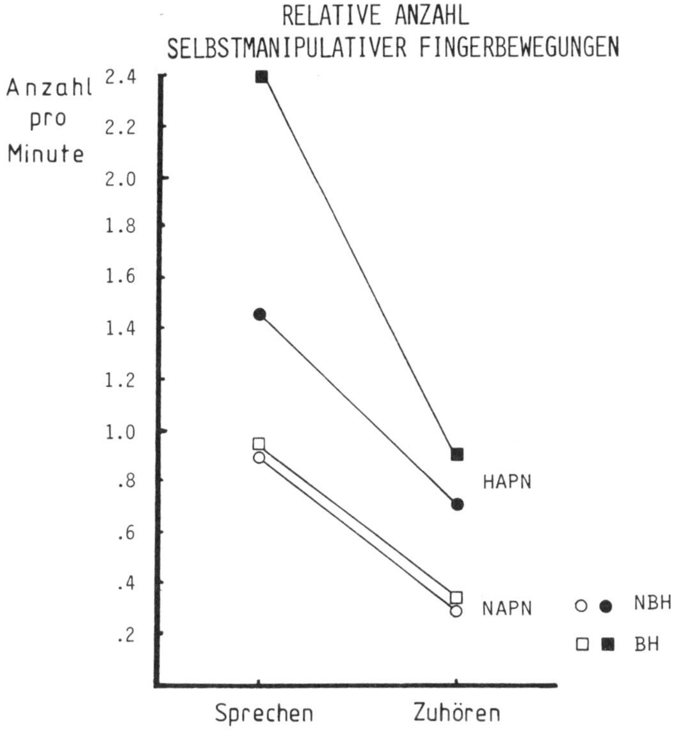

Abbildung 4.22: RELATIVE ANZAHL SELBSTMANIPULATIVER FINGERBEWEGUNGEN (FIRA)

Anzahl selbstmanipulativer Fingerbewegungen pro Minute während des Sprechens und Zuhörens in Abhängigkeit von der 'Psychischen Nähe' des Interviews (HAPN, NAPN) und der 'Behinderung' der Interviewerin (BH, NBH)

Die Verteilung der beiden Variablen selbstmanipulativer Fingerbewegungen (FIRD, FIRA) weisen signifikante Abweichungen von der Normalverteilung auf. Auch mit verschiedenen Transformationen der beiden Variablen konnte keine wesentliche Annäherung an die Normalverteilung erzielt werden. Da vor allem unter der NAPN-Bedingung viele Null-Werte auftraten, bleibt die Verteilung der Variablen auch nach einer Transformation linksschief. Insofern ist die varianzanalytische Auswertung der selbstmanipulativen Fingerbewegungen nur eingeschränkt gültig. Da auch die Überprüfung der Beobachterübereinstimmung Hiweise auf eine verminderte Zuverlässigkeit der Registrierung dieser Variablen ergaben (vgl. 3.4.1.3.), können die Ergebnisse zum Einfluß der 'Psychischen Nähe' und der 'Behinderung' auf das Ausmaß selbstmanipulativer Fingerbewegungen nur eingeschränkt gewertet werden.

Relative Dauer selbstmanipulativer Bewegungen während des Sprechens. Die folgenden Abbildungen zeigen die relative Dauer selbstmanipulativer Hand – /Arm – Bewegungen während der Antworten (AN1 – AN5) auf die fünf Interviewfragen der Interviewform A (Abbildung 4.23) und der Interviewform B (Abbildung 4.24). Die Ergebnisse der 2 x 2 x 5 Varianzanalysen und die entsprechenden Mittelwerte sind im Anhang in der Tabelle A30 und A31 aufgeführt.

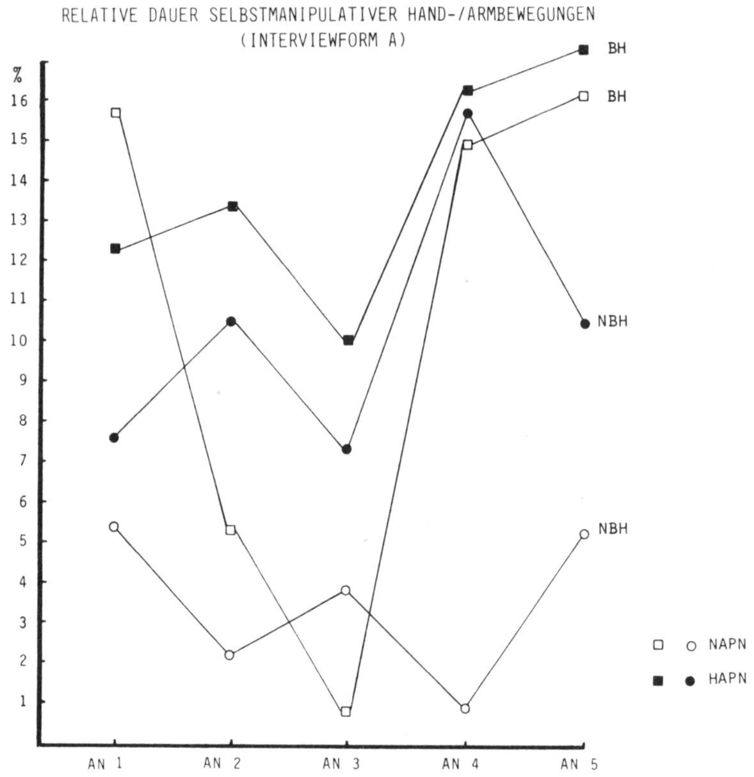

Abbildung 4.23: RELATIVE DAUER SELBSTMANIPULATIVER HAND – / ARM – BEWEGUNGEN WÄHREND DES SPRECHENS (SMRDS)

Zeitanteil selbstmanipulativer Hand – /Arm – Bewegungen in Prozent der Antwortdauer (AN1 – AN5) des Interviews A in Abhängigkeit von der 'Psychischen Nähe' des Interviews (HAPN, NAPN) und der 'Behinderung' der Interviewerin (BH, NBH)

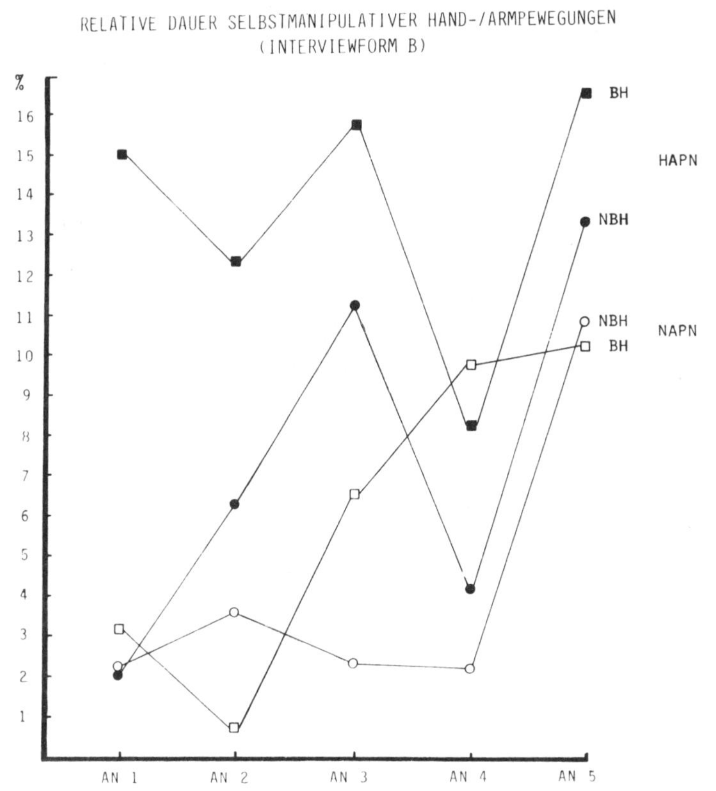

Abbildung 4.24: **RELATIVE DAUER SELBSTMANIPULATIVER HAND–/ ARM–BEWEGUNGEN WÄHREND DES SPRECHENS (SMRDS)**

Zeitanteil selbstmanipulativer Hand–/Arm–Bewegungen in Prozent der Antwortdauer (AN1–AN5) des Interviews B in Abhängigkeit von der 'Psychischen Nähe' des Interviews (HAPN, NAPN) und der 'Behinderung' der Interviewerin (BH, NBH)

Weniger deutlich als die Analyse der über die Einzelantworten und Interviewformen gemittelten Dauer selbstmanipulativer Gesten (siehe oben) läßt die separate Auswertung der beiden Interviewformen den Einfluß der 'Psychischen Nähe' des Interviews erkennen. Für die 48 Interviews der Interviewform A (Tabelle A30) kann der Effekt der 'Psychischen Nähe' statistisch nicht abgesichert werden ($F=2.77$, $p > 0.10$), allerdings wurden bei vier der fünf Antworten (Ausnahme: AN1) unter HAPN–Bedingungen eine längere Dauer selbstmanipulativer Gesten registriert als unter NAPN–Bedingungen. Im Interview der Form B (Tabelle A31) zeigten die Interviewerinnen während aller fünf Antworten im HAPN–Interview eine längere Dauer selbstmanipulativer Hand–/Arm–Bewegungen als im NAPN–Interview. Dieser Unterschied ist statistisch auf dem 5%–Niveau signifikant ($F=5.55$, $p < 0.05$).

In Interviews der behinderten Interviewerin wurde bei beiden Interviewformen während des Antwortens ein größerer Zeitanteil selbstmanipulativer Gesten beobachtet als im Interview der nichtbehinderten Interviewerin. Der Unterschied erreicht allerdings in der separaten Analyse der beiden Interviewformen nicht die 5%−Signifikanzgrenze (IF A: $F=3.06$, $p < 0.10$; IF B: $F=2.90$, $p < 0.10$).
Die relative Dauer selbstmanipulativer Fingerbewegungen während des Sprechens (FIRDS) ist für die Interviewform A in Abbildung 4.25 und für die Interviewform B in Abbildung 4.26 graphisch veranschaulicht.

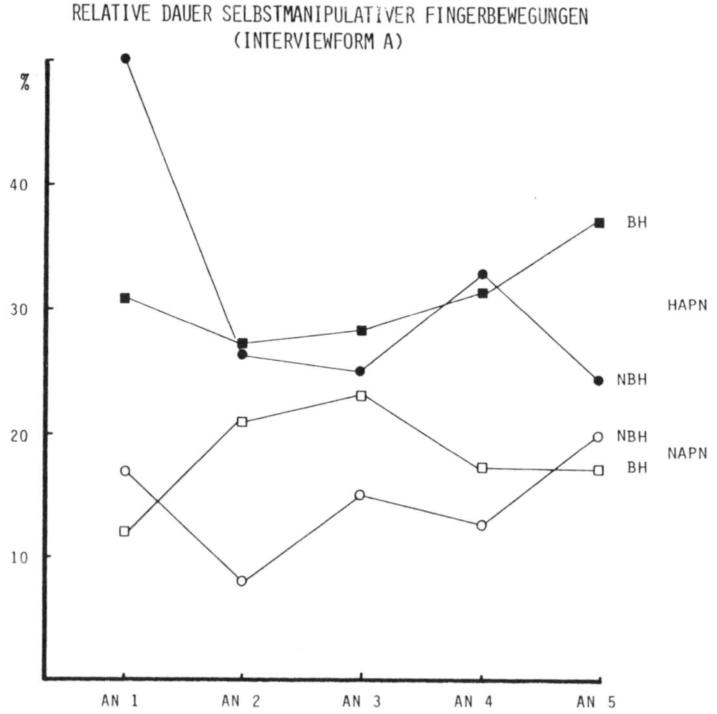

Abbildung 4.25: RELATIVE DAUER SELBSTMANIPULATIVER FINGER−BEWEGUNGEN WÄHREND DES SPRECHENS (FIRDS)

Zeitanteil selbstmanipulativer Fingerbewegungen in Prozent der Antwortdauer (AN1−AN5) des Interviews A in Abhängigkeit von der 'Psychischen Nähe' des Interviews (HAPN, NAPN) und der 'Behinderung' der Interviewerin (BH, NBH)

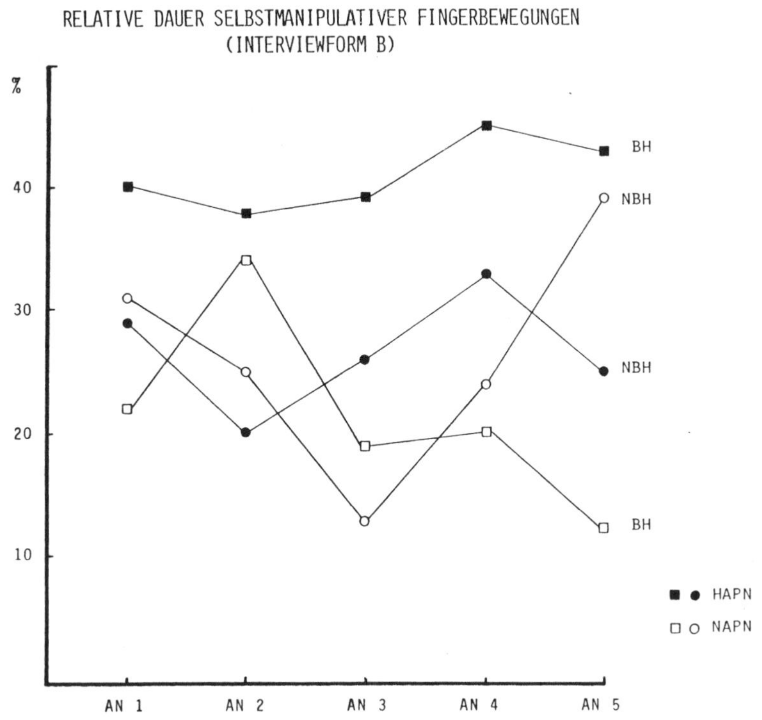

Abbildung 4.26: RELATIVE DAUER SELBSTMANIPULATIVER FINGER-BEWEGUNGEN WÄHREND DES SPRECHENS (FIRDS)

Zeitanteil selbstmanipulativer Fingerbewegungen in Prozent der Antwortdauer (AN1–AN5) des Interviews B in Abhängigkeit von der 'Psychischen Nähe' des Interviews (HAPN, NAPN) und der 'Behinderung' der Interviewerin (BH, NBH)

Die 2 x 2 x 5 Varianzanalyse zeigt für die Interviewform A (Tabelle A38) einen auf dem 10%-Niveau (tendenziell) signifikanten Effekt der 'Psychischen Nähe' des Interviews (PN) auf die Dauer selbstmanipulativer Fingerbewegungen während des Antwortens ($F=3.80$, $p < 0.10$). Wie in Abbildung 4.25 deutlich zu sehen ist, lag der Zeitanteil selbstmanipulativer Fingerbewegungen der Interviewpartnerinnen des persönlichen (HAPN-) Interviews bei allen Antworten über dem der Vpn des unpersönlichen (NAPN-) Interviews. Der Einfluß der 'Psychischen Nähe' auf die Dauer selbstmanipulativer Fingerbewegungen während des Antwortens ist für die Interviewform B (Tabelle A39) nicht signifikant ($F=1.31$, $p > 0.10$), jedoch weisen die beobachteten Unterschiede zwischen HAPN- und NAPN-Interviews in die nach der Reziprozitätshypothese erwartete Richtung. Die 'Behinderung' der Interviewerin hat in beiden Interviewformen keinen statistisch bedeutsamen Einfluß auf die Dauer selbstmanipulativer Fingerbewegungen während des Antwortens.

Zusammenfassung. Als nonverbale Indikatoren der Anspannung und emotionalen Beteiligung der Interviewpartnerinnen während des Interviews wurden Anzahl und Dauer selbstmanipulativer Hand-/Arm-Bewegungen (selbstmanipulative Gesten) und selbstmanipulativer Fingerbewegungen erfaßt (vgl. 3.4.1.3.). Während innerhalb einer Bewegungskategorie (Hand-/Arm-Bewegungen, Fingerbewegungen) zwischen beiden Parametern (relative Anzahl, relative Dauer) ein enger Zusammenhang besteht, sind die Korrelationen zwischen den beiden Kategorien selbstmanipulativer Bewegungen vergleichsweise gering (vgl. Tabelle 4.27). Der schwache oder fehlende Zusammenhang zwischen selbstmanipulativen Hand-/Arm- und selbstmanipulativen Fingerbewegungen kann als eine nachträgliche Bestätigung für die Differenzierung selbstmanipulativer Bewegungen in (gröbere) Hand-/Arm-Bewegungen (z.B. mit der Hand durch die Haare fahren, Berühren der Nase) und (feinere) Fingerbewegungen (z.B. 'Nesteln' mit den Fingern) gewertet werden.

Allerdings können die Ergebnisse zu den selbstmanipulativen Fingerbewegungen nur mit Einschränkungen gewertet werden, da Hinweise auf eine mangelnde Zuverlässigkeit bei der Erfassung vorliegen (vgl. 3.4.1.3.) und überdies die Voraussetzungen für eine varianzanalytische Auswertung verletzt sind. Somit stützt sich die weitere Erörterung in erster Linie auf die Auswertungsergebnisse der selbstmanipulativen Hand-/Arm-Bewegungen.
Die vermehrten selbstmanipulativen Bewegungen der Vpn im Interview mit hohem Ausmaß 'Psychischer Nähe' (HAPN) sprechen für eine größere Anspannung und für eine stärkere emotionale Beteiligung der Interviewpartnerinnen im Gespräch mit einer Interviewerin, die durch ihr verbales und nonverbales Verhalten ihrerseits ihre emotionale Involviertheit und ihr Interesse an einem persönlichen Gesprächskontakt bekundet. Die geringere selbstmanipulative Bewegungsaktivität der Vpn im Interview mit niedrigem Ausmaß 'Psychischer Nähe' (NAPN) läßt auf eine geringere Gespanntheit und Anteilnahme und/oder auf eine größere Kontrolliertheit der Interviewpartnerinnen in Gegenwart einer Interviewerin schließen, die ihrerseits in ihrem wenig ausdrucksintensiven verbalen und nonverbalen Interaktionsverhalten eine größere Zurückhaltung zeigt und kein Bestreben nach einer Intensivierung des Gesprächskontaktes erkennen läßt. Die deutlichen Unterschiede des Ausmaßes selbstmanipulativer Bewegungen zwischen persönlich (HAPN) und unpersönlich (NAPN) geführten Interviews stützen die Reziprozitätsannahme, nach der das affiliative Verhalten der Interviewerin zu reziproken Reaktionen ihrer Interviewpartnerinnen führt.

	SELBSTMANIPULATIVE HAND-/ARM-BEWEGUNGEN				SELBSTMANIPULATIVE FINGERBEWEGUNGEN			
	SPRECHEN		ZUHÖREN		SPRECHEN		ZUHÖREN	
	RD	RA	RD	RA	RD	RA	RD	RA
	(1)	(2)	(3)	(4)	(5)	(6)	(7)	(8)
(1)	-	.63 *** .60 *** .65 ***	.48 *** .45 ** .47 **	.42 *** .40 ** .35 *	-.02 -.05 -.10	.26 * .33 * -.03	-.01 -.09 -.19	.12 .07 -.03
(2)		-	.42 *** .41 ** .43 **	.56 *** .56 *** .40 **	-.05 -.09 -.23	.39 *** .49 *** -.20	-.01 -.17 -.23	.05 -.15 -.02
(3)			-	.81 *** .88 *** .76 ***	.02 -.10 .06	.19 .20 .08	-.03 -.17 -.04	.10 .04 .04
(4)				-	.03 -.15 .14	.32 ** .25 .26	-.01 -.20 -.03	.13 -.01 .10
(5)					-	.59 *** .42 ** .82 ***	.75 *** .77 *** .78 ***	.47 *** .48 ** .38 *
(6)						-	.40 *** .21 .52 ***	.35 *** .23 .32 *
(7)							-	.70 *** .66 *** .63 ***
(8)								-

Tabelle 4.27: INTERKORRELATIONEN DER SELBSTMANIPULATIVEN BEWEGUNGSVARIABLEN

Produkt–Moment–Korrelationen zwischen relativer Dauer (RD) und relativer Anzahl (RA) selbstmanipulativer Hand–/Arm– und Fingerbewegungen. Erste Zeile: für die Gesamtzahl der Interviews (n=96); zweite Zeile: für HAPN–Interviews (n=48); dritte Zeile: für NAPN–Interviews (n=48). * = $p < 0.05$; ** = $p < 0.01$; *** = $p < 0.001$

Nach der 'Stigma–Nähe'–Hypothese sollte die Behinderung der Interviewerin nur in persönlichen, nicht aber in unpersönlichen Gesprächskontakten zu Interaktionsspannungen führen. Die Ergebnisse der Untersuchung stützen diese Annahme nicht, vielmehr wurden unabhängig von der 'Psychischen Nähe' des Interviews vermehrte selbstmanipulative Hand–/Arm–Bewegungen gegenüber der Interviewerin im Rollstuhl (im Vergleich zur nichtbehinderten Interviewerin) registriert. Danach führt die Behinderung des Gesprächspartners zu Interaktionsspannungen, unabhängig davon, ob sich der körperbehinderte Gesprächspartner um einen intensiven Kontakt zum nichtbehinderten Gegenüber bemüht (HAPN) oder sich eher neutral und unverbindlich verhält (NAPN).

4.2.6. Räumliche Distanz und Abstandswinkel zur Interviewerin

Räumliche Distanz (RD). Die 2 x 2 Varianzanalyse der räumlichen Distanz (Tabelle A46) mit den Faktoren 'Psychische Nähe' des Interviews (PN) und 'Behinderung' der Interviewerin (BH) bestätigt den nach der Reziprozitätsannahme erwarteten Haupteffekt der 'Psychischen Nähe' (vgl. Abbildung 4.28). Mit durchschnittlich 1.09 Meter ist der von den Interviewpartnerinnen in der Rückmeldungsphase gewählte Abstand zur Interviewerin nach einem persönlichen Interview (HAPN) signifikant ($F=8.92$, $p < 0.01$) geringer als nach einem unpersönlichen (NAPN–) Interview mit durchschnittlich 1.23 Metern.

Die von der 'Stigma–Nähe'–Hypothese vorhergesagte Wechselwirkung zwischen der 'Psychischen Nähe' des Interviews und der 'Behinderung' der Interviewerin ist nicht signifikant ($F=0.47$, $p > 0.10$). Dagegen wählten die Interviewpartnerinnen, unabhängig von der 'Psychischen Nähe' des vorausgegangenen Interviews, zur Interviewerin im Rollstuhl einen signifikant ($F=12.54$, $p < 0.001$) größeren Abstand (1.22 Meter) als zur nichtbehinderten Interviewerin (1.10 Meter). Nach einem persönlichen Interview (HAPN) halten die Vpn einen um durchschnittlich 10 cm weiteren, und nach einem unpersönlichen Interview (NAPN) einen im Mittel um 15 cm weiteren Abstand zum Rollstuhl der behinderten als zum Stuhl der nichtbehinderten Interviewerin.

Abstandswinkel zur Interviewerin (WN). Nach den Ergebnissen der 2 x 2 Varianzananlyse (Tabelle A47) hat die 'Psychische Nähe' des vorausgegangenen Interviews (PN) keinen statistischen Einfluß auf den von den Interviewpartnerinnen gewählten Winkel zur Interviewerin ($F=0.73$, $p > 0.10$). Nach einem persönlichen Interview (HAPN) wurde der Stuhl von den Vpn in einem Winkel von 61.0 Grad, nach einem unpersönlichen Interview mit einem durchschnittlichen Winkel von 64.4 Grad zur Interviewerin plaziert. Ein Winkel von 90 Grad gibt dabei eine direkte, ein geringerer Winkelgrad eine seitlich versetzte Position zur Interviewerin an. Der signifikante Haupteffekt der 'Behinderung' ($F=20.20$, $p < 0.001$) zeigt, daß die Interviewpartnerinnen, unabhängig von der 'Psychischen Nähe' des vorausgegangenen Interviews, zur Interviewerin im Rollstuhl eine weniger direkte, stärker seitlich versetzte Position wählten (58.2 Grad) als zur nichtbehinderten Interviewerin (67.3 Grad).

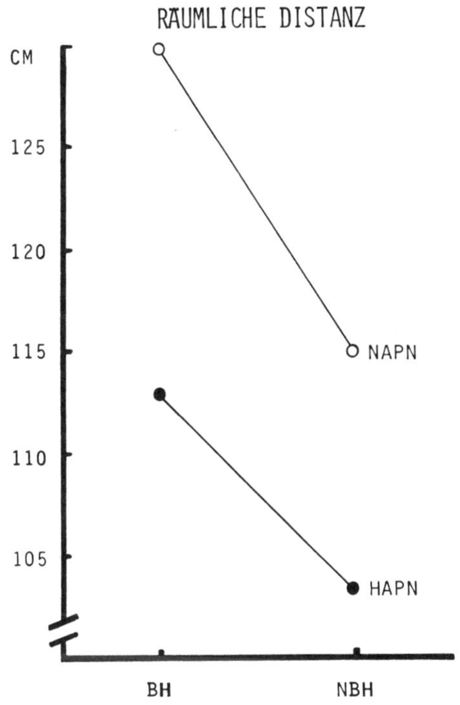

Abbildung 4.28: RÄUMLICHE DISTANZ (RD)

Abstand zur Interviewerin in Zentimeter in Abhängigkeit von der 'Psychischen Nähe' des Interviews (HAPN, NAPN) und der 'Behinderung' der Interviewerin (BH, NBH)

Zusammenfassung. Der geringere räumliche Abstand der Vpn zur Interviewerin nach einem HAPN–Interview (im Vergleich zum Abstand nach einem NAPN–Interview) entspricht der Reziprozitätsannahme, nach der sich ein auf einen engen persönlichen oder unverbindlich–unpersönlichen Kontakt hin ausgerichtetes Verhalten der Interviewerin in der Wahl des räumlichen Abstandes der Interviewpartnerinnen niederschlägt. Die 'Stigma–Nähe'–Hypothese wird durch die Analyse des von den Vpn gewählten Abstandes zur Interviewerin nicht bestätigt. Unabhängig von der 'Psychischen Nähe' des vorausgegangenen Interviews bevorzugten die Interviewpartnerinnen in der Rückmeldungsphase eine größere Distanz zur Rollstuhlfahrerin als zur nichtbehinderten Interviewerin.

4.2.7. Dauer der Rückmeldung

In der Rückmeldungsphase (vgl. 3.2.5.) wurden die Interviewpartnerinnen von der Interviewerin mit der Frage "Nun, wie hat Dir das Interview gefallen?" aufgefordert, ihren Eindruck vom vorausgegangenen Interview zu schildern. Nach der Reziprozitätsannahme sollte die Dauer der Rückmeldung (Dauer der ersten abgeschlossenen Äußerung der Vp, vgl. 3.4.1.4.) nach einem persönlichen (HAPN-) Interview länger ausfallen als nach einem unpersönlichen (NAPN-) Interview. Die Dauer der Rückmeldung wird als ein intentionaler Verhaltensaspekt angesehen. In einer ausführlichen Rückmeldung sollte das Bestreben der Vpn verhaltenswirksam werden, die behinderte Interviewerin, die sich zuvor um einen intensiven Gesprächskontakt zur Interviewpartnerin bemüht hatte (HAPN), in besonderer Weise zu unterstützen. Der 'Stigma-Nähe'-Hypothese folgend, wird nach einem persönlichen Interview (HAPN) ein 'Sympathie-Effekt' zugunsten der behinderten Interviewerin, nach einem unpersönlichen Interview (NAPN) kein (oder ein geringerer) Unterschied in der Rückmeldungsdauer in Abhängigkeit von der Behinderung der Interviewerin erwartet.

Dauer der Rückmeldung (RM). Der vorhergesagte Haupteffekt der 'Psychischen Nähe' des Interviews ist nicht signifikant ($F=2.72$, $p > 0.10$; vgl. Tabelle A48). Wie die Abbildung 4.29 verdeutlicht und die signifikante Wechselwirkung zwischen der 'Psychischen Nähe' des Interviews und der 'Behinderung' der Interviewerin (PN x BH: $F=4.55$, $p < 0.05$) bestätigt, wirkt sich die 'Psychische Nähe' des vorausgegangenen Interviews nur auf die Dauer der Rückmeldung für die nichtbehinderte Interviewerin aus. Die nichtbehinderte Interviewerin erhält nach einem persönlichen Interview (HAPN) durchschnittlich 89.7 Sekunden und nach einem unpersönlichen Interview (NAPN) durchschnittlich 60.9 Sekunden lang Rückmeldung von ihren Interviewpartnerinnen über das vorangegangene Interview ($t=2.44$, $df=46$, $p < 0.05$). Demgegenüber ist die Dauer der Rückmeldung für die behinderte Interviewerin unabhängig davon, ob sie vorher ein persönliches Interview (74.2 Sekunden) oder ein unpersönliches Interview (74.8 Sekunden) führte ($t=0.06$, $df=46$, $p > 0.10$).
Die 'Behinderung' der Interviewerin wirkte sich nicht auf die Rückmeldungsdauer aus ($F=0.01$, $p > 0.10$). Auch der Vergleich der Einzelmittelwerte ergab weder unter HAPN-Bedingungen ($t=1.35$, $df=23$, $p > 0.10$) noch unter NAPN-Bedingungen ($t=1.81$, $df=23$, $p > 0.10$) einen statistisch bedeutsamen Einfluß der Behinderung auf die Dauer der Rückmeldung.

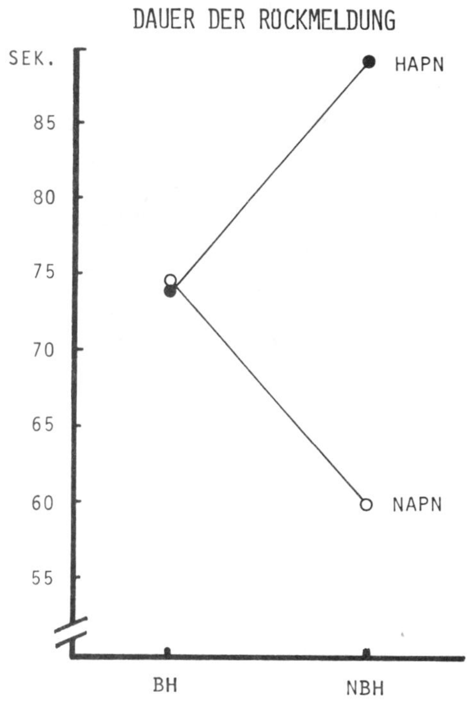

Abbildung 4.29: DAUER DER RÜCKMELDUNG (RM)

Dauer der Rückmeldung in Sekunden in Abhängigkeit von der 'Psychischen Nähe' des Interviews (HAPN, NAPN) und der 'Behinderung' der Interviewerin (BH, NBH)

Zusammenfassung. Der erwartete Einfluß der 'Psychischen Nähe' des Interviews auf die Dauer der Rückmeldung trat nur bei der nichtbehinderten Interviewerin auf. Nach einem persönlichen Interview schilderten die Vpn der nichtbehinderten Interviewerin ihren Eindruck vom Interview ausführlicher als nach einem unpersönlichen Interview. Dagegen war die Rückmeldungsdauer der Vpn für die behinderte Interviewerin unabhängig davon, ob ein persönliches oder ein unpersönliches Interview vorausgegangen war.

4.2.8. Unterscheidung der experimentellen Bedingungen durch das nonverbale Verhalten der Interviewpartnerinnen

In der vorausgegangenen Analyse wurde der Einfluß der experimentellen Bedingungen, der 'Psychische Nähe' des Interviews und der 'Behinderung' der Interviewerin auf die einzelnen, in dieser Untersuchung erhobenen Aspekte des nonverbalen Verhaltens der Interviewpartnerinnen durch univariate zwei- oder dreifaktorielle Varianzanalysen überprüft. Die bis auf eine Ausnahme signifikanten Mittelwertsunterschiede zwischen HAPN- und NAPN- Interviews belegen den durch die Reziprozitätshypothese prognostizierten Einfluß des affiliativen Verhaltens der Interviewerin auf das nonverbale Verhalten der Interviewpartnerinnen. Darüber hinaus konnte für einige der erfaßten nonverbalen Verhaltensvariablen ein Einfluß der Körperbehinderung der Interviewerin statistisch abgesichert werden. Entgegen der 'Stigma-Nähe'-Hypothese waren die Mittelwertsunterschiede zwischen den Interviews der behinderten und der nichtbehinderten Interviewerin jedoch unabhängig von der 'Psychischen Nähe' des Interviews.
Im Rahmen der univariaten Auswertung bleibt jedoch die Frage nach der relativen Stärke des Einflusses der experimentellen Bedingungen auf die einzelnen nonverbalen Verhaltensaspekte offen. Da die abhängigen Variablen untereinander zum Teil korrelieren, ist den Ergebnissen der univariaten Varianzanalysen nicht zu entnehmen, wie stark die einzelnen nonverbalen Verhaltensaspekte zwischen den experimentellen Bedingungen differenzieren bzw. in welchem Ausmaß die einzelnen Variablen zur Unterscheidung zwischen den experimentellen Bedingungen beitragen. Um die erhobenen nonverbalen Verhaltensvariablen hinsichtlich ihrer Bedeutsamkeit für die Unterscheidung der experimentellen Gruppen miteinander vergleichen zu können, wird die univariate Hypothesenprüfung durch ein multivariates Verfahren, die Diskriminanzanalyse, ergänzt, das eine simultane Analyse aller erfaßten nonverbalen Verhaltensvariablen ermöglicht.

Statistisches Verfahren. Die Diskriminanzanalyse berechnet Linearkombinationen der abhängigen Variablen (Diskriminanzfunktionen), die eine bestmögliche Trennung der experimentellen Gruppen gewährleisten bzw. auf denen sich die experimentellen Gruppen maximal unterscheiden. Ergänzend zu den univariaten Mittelwertsvergleichen sollten die Ergebnisse der Diskriminanzanalyse Aufschlüsse darüber geben, (1) ob und wie gut sich die experimentellen Bedingungen ('Psychische Nähe' des Interviews, 'Behinderung' der Interviewerin) durch die Gesamtheit des erhobenen nonverbalen Verhaltens der Interviewpartnerinnen während des Interviews unterscheiden lassen und (2) in welchem Ausmaß die einzelnen nonverbalen Verhaltensaspekte zur Diskrimination beitragen.

Mit der 'Psychischen Nähe' des Interviews, der 'Behinderung' der Interviewerin sowie simultan mit beiden experimentellen Bedingungen als Gruppierungsvariablen wurden einfaktorielle bzw. zweifaktorielle Diskriminanzanalysen durchgeführt (Programm: SPSS DISCRIMINANT). Einbezogen wurden alle 18 nonverbalen Verhaltensvariablen, die wärend des Interviews registriert wurden. Um die Anzahl der für die Trennung der Gruppen berücksichtigten Variablen zu reduzieren, wurde die Stufenmethode (schrittweise Diskriminanzanalyse) gewählt. Im Rahmen eines schrittweisen Vorgehens werden sukzessive die Variablen in die Diskriminanzanalyse einbezogen, die auf der jeweiligen Stufe der Analyse am meisten zum Diskriminationspotential der Diskriminanzfunktionen beitragen, bis die verbleibenden Variablen keinen signifikanten zusätzlichen Beitrag zur Trennung der Gruppen mehr leisten (Einschlußniveau: F=1.0; Kriterium: WILKS' LAMBDA). Dadurch sollte eine Reduktion der 18 Variablen auf eine geringere, und damit überschaubare Anzahl von trennfähigen Variablen erreicht werden.
Um einer Überschätzung des Diskriminanzpotentials der Diskriminanzanalyse vorzubeugen, wurde im Sinne einer Kreuzvalidierung die Berechnung und Prüfung der Diskriminanzfunktionen an unterschiedlichen Datensätzen durchgeführt. Dazu wurde die Gesamtstichprobe (n=96 Interviews) in eine Analysestichprobe (48 Interviews der Form A) und eine Klassifikationsstichprobe (48 Interviews der Form B) unterteilt. Die Diskriminanzfunktionen wurden mit den Daten der Analysestichprobe berechnet, zur anschließenden Überprüfung der Trennschärfe wurden die Daten der Klassifikationsstichprobe herangezogen, die nicht zur Berechnung der Diskriminanzfunktionen verwendet wurden. Auf diese Weise gehen jeweils nur die Daten eines Interviews einer Vp in die Berechnung und in die Prüfung der Diskriminanzfunktion ein.

Ergebnisse. Die einfaktorielle schrittweise Diskriminanzanalyse der Daten des Interviews A (Analysestichprobe n=48) mit der 'Psychischen Nähe' des Interviews als Gruppierungsvariable ergibt eine Diskriminanzfunktion (Eigenwert = 2.109) mit neun (von 18) einbezogenen Variablen, die eine signifikante Trennung der HAPN– und NAPN– Interviews ermöglicht (WILKS' LAMBDA = 0.322; $\chi^2 = 47.02$, df = 9, $p < 0.0001$). Die kanonische Korrelation von CR = 0.824, als Maß für den Zusammenhang zwischen den Werten der Vpn auf der Diskriminanzfunktion und der Gruppierungsvariable, zeigt, daß mit 67.8% ein relativ großer Varianzanteil der Diskriminanzwerte auf die 'Psychische Nähe' des Interviews zurückgeführt werden kann.

Aufschlüsse über die Güte der Trennung der Interviewbedingungen aufgrund des nonverbalen Verhaltens der Vpn gibt die Klassifikationsmatrix (Tabelle 4;30). Von den 48 Vpn der Analysestichprobe konnten 44 Vpn (91.7%) aufgrund ihres Diskriminanzwertes der HAPN– bzw. der NAPN– Bedingung korrekt zugeordnet werden. Innerhalb der Klassifikationssichprobe (n=48 Interviews) wurden 42 Interviews (87.5%) zutreffend als HAPN– oder NAPN–Interviews identifiziert. Diese Ergebnisse, insbesondere die überzufällig richtigen Zuordnungen in der Klassifikationsstichprobe, machen deutlich, daß HAPN– und NAPN–Interviews durch die erhobenen nonverbalen Verhaltensaspekte der Interviewpartnerinnen signifikant und zuverlässig differenziert werden können.

		VORHERGESAGTE 'PSYCHISCHE NÄHE' DES INTERVIEWS		
		HAPN	NAPN	
HAPN	ANALYSE-STICHPROBE	23 (95.8%)	1 (4.2%)	24 (100%)
	KLASSIFIKATIONS-STICHPROBE	23 (95.8%)	1 (4.2%)	24 (100%)
NAPN	ANALYSE-STICHPROBE	3 (12.5%)	21 (87.5%)	24 (100%)
	KLASSIFIKATIONS-STICHPROBE	5 (20.8%)	19 (79.2%)	24 (100%)

Tabelle 4.30: KLASSIFIKATIONSMATRIX

Tatsächliche und vorhergesagte 'Psychische Nähe' des Interviews.

Die relative Bedeutung der einzelnen nonverbalen Verhaltensaspekte für die Trennung des HAPN– und NAPN–Interviews ergibt sich aus der (absoluten) Höhe des statistischen Diskriminanzkoeffizienten sowie aus dem daraus berechneten prozentualen Gewicht der Variable auf der Diskriminanzfunktion (vgl. Tabelle 4.31). Fünf Variablen (BKRDS, FIRDZ, BKDDZ, LZV, BKDDS), auf die 69.3% der Varianz der Dikriminanzfunktion entfallen, tragen danach am meisten zur Trennung der Interviewbedingungen bei. Der Mittelwert der Vpn des NAPN–Interviews (–1.42) liegt auf dem negativen Pol der Diskriminanzfunktion, der durch die Dauer des Blickkontaktes beim Sprechen

(BKRDS: −0.93), der Latenzzeit der Antworten (LZV: −0.60) und der Dauer selbstmanipulativer Fingerbewegungen beim Sprechen (FIRDS: −0.38) gebildet wird. Der Mittelwert der Vpn des HAPN−Interviews (1.42) liegt auf dem positiven Pol der Diskriminanzfunktion, der durch die positiven Ladungen der sechs übrigen Variablen markiert wird.

RANG	VARIABLE	REIHENFOLGE	WILKS' LAMBDA	STANDARDISIERTER DISKRIMINANZKOEFFIZIENT	PROZENTUALES GEWICHT
1	BKRDS	5	.39	-.93	18.1%
2	FIRDZ	2	.59	.75	14.5%
3	BKDDZ	1	.71	.72	13.9%
4	LZV	4	.44	-.60	11.7%
5	BKDDS	7	.34	.57	11.1%
6	SMRAZ	3	.49	.49	9.5%
7	FIRAS	8	.34	.38	7.4%
8	FIRDS	9	.32	-.38	7.4%
9	DMRD	6	.36	.33	6.4%

Tabelle 4.31: ERGEBNISSE DER DISKRIMINANZANALYSE

Einfaktorielle schrittweise Diskriminanzanalyse mit der Gruppierungsvariable 'Psychische Nähe' des Interviews (Erläuterungen im Text)

Unter der Berücksichtigung der fünf trennstärksten Variablen läßt sich das nonverbale Verhalten der Interviewpartnerinnen im HAPN−Interview vom nonverbalen Verhalten der Vpn im NAPN−Interview durch eine geringere Gesamtdauer eines Blickkontaktes beim Sprechen (BKRDS), durch eine längere durchschnittliche Dauer eines Blickkontaktes beim Zuhören (BKDDZ), durch eine längere Dauer selbstmanipulativer Fingerbewegungen beim Zuhören (FIRDZ) und durch eine kürzere Latenzzeit der Antworten (LZV) unterscheiden. Der negative Diskriminationskoeffizient der relativen Dauer selbstmanipulativer Fingerbewegungen beim Sprechen (FIRDS) sowie die positive Gewichtung der durchschnittlichen Dauer eines Blickkontaktes beim Sprechen (BKDDS) läßt eine Suppressor−Funktion dieser Variablen vermuten, dabei den Vpn der HAPN−Interviews, im Vergleich zu den Vpn der NAPN−Interviews, eine längere Dauer selbstmanipulativer Fingerbewegungen (vgl. 4.2.5.) und eine gleich lange Dauer eines Blickkontaktes beim Sprechen (vgl. 4.2.3.) registriert wurde.

Mit einer einfaktoriellen schrittweisen Diskriminanzanalyse mit der Gruppierungsvariable 'Behinderung' der Interviewerin wurde überprüft, ob und wie gut sich Interviews der behinderten und der nichtbehinderten Interviewerin durch das nonverbale Verhalten der Interviewpartnerinnen unterscheiden lassen. In die berechnete Diskriminanzfunktion (Eigenwert = 0.108) werden drei der 18 Variablen einbezogen. Die Linearkombination dieser drei nonverbalen Verhaltensvariablen (SMRDS, BKDDS, SMRDZ) führt zu einer auf dem 5%-Niveau signifikanten Trennung der Interviews der Analysestichprobe in Abhängigkeit von der 'Behinderung' der Interviewerin (WILKS' LAMBDA = 0.90; χ^2 = 9.5, df = 3, $p < 0.05$). Die vergleichsweise niedrige kanonische Korrelation (CR = 0.312) zeigt allerdings, daß nur ein geringer Varianzteil der Diskriminanzfunktion (9.7%) durch die 'Behinderung' der Interviewerin erklärt wird.

Wie der Klassifikationsmatrix in Tabelle 4.32 zu entnehmen ist, werden 72.9% der Interviews der Analysestichprobe der behinderten bzw. nichtbehinderten Interviewerin korrekt zugeordnet. Allerdings können mit der in der Analysestichprobe ermittelten Diskriminanzfunktion die Interviews der behinderten und nichtbehinderten Interviewerin in der Klassifikationsstichprobe nicht getrennt werden. Der Prozentsatz der richtigen Zuordnungen in der Klassifikationsstichprobe (50%) entspricht der Häufigkeit zufällig zu erwartender korrekter Vorhersagen.
Der relative Beitrag der drei Variablen der Diskriminanzfunktion ist den standardisierten Diskriminanzkoeffizienten und den prozentualen Gewichten der Variablen zu entnehmen (vgl. Tabelle 4.33). Danach läßt sich das nonverbale Verhalten der Interviewpartnerinnen im Interview mit der behinderten Interviewerin (Mittelwert der Diskriminanzwerte ($\bar{x}$ = 0.33) von ihrem Verhalten im Interview mit der nichtbehinderten Interviewerin ($\bar{x}$ = −0.33) durch eine längere Dauer selbstmanipulativer Hand-/Arm-Bewegungen beim Sprechen (SMRDS: 0.64) und Zuhören (SMRDZ: 0.39) und durch kürzere Blickkontakte beim Sprechen (BKDDS: −0.45) unterscheiden.

		VORHERGESAGTES INTERVIEW BH	NBH	
BH	ANALYSE-STICHPROBE	15 (62.5%)	9 (37.5%)	24 (100%)
	KLASSIFIKATIONS-STICHPROBE	12 (50.0%)	12 (50.0%)	25 (100%)
NBH	ANALYSE-STICHPROBE	4 (16.7%	20 (83.3%)	24 (100%)
	KLASSIFIKATIONS-STICHPROBE	12 (50.0%)	12 (50.0%)	24 (100%)

Tabelle 4.32: KLASSIFIKATIONSMATRIX

Tatsächliche und vorhergesagte Zugehörigkeit zur Bedingung 'Behinderung' der Interviewerin

RANG	VARIABLE	REIHENFOLGE	WILKS' LAMBDA	STANDARDISIERTER DISKRIMINANZKOEFFIZIENT	PROZENTUALES GEWICHT
1	SMRDS	1	.94	.64	43.2%
2	BKDDS	2	.92	-.45	30.4%
3	SMRDZ	3	.90	.39	26.4%

Tabelle 4.33: Ergebnisse der Diskriminanzanalyse

Einfaktorielle schrittweise Diskriminanzanalyse mit der Gruppierungsvariable 'Behinderung' der Interviewerin (Erläuterungen im Text)

Die zweifaktorielle schrittweise Diskriminanzanalyse mit den Gruppierungsvariablen 'Psychische Nähe' des Interviews und 'Behinderung' der Interviewerin ergibt drei Diskriminanzfunktionen mit jeweils 11 einbezogenen Variablen, von denen aber nur die erste Funktion (Eigenwert = 2.332) einen statistisch bedeutsamen Beitrag zur Trennung der vier experimentellen Gruppen liefert (WILKS' LAMBDA = 0.25; $\chi^2 = 122.38$, df = 33, $p < 0.001$), während die zweite und dritte Diskriminanzfunktion (Eigenwert = 0.105 bzw. 0.099), auf denen sich die Mittelwerte der Interviews in Abhängigkeit von der 'Behinderung' der Interviewerin unterscheiden, nicht signifikant zur Trennung der experimentellen Gruppen beitragen (WILKS' LAMBDA = 0.82, $p > 0.05$; bzw. WILKS' LAMBDA = 0.91, $p > 0.05$). Die erste Diskriminanzfunktion, die mit 91.9% den weitaus größten Varianzanteil des Diskriminanzpotentials aufklärt, trennt zwischen HAPN– und NAPN–Interviews. So zeigt auch die Klassifikationsmatrix, daß aufgrund des nonverbalen Verhaltens der Interviewpartnerinnen nur die 'Psychische Nähe' des Interviews (93.8% richtige Zuordnungen) nicht aber die 'Behinderung' der Interviewerin (57.3% richtige Zuordnungen) vorhergesagt werden kann.

Zusammenfassung. Die Ergebnisse der Diskriminanzanalysen zeigen, daß Interviews mit hohem und niedrigem Ausmaß 'Psychischer Nähe' statistisch bedeutsam und zuverlässig durch das nonverbale Verhalten der Interviewpartnerinnen unterschieden werden können. Eine (im Vergleich zum NAPN–Interview) reduzierte Gesamtdauer des Blickkontaktes beim Sprechen mit längerdauernden (d.h. seltener unterbrochenen) Einzelblickkontakten beim Zuhören, kürzere Latenzzeiten der Antworten und eine längere Dauer selbstmanipulativer Fingerbewegungen beim Zuhören kennzeichnen (in Abgrenzung zum NAPN–Interview) das nonverbale Verhalten der Interviewpartnerinnen gegenüber der Interviewerin im HAPN–Interview.
Weniger deutlich und auch weniger zuverlässig lassen sich die Interviews in Abhängigkeit von der 'Behinderung' der Interviewerin durch die erhobenen nonverbalen Verhaltensaspekte der Interviewpartnerinnen unterscheiden. Die längere Dauer selbstmanipulativer Hand–/Arm–Bewegungen beim Sprechen und Zuhören sowie der häufiger unterbrochene Blickkontakt beim Sprechen unterscheiden am besten das nonverbale Verhalten gegenüber der behinderten Interviewerin vom nonverbalen Verhalten gegenüber der nichtbehinderten Interviewerin. Die Kreuzvalidierung konnte allerdings die Trennschärfe dieser nonverbalen Verhaltensaspekte nicht belegen.

4.2.9. Nonverbales Verhalten der Interviewpartnerinnen im Überblick

Nach der Reziprozitätsannahme wurde erwartet, daß die Interviewpartnerinnen das von der Interviewerin angestrebte Ausmaß 'Psychischer Nähe' erwidern. Die Erwiderung bzw. das Eingehen auf das von der Interviewerin angebotene Niveau der 'Psychischen Nähe' sollte sich in den nonverbalen Verhaltenskomponenten der Interviewpartnerinnen zeigen, denen in der Interaktion die Funktion zukommt, die Enge oder Intimität des Kontaktes zwischen den Interaktionspartnern zu regulieren.
Die Unterschiede zwischen dem nonverbalen Verhalten der Interviewpartnerinnen im Interview mit hohem Ausmaß 'Psychischer Nähe' (HAPN) und dem der Interviewpartnerinnen im Interview mit niedrigem Ausmaß 'Psychischer Nähe' (NAPN) bestätigen insgesamt diese Vorhersage. Das auf einen engen Kontakt hin ausgerichtete verbale und nonverbale Verhalten der Interviewerin (vgl. 3.3.2.) führte, verglichen mit dem unverbindlichen Interaktionsverhalten der Interviewerin, bei den Interviewpartnerinnen zu:

- längeren Antworten
- kürzeren Latenzzeiten der Antworten
- einem größeren Ausmaß an Blickkontakt mit der Interviewerin während des Zuhörens
- vermehrter demonstrativer Gestik während des Sprechens
- vermehrten selbstmanipulativen Hand–/Arm– und Fingerbewegungen
- einer geringeren räumlichen Distanz

Lediglich bei der Dauer der Rückmeldung zeigte sich der erwartete Einfluß der 'Psychischen Nähe' des Interviews nur bei der nichtbehinderten Interviewerin.

Die Ergebnisse der Diskriminanzanalyse bestätigen den Einfluß des affiliativen Verhaltens der Interviewerin auf das nonverbale Verhalten der Interviewpartnerinnen: Interviews mit hohem und niedrigem Ausmaß 'Psychischer Nähe' können durch die Gesamtheit des während der Interviews erfaßten nonverbalen Verhaltensaspekte der Vpn deutlich und zuverlässig unterschieden werden. Neben der (im HAPN – Interview geringeren) Latenzzeit der Antworten und dem (im HAPN – Interview erhöhten) Ausmaß selbstmanipulativer Bewegungen beim Sprechen und Zuhören trägt vor allem das Blickverhalten der Vpn zur Trennung der Interviewbedingungen bei. Eine geringere Gesamtdauer des Blickkontaktes wärend des Antwortens bei gleichzeitig länger andauernden Einzelblickkontakten mit der Interviewerin beim Zuhören unterscheidet das Blickverhalten der Vpn im HAPN – Interview von dem Blickmuster der Interviewpartnerinnen im NAPN – Interview.
Die Unterschiede im nonverbalen Verhalten der Interviewpartnerinnen entsprechen dem affiliativen Verhalten der Interviewerin im HAPN – und NAPN – Interview und verdeutlichen, daß das zugewandte Verhalten der Interviewerin im HAPN – Interview und das vergleichsweise zurückhaltende Verhalten der Interviewerin im NAPN – Interview von den Interviewpartnerinnen in ihrem nonverbalen Verhalten erwidert wurde. Gegenüber der Interviewerin, die sich um ein persönliches Gespräch bemühte, zeigten die Interviewpartnerinnen in ihrem nonverbalen Verhalten insgesamt eine vermehrte Zuwendungsbereitschaft und eine erhöhte emotionale Beteiligung als gegenüber der Interviewerin, die sich während des Interviews zurückhaltender verhielt. Das reziproke nonverbale Verhalten der Interviewerinnnen bestätigt, daß es mit der Operationalisierung der 'Psychischen Nähe' (vgl. 3.3.2.) gelungen ist, zwei Interaktionen unterschiedlichen Intimitätsgrades experimentell herzustellen und damit die Voraussetzungen für die Überprüfung der 'Stigma – Nähe' – Hypothese zu schaffen.
Die Annahme einer negativen Akzentuierung des nonverbalen Verhaltens gegenüber der körperbehinderten Interviewerin, die durch ihr Verhalten im Interview ein Bemühen um einen persönlichen Gesprächskontakt erkennen läßt, konnte nicht bestätigt werden. Die nach der 'Stigma – Nähe' – Hypothese erwartete Wechselwirkung zwischen der 'Psychischen Nähe' des Interviews und der 'Behinderung' der Interviewerin ist bei keiner der erhobenen nonverbalen Verhaltensvariablen (im Sinne der Hypothese) signifikant. Vielmehr ergaben sich,

unabhängig vom affiliativen Verhalten der Interviewerin, einige statistisch bedeutsame Unterschiede im nonverbalen Verhalten der Vpn in Abhängigkeit von der Behinderung der Interviewerin. Verglichen mit ihrem Verhalten gegenüber der nichtbehinderten Interviewerin zeigten die Interviewpartnerinnen im Gespräch mit der Interviewerin im Rollstuhl:

- kürzere Blickkontakte und eine tendenziell geringere Dauer des Blickkontaktes mit der Interviewerin
- im Interview mit hohem Ausmaß 'Psychischer Nähe' eine geringere Latenzzeit der Antworten
- vermehrte selbstmanipulative Hand–/Arm–Bewegungen
- eine größere räumliche Distanz zur Interviewerin und die Bevorzugung einer weniger direkten Annäherung

Insgesamt lassen die aufgezeigten Unterschiede im nonverbalen Verhalten auf eine größere Zurückhaltung und vermehrte Spannung der Interviewpartnerinnen im Gespräch mit der Rollstuhlfahrerin schließen.
Im Vergleich zum Einfluß der 'Psychischen Nähe' des Interviews ist der Effekt der 'Behinderung' der Interviewerin auf das nonverbale Verhalten der Vpn weniger stark. Den größten Anteil der Unterscheidung der Interviews in Abhängigkeit von der 'Behinderung' der Interviewerin hat die (gegenüber der behinderten Interviewerin erhöhte) Dauer selbstmanipulativer Hand–/Arm–Bewegungen beim Sprechen und Zuhören sowie die (gegenüber der behinderten Interviewerin geringere) Dauer eines Blickkontaktes während der Antworten. Die Trennung der Interviews der behinderten von denen der nichtbehinderten Interviewerin durch das nonverbale Verhalten der Interviewpartnerinnen während des Interviews konnte jedoch an einem unabhängigen Datensatz nicht repliziert werden.

4.3. Verbales Verhalten

Mit dem verbalen Verhalten werden die durch den Fragebogen nach dem Interview ('Bewertungsphase'; vgl. 3.2.4.) erhobenen Beurteilungen und Selbstbeurteilungen der Vpn zusammengefaßt (vgl. 3.4.2.). Durch den Fragebogen werden bewertende Reaktionen der Interviewpartnerinnen auf das vorausgegangene Interview und/oder auf die Interviewerin erfaßt, die, zumal in der Instruktion des Fragebogens der evaluative Aspekt der Beurteilungen hervorgehoben wurde, auf mehr oder weniger bewußten Urteilsprozessen basieren. Dementsprechend werden die Beurteilungen des Interviews und der Interviewerin als Indikatoren des intentionalen Verhaltens aufgefaßt und im Rahmen der Konzeption dieser Arbeit (vgl. 2.1.1.) dem spontanen nonverbalen (nicht–intentionalen) Verhalten der Interviewpartnerinnen während des Interviews gegenübergestellt.

Die folgende Darstellung der Ergebnisse folgt der Gliederung des aus drei Hauptteilen bestehenden Fragebogens (im Anhang auf S.8–20), der den Vpn nach Beendigung ihres Interviews ('Bewertungsphase'; vgl. 3.2.4.) vorgelegt wurde. Die Hypothesen zum verbalen Verhalten werden durch die Beurteilungen des Interviews und der Interviewerin auf den Adjektivskalen überprüft (4.3.1.). Zur Kontrolle der experimentellen Manipulation der 'Psychischen Nähe' des Interviews werden die Angaben der Vpn auf der Themenwahlliste und die Ergebnisse der Kontrollskalen (4.3.2.) herangezogen.

4.3.1. Die Beurteilung des Interviews und der Interviewerin

Nach dem Interview wurden die Vpn gebeten, ihren 'persönlichen Eindruck vom Interview' auf 21 und ihren 'persönlichen Eindruck von der Interviewerin' auf 27 achtstufigen unipolaren Adjektivskalen wiederzugeben (vgl. 3.4.2.1. und im Anhang S.12, S.14).
Im Sinne der Reziprozitätsannahme werden nach einem Interview mit hohem Ausmaß 'Psychischer Nähe' (HAPN) positivere Beurteilungen des Interviews und der Interviewerin erwartet als nach einem Interview mit niedrigem Ausmaß 'Psychischer Nähe' (NAPN). Sofern die schriftlich–verbalen Einschätzungen als ein intentionales Verhalten gelten können, sollte in den Werturteilen über das Interview und die Interviewerin das Bemühen der Interviewpartnerinnen um eine besonders freundliche und zuvorkommende Haltung gegenüber der behinderten Interviewerin zum Ausdruck kommen. Nach der 'Stigma–Nähe'–Hypothese wird ein 'Sympathie–Effekt' zugunsten der behinderten Interviewerin erwartet, die im vorausgegangenen Interview ihren Wunsch nach einem persönlichen Kontakt deutlich gemacht hatte (HAPN). Nach einem unpersönlichen Interview (NAPN) sollten sich dagegen die Beurteilungen für die Person und das Interview der behinderten und der nichtbehinderten Interviewerin nicht (oder weniger stark) voneinander unterscheiden.

4.3.1.1. Ergebnisse der Adjektivskalen

Beurteilung des Interviews (BG). Die Beurteilung des Interviews auf den 21 acht–stufigen Adjektivskalen (11 positive und 10 negative Adjektive) wurden zu einem Summenscore zusammengefaßt. Die 2 x 2 Varianzanalyse des Gesamtscores der Interviewbeurteilungen (Tabelle A49) zeigt den erwarteten Haupteffekt der 'Psychischen Nähe' ($F=67.47$, $p < 0.001$). Das persönlich geführte Interview (HAPN) wurde von den Interviewpartnerinnen positiver beurteilt ($\bar{x}=4.1$) als das unpersönlich gehaltene Interview ($\bar{x}=0.04$). Der von der 'Stigma–Nähe'–Hypothese vorhergesagte Interaktionseffekt zwischen der

'Psychischen Nähe' und der 'Behinderung' ist nicht signifikant (PN x BH: $F=0.0$, $p > 0.10$). Die Varianzanalyse zeigt allerdings einen deutlichen 'Sympathie–Effekt' zugunsten der Interviewerin im Rollstuhl ($F=14.14$, $p < 0.001$), deren Interview, unabhängig vom Niveau der 'Psychischen Nähe', insgesamt positiver ($x=2.5$) bewertet wurde als das der nichtbehinderten Interviewerin ($x=1.6$).
Die Abbildung 4.34 zeigt die Mittelwerte der Eindrucksurteile über das Interview auf den 21 Einzelskalen in Abhängigkeit von der 'Psychischen Nähe' des Interviews und der 'Behinderung' der Interviewerin und gibt tabellarisch die Ergebnisse der Signifikanzprüfungen (vgl. Tabelle A55) wieder. Die Reziprozitätsannahme wird durchgängig bestätigt: Auf allen 21 Adjektivskalen beurteilten die Interviewpartnerinnen das persönliche (HAPN–) Interview signifikant positiver bzw. weniger negativ als das unpersönliche (NAPN–) Interview.

Der von der 'Stigma–Nähe'–Hypothese geforderte Interaktionseffekt zwischen der 'Psychischen Nähe' des Interviews und der 'Behinderung' der Interviewerin erreicht bei keiner der 21 Adjektivskalen statistische Signifikanz. Wie Abbildung 4.34 veranschaulicht, bewerteten die Interviewpartnerinnen nicht nur das persönliche (HAPN–) sondern, entgegen der Vorhersage, auch das unpersönliche (NAPN–) Interview der behinderten Interviewerin auf acht der 21 Adjektivskalen günstiger als das der nichtbehinderten Interviewerin. Das Interview der Rollstuhlfahrerin wurde von den Interviewpartnerinnen als 'herzlicher', 'gefühlsbetonter', 'sensibler' und als weniger 'harmlos', 'kühl', 'ungeschickt' und 'spröde' erlebt als das der nichtbehinderten Interviewerin.

Beurteilung der Interviewerin (BI). Die 2 x 2 Varianzanalyse des Summenscores, gebildet aus den sechs eindeutig positiven Adjektivskalen (aufgeschlossen, feinfühlig, gelassen, unbeschwert, spontan, ungezwungen) und den sechs Adjektivskalen mit eindeutig negativem Bedeutungsgehalt (gleichgültig, unbeholfen, befangen, unsicher, farblos, nervös) zeigt den erwarteten Haupteffekt der 'Psychischen Nähe' ($F=63.57$, $p < 0.001$; vgl. Tabelle A50). Die Interviewpartnerinnen, die im Interview persönlich angesprochen wurden (HAPN), beurteilten die Interviewerin positiver ($\bar{x}=4.6$) als die Interviewpartnerinnen, die in unverbindlicher Form (NAPN) interviewt wurden ($\bar{x}=0.6$). Unabhängig von der 'Psychischen Nähe' des Interviews ergab sich ein auf dem 10%–Niveau bedeutsamer 'Sympathie–Effekt' für die behinderte Interviewerin ($F=3.28$, $p < 0.10$), die tendenziell günstiger eingeschätzt wurde ($\bar{x}=2.9$) als die nichtbehinderte Interviewerin ($\bar{x}=2.3$). Der 'Sympathie–Effekt' zugunsten der Interviewerin im Rollstuhl überschreitet die 5%–Signifikanzgrenze, wenn die Adjektivskalen mit positiver Valenz zu einem Summenscore zusammengefaßt werden (BH: $\bar{x}=5.3$; NBH: $\bar{x}=4.8$; $F=4.75$, $p < 0.05$). Dagegen kann der 'Sympathie–Effekt' zugunsten der behinderten Interviewerin für die durch die sechs negativen Adjektivskalen erfaßten Beurteilungen statistisch nicht abgesichert werden (BH: $\bar{x}=2.4$; NBH: $\bar{x}=2.6$; $F=1.36$, $p > 0.10$). Nach diesem Ergebnis resultiert der 'Sympathie–Effekt' für die behinderte Interviewpartnerin vornehmlich auf einer positiveren Beurteilung und nicht auf einer weniger negativen Einschätzung der behinderten (im Vergleich zur nichtbehinderten) Interviewerin.

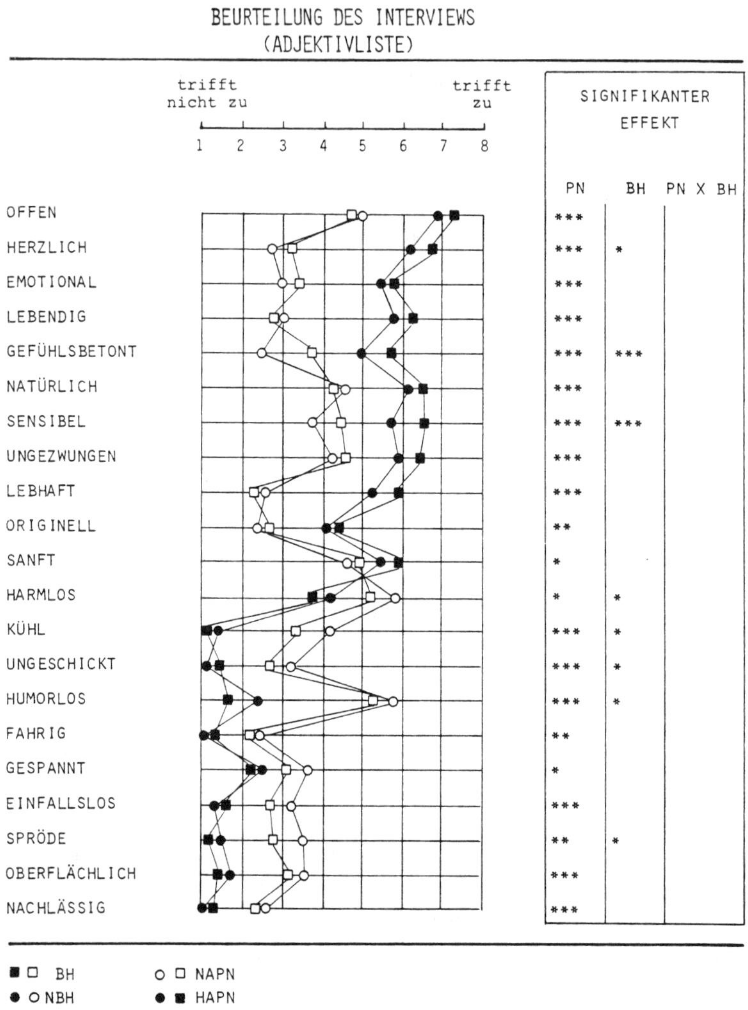

Abbildung 4.34: BEURTEILUNG DES INTERVIEWS (BG)

Mittelwerte der Adjektivskalen zur Beurteilung des Interviews in Abhängigkeit von der 'Psychischen Nähe' des Interviews (HAPN, NAPN) und der 'Behinderung' der Interviewerin (BH, NBH). Ergebnisse der Varianzanalysen.

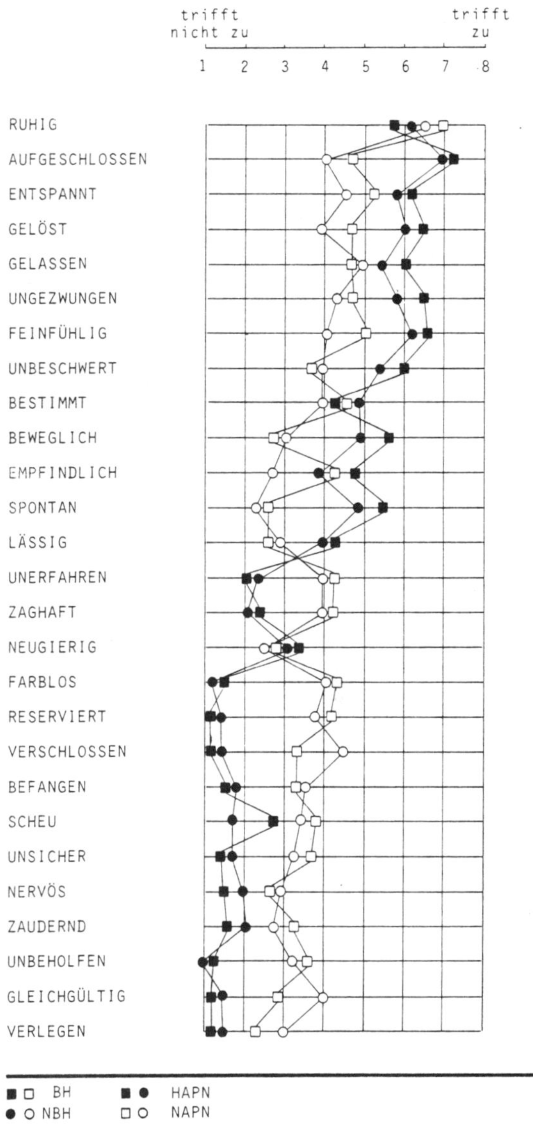

	SIGNIFIKANTER EFFEKT PN	BH	PN X BH
RUHIG			
AUFGESCHLOSSEN	***		
ENTSPANNT	*		
GELÖST	***	*	
GELASSEN	*		
UNGEZWUNGEN	***		
FEINFÜHLIG	***	*	
UNBESCHWERT	***		
BESTIMMT			
BEWEGLICH	***		
EMPFINDLICH	*	***	
SPONTAN	***		
LÄSSIG	**		
UNERFAHREN	***		
ZAGHAFT	***		
NEUGIERIG			
FARBLOS	***		
RESERVIERT	***		
VERSCHLOSSEN	***	*	
BEFANGEN	***		
SCHEU	**	*	
UNSICHER	***		
NERVÖS	*		
ZAUDERND	**		
UNBEHOLFEN	***		
GLEICHGÜLTIG	***	*	*
VERLEGEN	**		

Abbildung 4.35: BEURTEILUNG DER INTERVIEWERIN (BI)

Mittelwerte der Adjektivskalen zur Beurteilung der Interviewerin in Abhängigkeit von der 'Psychischen Nähe' des Interviews (HAPN, NAPN) und der 'Behinderung' der Interviewerin (BH, NBH). Ergebnise der Varianzanalysen.

In Abbildung 4.35 sind die Mittelwerte der Eindrucksurteile über die Interviewerin auf den 27 Adjektivskalen in Abhängigkeit von der 'Psychischen Nähe' des Interviews und der 'Behinderung' der Interviewerin graphisch dargestellt und die signifikanten Effekte der experimentellen Bedingugen tabellarisch aufgelistet (vgl. auch Tabelle A56). Auf 24 der 27 Beurteilungsskalen wurde die Interviewerin, die ein persönliches Interview führte (HAPN) signifikant positiver wahrgenommen als die Interviewerin, die sich nicht um ein persönliches Gespräch bemühte (NAPN). Die von der 'Stigma–Nähe'–Hypothese postulierte Wechselwirkung zwischen der 'Psychischen Nähe' und der 'Behinderung' (PN x BH) erreicht für die Skala 'gleichgültig' die 5%–Signifikanzgrenze. Die Unterschiede entsprechen jedoch nicht der Erwartung: Die behinderte Interviewerin wurde unter NAPN–Bedingungen positiver (d.h. weniger 'gleichgültig') beschrieben als die nichtbehinderte Interviewerin. Für die Beurteilungen auf sechs der insgesamt 27 Adjektivskalen ist der Einfluß der 'Behinderung' der Interviewerin mindestens auf dem 5%–Niveau signifikant. Die konföderierten Interviewerinnen wurden im Rollstuhl als 'gelöster', 'scheuer', 'feinfühliger' und weniger 'verschlossen' und 'gleichgültig' eingeschätzt als in der Rolle der nichtbehinderten Interviewerin.

4.3.1.2. Faktorenanalyse und Konstruktion der Beurteilungsskalen

Mit den durch die Adjektivskalen erhobenen Einschätzungen des Interviews und der Interviewerin wurden in einem zweiten Auswertungsschritt Faktorenanalysen durchgeführt. Dadurch sollte der Umfang der Beurteilungsdaten (insgesamt 48 Adjektivskalen) auf einige wenige Dimensionen reduziert und mit der Ermittlung grundlegender, inhaltlich prägnanter Beurteilungsdimensionen der Einfluß der experimentellen Bedingungen auf die Bewertung von Interview und Interviewerin weiter präzisiert werden.
Da die bisherigen Ergebnisse zahlreiche deutliche Unterschiede zwischen HAPN– und NAPN–Interviews erbrachten, wurden für beide Interviewbedingungen separate Faktorenanalysen berechnet. Dadurch sollte es möglich sein, potentielle Unterschiede in der Faktorenstruktur der Beurteilungen unter der HAPN– und der NAPN–Bedingung zu identifizieren, die eventuell Hinweise auf inhaltlich–qualitative Unterschiede zwischen beiden Interviewbedingungen geben können.

Ergebnisse der Faktorenanalysen. Mit den Eindrucksurteilen unter der NAPN–Bedingung ($n=48$) und unter der HAPN–Bedingung ($n=48$) wurde eine Hauptkomponentenanalyse mit anschließender Varimax–Rotation durchgeführt. Die Faktorenlösung mit einem Eigenwert von > 2.0 als Abbruchkriterium ergab für beide Interviewbedingungen vier gut interpretierbare Faktoren, die 51.1% der Gesamtvarianz der Beurteilungen der HAPN–Bedingung und 57.8% der Urteilsvarianz der NAPN–Bedingung aufklären. Die Tabelle 4.36 zeigt die Ergebnisse beider Faktorenanalysen.

FAKTOR 1		FAKTOR 2		FAKTOR 3		FAKTOR 4	
LEBENDIG	.848	FARBLOS	.847	AUFGESCHLOSSEN	.720	NACHLÄSSIG	.802
EMOTIONAL	.829	SPRÖDE	.787	ENTSPANNT (1)	.692	UNSICHER (3)	.705
LEBHAFT (4)	.790	EINFALLSLOS (1)	.785	GELÖST (1)	.666	RUHIG	-.655
NATÜRLICH (3)	.698	RESERVIERT	.771	NERVÖS (4)	-.661	OFFEN (1)	-.591
SPONTAN (2)	.677	ZAGHAFT	.605	UNBESCHWERT (1)	.613	GLEICHGÜLTIG (2)	.588
BEWEGLICH	.666	FAHRIG	.559	GELASSEN	.602		
SENSIBEL	.652	UNGESCHICKT	.503	HERZLICH (1)	.589		
GEFÜHLSBETONT	.636			BEFANGEN (2)	-.551		
UNGEZWUNGEN*	.606			KÜHL (2)	-.550		
LÄSSIG	.577			UNGEZWUNGEN* (1)	.500		
SANFT	.565						
ORIGINELL	.522						
EIGENWERT:	8.333		5.928		5.506		4.778
ERKLÄRTE VARIANZ :	25.1%		11.2%		8.2%		6.6%

* Beurteilung des Interviews

FAKTOR 1		FAKTOR 2		FAKTOR 3		FAKTOR 4	
UNBESCHWERT	.834	EINFALLSLOS	.792	LEBENDIG	.797	ZAGHAFT	.754
ENTSPANNT	.793	OBERFLÄCHLICH	.770	ORIGINELL	.762	ZAUDERND	.747
UNGEZWUNGEN*	.784	NACHLÄSSIG (1)	.760	LEBHAFT	.744	SCHEU (1)	.724
UNGEZWUNGEN** (3)	.776	SPRÖDE (1)	.759	EMOTIONAL (2)	.699	UNBEHOLFEN (2,3)	.544
GELASSEN	.704	GESPANNT	.721	SPONTAN	.699		
GELÖST	.683	KÜHL (1)	.701	GEFÜHLSBETONT (2)	.649		
RUHIG	.677	FAHRIG	.689	EMPFINDLICH (4)	.645		
NATÜRLICH (2,3)	.671	FARBLOS (4)	.616	BEWEGLICH	.643		
BEFANGEN (4)	-.643	GLEICHGÜLTIG	.595	HERZLICH (1)	.607		
FEINFÜHLIG (2)	.589	BESTIMMT (3)	.529	LÄSSIG (2)	.515		
OFFEN (2)	.571	RESERVIERT (4)	.511	HUMORLOS	-.508		
HARMLOS (3)	.550	UNGESCHICKT (1)	.518	NEUGIERIG (2)	.503		
UNERFAHREN	-.541						
UNGESCHICKT (2)	-.527						
VERLEGEN (2,4)	-.524						
NERVÖS (4)	-.504						
EIGENWERT:	9.183		7.592		6.710		4.261
ERKLÄRTE VARIANZ:	33.1%		11.8%		6.7%		6.2%

* Beurteilung des Interviews
** Beurteilung der Interviewerin

Tabelle 4.36: ERGEBNISSE DER FAKTORENANALYSEN

Faktorenladungen (> 0.5) der Akjektivskalen zur Beurteilung des Interviews (BG) und der Interviewerin (BI). Oben: für HAPN–Interviews (n=48); unten: für NAPN–Interviews (n=48). Faktoren mit Ladungen > 0.3 in Klammern.

Drei der jeweils vier Faktoren der HAPN– und der NAPN–Stichprobe lassen sich inhaltlich einander zuordnen. Der erste Faktor der HAPN–Bedingung ('lebendig', 'emotional', 'lebhaft',...) mit einem erklärten Varianzanteil von 25.1% der Gesamtvarianz, entspricht dem an dritter Stelle extrahierten Faktor der NAPN–Stichprobe ('lebendig', 'originell', 'lebhaft',...), der mit 6.7% jedoch einen weitaus geringeren Varianzanteil der NAPN–Einschätzung umfaßt.

Der zweite HAPN – Faktor ('farblos', 'spröde', 'einfallslos',...) wurde in der NAPN – Stichprobe ebenfalls an zweiter Stelle extrahiert ('einfallslos', 'oberflächlich', 'nachlässig',...). Sechs der sieben Adjektivskalen, die in der HAPN – Bedingung hohe Ladungen auf diesem Faktor aufweisen, laden auch in der NAPN – Stichprobe auf diesem Faktor (Ausnahme: 'zaghaft'). Dieser Faktor erklärt in beiden Interviewbedingungen einen in etwa gleich großen Varianzanteil von 11.2% (HAPN) und 11.8% (NAPN) der Urteilsvarianz.

Der dritte Faktor der HAPN – Bedingung ('aufgeschlossen', 'entspannt', 'gelöst',...) ist dem ersten Faktor der NAPN – Stichprobe ('unbeschwert', 'entspannt', 'ungezwungen',...) zuzuordnen. Der Varianzanteil dieses Faktors ist jedoch in beiden Stichproben unterschiedlich: 8.2% der Urteilsvarianz nach einem HAPN – und 33.1% der Varianz der Eindrucksurteile nach einem NAPN – Interview können auf diese Dimension zurückgeführt werden.

Die an vierter Stelle extrahierten Faktoren sind inhaltlich nicht oder nur entfernt vergleichbar (vgl. Tabelle 4.36).
Während sich drei der vier in beiden Interviewbedingungen extrahierten Faktoren eindeutig einander zuordnen lassen, ergeben sich Differenzen in der Faktorenstruktur zwischen beiden Interviewbedingungen in erster Linie durch eine unterschiedliche Gewichtung der Urteilsdimensionen, wie sie durch die Varianzanteile der Faktoren angezeigt werden. Die Einschätzungen des HAPN – Interviews und der HAPN – Interviewerin sind vornehmlich durch die mit dem ersten Faktor extrahierte Beurteilungsdimension ('lebendig', 'emotional', 'lebhaft',...) geprägt, die 25.1% der Urteilsvarianz erfaßt. Die in dieser Dimension zum Ausdruck kommenden Bewertungsaspekte haben dagegen für die Einschätzung des Interviews und der Interviewerin unter NAPN – Bedingungen eine vergleichsweise untergeordnete Bedeutung (erklärter Varianzanteil: 6.7%). 'Lebendigkeit' und 'Emotionalität' charakterisieren danach Beurteilungs – und Bewertungsgesichtspunkte, die hauptsächlich die Einschätzungen der Interviews (und der Interviewerin) mit hohem Ausmaß 'Psychischer Nähe' bestimmen.
Die Eindrucksurteile über das NAPN – Interview und der NAPN – Interviewerin sind dagegen vornehmlich durch die mit den Adjektiven 'unbeschwert', 'entspannt', 'gelöst' etc. gekennzeichnete Dimension geprägt, auf die 31.1% der Urteilsvarianz nach einem NAPN – Interview zurückgehen. Die Beurteilungsdimension 'unbeschwert, entspannt,...' versus 'beschwert, gespannt,...' kennzeichnet danach am ehesten die Einschätzungen der Interviewpartnerinnen nach einem Interview mit niedrigem Ausmaß 'Psychischer Nähe'. Dagegen sind die in dieser Dimension zum Ausdruck kommenden Bewertungsaspekte für den Eindruck vom persönlichen Interview und der Interviewerin (HAPN) weniger relevant, lediglich 8.2% der Urteilsvarianz nach einem HAPN – Interview können auf diesen Faktor zurückgeführt werden.
Die Gewichtung der Faktoren verdeutlicht schwerpunktartig die unterschiedlichen Bewertungsaspekte, die den Einschätzungen des HAPN – Interviews und

des NAPN – Interviews zugrunde liegen. Unterschiede in der Faktorenstruktur ergeben sich bei den an vierter Stelle extrahierten Faktoren. Der vierte Faktor der HAPN – Stichprobe, mit den Adjektivskalen 'nachlässig', 'unsicher', (un –)'ruhig', (nicht) 'offen',... inhaltlich nicht zufriedenstellend interpretierbar, wurde in der NAPN – Stichprobe nicht extrahiert. Ebenso wurde der vierte Faktor der NAPN – Beurteilungen, der mit den Adjektiven 'zaghaft', 'zaudernd', 'scheu', 'unbeholfen' inhaltlich jedoch gut bestimmbar ist, nicht in der HAPN – Stichprobe identifiziert. Dieser inhaltlich homogene Faktor scheint eine für die Einschätzung des NAPN – Interviews und der NAPN – Interviewerin charaktieristische Beurteilungsdimension wiederzugeben.

Konstruktion der Beurteilungsskalen. Auf der Basis der Faktorenanalysen wurden für die nachfolgende Auswertung Beurteilungsskalen gebildet. Um weitgehend faktorenreine Skalen zu erhalten, wurden Adjektive, die in beiden Faktorenanalysen hohe Ladungen (> 0.5) auf dem gleichen Faktor und gleichzeitig geringe Ladungszahlen auf anderen Faktoren aufweisen ('Markierungsitems') zu einer 'Beurteilungsskala' zusammengefaßt. Auf diese Weise wurden aus den drei Faktoren, die in beiden Stichproben identifiziert werden konnten, drei Beurteilungsskalen konstruiert. Zusätzlich wurden die Markierungsitems des vierten Faktors der NAPN – Stichprobe zu einer weiteren Skala zusammengefaßt. Tabelle 4.37 zeigt die vier Beurteilungsskalen zusammen mit den Ergebnissen der Itemanalyse.

Skala: 'Entspannung'. Die Skala besteht aus den sieben Markierungsitems des dritten Faktors der HAPN – und des ersten Faktors der NAPN – Faktorenanalyse (vgl. Tabelle 4.36). Die weitgehend homogenen Adjektive dieser Beurteilungsskala beschreiben den Eindruck eines entspannten, gelösten und wenig nervösen Interviews bzw. Interviewerin und charakterisieren damit die Beurteilungsdimension der 'Entspannung' (versus 'Spannung').

Skala: 'Spontanität'. In dieser Skala wurden die Markierungsitems des ersten Faktors der HAPN – und des dritten Faktors der NAPN – Stichprobe zusammengefaßt. Die Adjektive 'emotional' und 'gefühlsbetont' geben die erlebte Emotionalität des Interviews und der Interviewerin wieder, die Adjektive 'lebendig', 'spontan', 'beweglich', 'lebhaft' etc. schildern den Eindruck der Spontanität und Lebendigkeit. Die dieser Skala zugrunde liegende Beurteilungsdimension wird am zutreffendsten durch die Pole 'Spontanität/Emotionalität' versus 'Kontrolliertheit/Nüchternheit' charakterisiert.

Skala: 'Desinteresse'. Die in dieser Beurteilungsskala zusammengefaßten Adjektive des zweiten Faktors der HAPN – und der NAPN – Faktorenanalyse (vgl. Tabelle 4.36) sind inhaltlich vergleichsweise heterogen. Die Adjektive 'einfallslos', 'nachlässig', 'oberflächlich' und 'gleichgültig' beschreiben den Eindruck einer mangelnden Gesprächsbereitschaft und eines geringen Engagements des Gesprächspartners. Mit den Adjektiven 'spröde', 'farblos', 'einfallslos' und 'reserviert' wird zusätzlich der Aspekt der Zurückhaltung und Reserviertheit betont. Mit dieser Beurteilungsdimension scheint in erster Linie das von den Interviewpartnerinnen erlebte 'Desinteresse' (versus 'Interesse/-Engagement') der Interviewerin erfaßt zu werden.

SKALA: 'ENTSPANNUNG'

ITEM	TRENN-SCHÄRFE	QUADRIERTE MULTIPLE KORRELATION
UNBESCHWERT	.753	.61
ENTSPANNT	.807	.67
UNGEZWUNGEN	.758	.63
GELASSEN	.753	.58
GELÖST	.816	.69
NERVÖS (-)	.564	.37
BEFANGEN (-)	.713	.55

Innere Konsistenz = 0.91

SKALA: 'SPONTANITÄT'

ITEM	TRENN-SCHÄRFE	QUADRIERTE MULTIPLE KORRELATION
LEBENDIG	.861	.82
EMOTIONAL	.813	.76
LEBHAFT	.824	.77
SPONTAN	.839	.76
BEWEGLICH	.766	.69
GEFÜHLSBETONT	.687	.62
LÄSSIG	.615	.48
ORIGINELL	.687	.52

Innere Konsistenz = 0.93

SKALA: 'DESINTERESSE'

ITEM	TRENN-SCHÄRFE	QUADRIERTE MULTIPLE KORRELATION
SPRÖDE	.855	.79
FARBLOS	.775	.62
EINFALLSLOS	.75	.63
RESERVIERT	.783	.59
FAHRIG	.742	.69
NACHLÄSSIG	.818	.77
OBERFLÄCHLICH	.689	.56
GLEICHGÜLTIG	.706	.55
UNGESCHICKT	.757	.68

Innere Konsistenz = 0.93

SKALA: 'BEFANGENHEIT'

ITEM	TRENN-SCHÄRFE	QUADRIERTE MULTIPLE KORRELATION
ZAGHAFT	.683	.48
ZAUDERND	.550	.31
SCHEU	.612	.41
UNBEHOLFEN	.602	.37

Innere Konsistenz = 0.8

Tabelle 4.37: BEURTEILUNGSSKALEN

Items der Beurteilungsskalen und Ergebnisse der Itemsanalyse

Skala: 'Befangenheit'. Die Markierungsitems des vierten Faktors der NAPN–Faktorenanalyse (vgl. Tabelle 4.36) wurden zu einer zusätzlichen Beurteilungsskala zusammengefaßt, da sie eine inhaltlich homogene Beurteilungsdimension wiedergeben, die typisch für die Einschätzungen des Interviewerverhaltens unter NAPN–Bedingungen zu sein scheint. Die Adjektive 'zaghaft', 'zaudernd', 'scheu' und 'unbeholfen' beschreiben eine zögernde und vorsichtige Interviewerin. Der gemeinsame Beurteilungsgesichtspunkt kann am besten mit 'Befangenheit' (versus 'Sicherheit/selbstbewußtes Auftreten') charakterisiert werden.

Ergebnisse der Beurteilungsskalen. Die Überprüfung der Voraussetzungen für die 2 x 2 Varianzanalyse ergab für die Skala 'Desinteresse' und 'Befangenheit' statistisch bedeutsame Abweichungen von der Normalverteilung und der Varianzhomogenität. Die übrigen Beurteilungsskalen erfüllen die Voraussetzungen.
Wie Abbildung 4.38 zeigt, wurden Interview und Interviewerin entspannter ($F=21.20$, $p < 0.001$), spontaner ($F=53.40$, $p < 0.001$) und als weniger desinteressiert ($F=37.83$, $p < 0.001$) und befangen ($F=34.02$, $p < 0.001$) erlebt, wenn die Interviewerin durch ihr Verhalten im Interview ein hohes Ausmaß 'Psychischer Nähe' (HAPN) anstrebt (vgl. Tabelle A51 – A54). Diese Unterschiede bestätigen die Reziprozitätshypothese, nach der das persönliche, auf einen engen Gesprächskontakt hin ausgerichtete Verhalten der Interviewerin von ihren Interviewpartnerinnen durch positivere Einschätzungen (im Vergleich zur NAPN – Bedingung) honoriert wird.

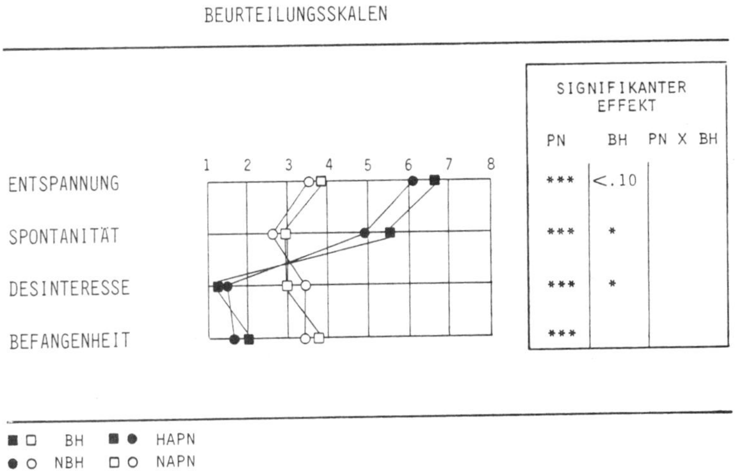

Tabelle 4.38: BEURTEILUNG DES INTERVIEWS UND DER INTERVIEWERIN

Mittelwerte der Beurteilungsskalen in Abhängigkeit von der 'Psychischen Nähe' des Interviews (HAPN, NAPN) und der 'Behinderung' der Interviewerin (BH, NBH). Ergebnisse der Varianzanalysen.

Die Beurteilung der 'Spontanität' und des 'Desinteresses' zeigten einen 'Sympathie-Effekt' der Behinderung. Das Interview und/oder die Person der behinderten Interviewerin wurde, unabhängig von ihrem persönlichen (HAPN) oder unpersönlichen (NAPN) Verhalten während des Gesprächs, als spontaner ($F=4.32$, $p < 0.05$) und weniger desinteressiert ($F=4.46$, $p < 0.05$) eingeschätzt als das Interview und/oder die Person der nichtbehinderten Interviewerin. Auf der Skala 'Entspannung' ergaben sich ebenfalls tendenziell günstigere Beurteilungen für die Interviewerin im Rollstuhl ($F=3.39$, $p < 0.10$).
Die Behinderung der Interviewerin hat keinen statistisch signifikanten Einfluß auf die Einschätzung der 'Befangenheit' ($F=1.74$, $p > 0.10$) durch die Interviewpartnerinnen. Im Kontrast zu den günstigeren Einschätzungen für die behinderte Interviewerin auf den ersten drei Skalen ('Entspannung', 'Spontanität', 'Desinteresse') weisen die (nicht signifikanten) Mittelwertsunterschiede auf der Skala 'Befangenheit' in die entgegengesetzte Richtung: Im Rollstuhl wurde die Interviewerin (und ihr Interview) befangener erlebt als in der Rolle der nichtbehinderten Interviewerin.

4.3.1.3. Unterscheidung der experimentellen Bedingungen durch das verbale Verhalten der Interviewpartnerinnen

In der vorausgegangenen univariaten Analyse wurde überprüft, ob sich die Einschätzungen des Interviews und der Interviewerin auf den einzelnen Beurteilungsskalen in Abhängigkeit von den experimentellen Bedingungen unterscheiden. Auf jeder der vier Beurteilungsskalen bewerteten die Vpn des HAPN-Interviews die Interviewerin und den Interviewverlauf günstiger als die Vpn des NAPN-Interviews. Unabhängig von der 'Psychischen Nähe' des Interviews wurde die behinderte Interviewerin (und ihr Interview) von den Interviewpartnerinnen als 'spontaner', weniger 'desinteressiert' und tendenziell 'entspannter' eingestuft als die nichtbehinderte Interviewerin. Aus diesen Ergebnissen wird deutlich, daß die experimentellen Bedingungen die verbalen Eindrucksurteile der Interviewpartnerinnen über das Interview und über die Interviewerin bedeutsam beeinflußten. Aufschlüsse darüber, ob und wie gut sich die vier experimentellen Gruppen durch die verbalen Einschätzungen der Interviewpartnerinnen unterscheiden lassen und in welchem Ausmaß die vier mit den Beurteilungsskalen erfaßten Bewertungsaspekte zur Diskrimination der Bedingungen beitragen, sollen die nachfolgend dargestellten Ergebnisse einer Diskriminanzanalyse geben.
Aus der zweifaktoriellen schrittweisen Diskriminanzanalyse der Analysestichprobe ($n=48$ Interviews der Form A) mit den Gruppierungsvariablen 'Psychische Nähe' des Interviews und 'Behinderung' der Interviewerin resultieren drei Diskriminanzfunktionen. Wie der Tabelle 4.39 zu entnehmen ist, liefert jedoch nur die erste Diskriminanzfunktion mit einem Anteil von 88.9% der Gesamtvarianz der Diskriminanzfunktionen einen statistisch bedeutsamen Beitrag zur

Trennung der experimentellen Gruppen, während die Diskrimination durch die Hinzunahme der zweiten und dritten Diskriminanzfunktion, mit zusammen nur 11.1% der Gesamtvarianz, nicht wesentlich verbessert wird.

FUNKTION	EIGENWERT	KANONISCHE KORRELATION	ERKLÄRTE VARIANZ	TRENNUNG MIT FUNKTION	WILKS' LAMBDA	CHI^2	DF	SIG
I	2.11	0.82	88.85%	I, II, III	0.25	59.4	12	0.0
II	0.18	0.39	7.75%	II, III	0.78	10.6	6	0.101
III	0.08	0.27	3.39%	III	0.93	3.3	2	0.189

	STANDARDISIERTER DISKRIMINANZKOEFFIZIENT		PROZENTUALES GEWICHT	
SKALA	FUNKTION I	FUNKTION II	FUNKTION I	FUNKTION II
ENTSPANNUNG	-0.1694	0.0495	10.1%	2.1%
SPONTANITÄT	0.8539	0.2481	50.9%	10.6%
DESINTERESSE	-0.1565	1.1742	9.3%	49.9%
BEFANGENHEIT	-0.4963	-0.8795	29.6%	37.4%

Tabelle 4.39: ERGEBNISSE DER DISKRIMINANZANALYSE

Zweifaktorielle schrittweise Diskriminanzanalyse mit den Gruppierungsvariablen 'Psychische Nähe' des Interviews und 'Behinderung' der Interviewerin (Erläuterungen im Text)

Zweifaktorielle schrittweise Diskriminanzanalyse mit den Gruppierungsvariablen 'Psychische Nähe' des Interviews und 'Behinderung' der Interviewerin (Erläuterungen im Text)

Die erste Diskriminanzfunktion, auf die 78.1% der Varianz der Gruppierungsvariablen entfällt, ist durch die Pole 'Spontanität' (0.85) und 'Befangenheit' (−0.5) gekennzeichnet. Diese beiden Beurteilungsskalen erklären 80.5% der Varianz der ersten Diskriminanzfunktion. Die Funktion trennt HAPN-Interviews ($\bar{x}$ (HAPN/BH) = 1.53; $\bar{x}$ (HAPN/NBH) = 1.25) von NAPN-Interviews ($\bar{x}$ (NAPN/BH) = −0.59; $\bar{x}$ (NAPN/NBH) = −1.16). Die Dimension 'Spontanität' versus 'Befangenheit' differenziert somit entscheidend die Einschätzungen des HAPN-Interviews von denen des NAPN-Interviews: Der (verbal erfaßte) Eindruck der Vpn vom HAPN-Interview läßt sich durch eine größere wahrgenommene 'Spontanität' und eine geringere 'Befangenheit' von dem Eindruck der Vpn des NAPN-Interviews unterscheiden.

Die zweite Diskriminanzfunktion, die mit 15.6% einen geringeren Varianzanteil der Gruppierungsvariablen umfaßt, wird vornehmlich durch die Skala 'Desintersse' (1.17) bestimmt, auf die fast die Hälfte der Gesamtvarianz dieser Funktion (49.9%) entfällt. Der Gegenpol der Dimension wird durch die Skala 'Befangenheit' (−0.88) markiert, die etwa ein Drittel (37.4%) der Varianz dieser Funktion aufklärt (vgl. Tabelle 4.39). Auf dieser Diskriminanzfunktion unterscheiden sich die Interviews der behinderten Interviewerin ($\bar{x}$ (BH/HAPN) = −0.30; $\bar{x}$ (BH/NAPN) = −O.49) von den Interviews der nichtbehinderten Interviewerin ($\bar{x}$ (NBH/HAPN) = 0.25; $\bar{x}$ (NBH/NAPN) = 0.54). Mit der Skala 'Desinteresse' ('spröde', 'farblos', 'einfallslos'...) und in einem geringeren Maße mit der Skala 'Befangenheit' ('zaghaft', 'zaudernd', 'scheu'...) werden also die Beurteilungsaspekte erfaßt, die am besten zwischen den Einschätzungen der behinderten und der nichtbehinderten Interviewerin differenzieren: Im Kontrast zu ihren Eindrucksurteilen über die nichtbehinderte Interviewerin erlebten die Interviewpartnerinnen die behinderte Interviewerin stärker engagiert und interessiert (Skala 'Desinteresse'), gleichzeitig aber befangener und unsicherer in ihrem Auftreten (Skala 'Befangenheit'). Auffallend ist, daß zur Differenzierung der Eindrucksurteile in Abhängigkeit von der 'Behinderung' der Interviewerin gerade die Beurteilungsskalen maßgeblich beitragen, in denen ausschließlich Adjektivskalen mit negativer Konotation zusammengefaßt sind.
Für die Trennung der HAPN− und NAPN−Interviews durch die Eindrucksurteile der Interviewerin ist demnach die Dimension 'Spontanität' (HAPN) versus 'Befangenheit' (NAPN) maßgeblich, für die bestmögliche Trennung der Interviews der behinderten von den Interviews der nichtbehinderten Interviewerin wurde die Dimension 'Befangenheit' (BH) versus 'Desinteresse' (NBH) extrahiert. Wie gut die Zuordnung der Interviews zu den vier experimentellen Gruppen durch die beiden Diskriminanzfunktionen gelingt, ist der Klassifikationsmatrix in Tabelle 4.40 zu entnehmen. Insgesamt konnten in der Analysestichprobe, die zur Berechnung der Diskriminanzfunktionen herangezogen wurde, 54.2% der Interviews, und in der Klassifikationsstichprobe 37.5% der Interviews den vier experimentellen Bedingungen richtig zugeordnet werden (bei 6.25% zufällig zu erwartender Treffer). Wie aufgrund der unterschiedlichen Gewichtung der beiden Diskriminanzfaktoren zu erwarten war, zeigt auch die Zuordnungsmatrix, daß die 'Psychische Nähe' der Interviews durch die Beurteilungsskalen besser prognostiziert wird (89.6% in der Analyse− und 75.0% in der Klassifikationsstichprobe) als die 'Behinderung' der Interviewerin (62.5% bzw. 54.0%).
Insgesamt differenzieren die Eindrucksurteile der Interviewpartnerinnen deutlich zwischen HAPN− und NAPN−Interviews. In den Interviews, in denen die Interviewerin ein hohes Ausmaß 'Psychischer Nähe' (HAPN) anstrebte, wurde sie von ihren Interviewpartnerinnen spontaner/emotionaler und weniger befangen erlebt als in den Interviews, in denen sie in ihrem Verhalten kein Bemühen um einen persönlichen Kontakt erkennen ließ (NAPN).

			VORHERGESAGTE GRUPPENZUGEHÖRIGKEIT				
			HAPN		NAPN		
			BH	NBH	BH	NBH	
HAPN	BH	ANALYSE-STICHPROBE	8 (66.7%)	4 (33.3%)			12 (100%)
		KLASSIFIKATIONS-STICHPROBE	6 (50.0%)	2 (16.7)	4 (33.3%)		12 (100%)
	NBH	ANALYSE-STICHPROBE	5 (41.7%)	5 (41.7)		2 (16.7%)	12 (100%)
		KLASSIFIKATIONS-STICHPROBE	7 (58.3)	4 (33.3%)	1 (8.3%)		12 (100%)
NAPN	BH	ANALYSE-STICHPROBE	1 (8.3%)	1(8.3%)	7 (58.3%)	3 (25.0%)	12 (100%)
		KLASSIFIKATIONS-STICHPROBE	1 (8.3%)	3 (15.0%)	5 (41.7%)	3 (25.0%)	12 (100%)
	NBH	ANALYSE-STICHPROBE		1 (8.3%)	5 (41.7%)	6 (50.0%)	12 (100%)
		KLASSIFIKATIONS-STICHPROBE		3 (25.0%)	6 (50.0%)	3 (25.0%)	12 (100%)

Tabelle 4.40: KLASSIFIKATIONSMATRIX
Vorhersage der experimentellen Bedingungen aufgrund des verbalen Verhaltens der Vpn.

In einem geringeren Maße differenzieren die Einschätzungen der Vpn zwischen den Interviews der behinderten und denen der nichtbehinderten Interviewerin. Die im Vergleich zur 'Psychischen Nähe'-Bedingung geringere Trennbarkeit der Interviews in Abhängigkeit von der 'Behinderung' der Interviewerin (vgl. auch 4.2.8.) kann zum Teil darauf zurückgeführt werden, daß nicht, wie im Falle der 'Psychischen Nähe', die Eindrucksurteile verschiedener Vpn-Gruppen (HAPN/NAPN) verglichen werden, sondern die Beurteilungen einer Vpn-Grupe unter zwei Bedingungen (BH/NBH) getrennt werden müssen.

Den größten Beitrag zur Unterscheidung der Interviews der behinderten von denen der nichtbehinderten Interviewerin liefert der Beurteilunsaspekt, der mit der Skala 'Desinteresse' erfaßt wird. Zusätzlich trägt die Skala 'Befangenheit' zur Trennung bei. Im Rollstuhl wurde der Interviewerin ein stärkeres Engagement und eine größere Gesprächsbereitschaft (bzw. ein geringeres 'Desinteresse') sowie ein weniger sicheres Auftreten (Skala 'Befangenheit') zugeschrieben als in der Rolle der nichtbehinderten Interviewerin. Nach diesem Ergebnis zerfällt die Skala 'Befangenheit' in zwei Varianzanteile: Ein Teil der Varianz der Skala trennt HAPN- von NAPN-Interviews, der zweite Varianzanteil trägt zur Trennung der Eindrucksurteile in Abhängigkeit von der 'Behinderung' der Interviewerin bei.

4.3.1.4. Zusammenfassung

Das Interview und die Person der Interviewerin, deren Verhalten im Interview auf ein hohes Ausmaß 'Psychischer Nähe' (HAPN) ausgerichtet war, wurde von ihren Interviewpartnerinnen durchgängig positiver beurteilt als das Interview und die Interviewerin, die sich im Interview bestrebt zeigte, ein niedriges Ausmaß 'Psychischer Nähe' (NAPN) beizubehalten. Die deutlichen Bewertungsunterschiede zugunsten des HAPN-Interviews und der HAPN-Interviewerin entsprechen der Reziprozitätsannahme: Die in ihrem Interaktionsverhalten gezeigte positiv zugewandte Haltung der HAPN-Interviewerin wurde von den Interviewpartnerinnen erwidert, indem sie in den verbalen Bewertungen eine (im Vergleich zur NAPN-Bedingung) positivere Wertschätzung für das HAPN-Interview und die HAPN-Interviewerin bekundeten.
Die 'Stigma-Nähe'-Hypothese konnte durch die Analyse der Beurteilungen des Interviews und der Interviewerin nicht bestätigt werden. Unabhängig von der 'Psychischen Nähe' des Interviews zeigte sich jedoch ein Einfluß der Behinderung der Interviewerin auf die Eindrucksurteile der Interviewpartnerinnen: Im Rollstuhl wurde die Interviewerin (und ihr Interview) von den Vpn 'spontaner', als weniger 'desinteressiert' und tendenziell 'entspannter' erlebt als in der Rolle der nichtbehinderten Interviewerin. Im Gegensatz zur

Annahme der 'Stigma–Nähe'–Hypothese trat der 'Sympathie–Effekt' der Behinderung jedoch nicht nur nach einem persönlichen (HAPN–) Interview, sondern auch nach einem unpersönlichen (NAPN–) Interview auf.

Die Bedeutsamkeit des affiliativen Verhaltens der Interviewerin für die verbalen Einschätzungen der Interviewpartnerinnen wird durch die Ergebnisse der Diskriminanzanalyse weiter hervorgehoben. Die Eindrucksurteile der Vpn über das Interview und die Interviewerin differenzieren zuverlässig zwischen HAPN– und NAPN–Interviews. Der Eindruck einer größeren Spontanität und Emotionalität und einer geringeren Befangenheit und Unsicherheit unterscheidet die Einschätzungen der Vpn der HAPN–Interviews von den Beurteilungen der Vpn der NAPN–Interviews. Weniger deutlich differenzieren die Beurteilungsskalen zwischen den Interviews der behinderten und der nichtbehinderten Interviewerin. Die bestmögliche Unterscheidung der Interviews in Abhängigkeit von der 'Behinderung' der Interviewerin gelingt auf der Dimension 'Desinteresse' vs 'Befangenheit'. In Abgrenzung von ihrer Einschätzung der nichtbehinderten Interviewerin sahen die Vpn bei der behinderten Interviewerin ein größeres Interesse und Engagement verbunden mit einer stärkeren Befangenheit und einem unsichererem Auftreten.
Neben den über die Adjektivskalen erfaßten Beurteilungen des Interviews und der Interviewerin wurden die Antwortdauer (vgl. 4.2.1.) und die Rückmeldungsdauer (vgl. 4.2.7.) als überwiegend intentionale Verhaltensvariablen angesehen. In Tabelle 4.41 sind die Interkorrelationen zwischen den Variablen aufgeführt, von denen angenommen wurde, daß sie überwiegend intentionale Verhaltensaspekte erfassen.
Ein Blick auf die Interkorrelationsmatrix zeigt, daß zwischen den verbalen Eindrucksurteilen und den paraverbalen Verhaltensvariablen (Antwort– und Rückmeldungsdauer) kein oder nur ein geringer Zusammenhang besteht. Lediglich zwischen der Antwortdauer und den verbalen Einschätzungen des Interviews und der Interviewerin zeigt sich ein konsistenter, jedoch schwacher Zusammenhang, wenn die Gesamtanzahl der Interviews zugrunde gelegt wird. Die paraverbalen Verhaltensvariablen (Dauer der Antwort und Dauer der Rückmeldung) korrelieren ebenfalls nur schwach untereinander. Der fehlende oder geringe Zusammenhang zwischen den intentionalen Verhaltensvariablen läßt vermuten, daß der Antwort– und Rückmeldungsdauer der Vpn andere Einflußfaktoren zugrunde liegen als ihren verbalisierten Eindrucksurteilen über das Interview und über die Interviewerin.

	SPRECHZEIT DER VP (SPV)	DAUER DER RÜCKMELDUNG (RM)	BEURTEILUNGSSKALEN: ENTSPANNUNG (ENT)	SPONTANITÄT (SPN)	DESINTERESSE (DES)	BEFANGENHEIT (BEF)
SPV	-	.32 ** .29 .29	.36 *** .43 ** .06	.36 *** .28 .14	-.29 ** -.26 -.11	-.21 * -.13 .01
RM		-	.09 -.08 -.11	.01 .11 -.29	-.19 .08 -.19	-.18 -.24 .01
ENT			-	.61 *** .51 *** .38 *	-.65 *** -.28 -.60 ***	-.52 *** -.09 -.54 ***
SPN				-	-.59 *** -.38 * -.28	-.39 *** -.26 -.21
DES					-	.66 *** .21 .54 ***
BEF						-

Tabelle 4.41: INTERKORRELATIONEN DER INTENTIONALEN VERHALTENSVARIABLEN

Produkt–Moment–Korrelationen zwischen den Beurteilungsskalen, der Antwortdauer und der Rückmeldungsdauer. Erste Zeile: für die Gesamtzahl der Interviews (n=96); zweite Zeile: für HAPN–Interviews (n=48); dritte Zeile: für NAPN–Interviews (n=48)

4.3.2. Kontrolle der experimentellen Manipulation der 'Psychischen Nähe'

Die 'Stigma–Nähe'–Hypothese postuliert eine negative Akzentuierung des nonverbalen (nicht–intentionalen) und eine positive Akzentuierung des verbalen (intentionalen) Verhaltens Nichtbehinderter gegenüber einem behinderten Gesprächspartner, der in der Interaktion einen engen persönlichen Kontakt zum Gegenüber anstrebt. Zur Überprüfung dieser Hypothese wurden Interaktionen zwischen nichtbehinderten Vpn und konföderierten Interviewerinnen untersucht, deren Verhalten für die Interviewpartnerinnen erkennbar darauf ausgerichtet sein sollte, entweder einen engen persönlichen Gesprächskontakt herzustellen (HAPN) oder einen unverbindlich–unpersönlichen Kontakt aufrechtzuerhalten (NAPN). Mit der Themenwahliste (4.4.2.1.) und den Kontrollskalen (4.4.2.2.) wurde überprüft, ob die Vpn im Verhalten der Interviewerin tatsächlich ihr Bemühen um ein persönliches oder unpersönliches Gespräch erkannten. Die

Wirksamkeit der Operationalisierung eines hohen oder niedrigen Ausmaßes 'Psychischer Nähe' durch das verbale und nonverbale Verhalten der Interviewerin (vgl. 3.3.2.) sollte sich in der Gesprächsbereitschaft und Aufgeschlossenheit sowie in entsprechenden Attributionen der Interviewpartnerinnen zeigen.

4.3.2.1. Ergebnisse der Themenwahlliste

Der Konzeption der Themenwahlliste (TWL; vgl. 3.4.2.2.) liegt die Annahme zugrunde, daß ein auf einen engen persönlichen Kontakt hin ausgerichtetes Interaktionsverhalten der Interviewerin die allgemeine Gesprächsbereitschaft der Interviewpartnerinnen fördert und es ihnen erleichtert, sich mit der Interviewerin über private oder allgemeine Gesprächsthemen zu unterhalten. Dementsprechend ist zu erwarten, daß sich die Interviewpartnerinnen nach einem persönlich geführten (HAPN–) Interview eher bereit zeigen, mit der Interviewerin über die in der Themenwahlliste aufgeführten Gesprächsthemen zu sprechen als nach einem unpersönlich geführten (NAPN–) Interview.

Mit der Vorgabe der 'kritischen Themen' (KT) wurde (mehr in explorativer Absicht) überprüft, ob die Körperbehinderung der Interviewerin die Bereitschaft der Interviewpartnerinnen vermindert, über 'behinderungs–sensible' Gesprächsthemen zu sprechen. Angenommen wurde, daß ein Gespräch über 'die Möglichkeiten der sportlichen Betätigung an der Uni' und über 'die Möglichkeiten, mich sozial zu engagieren (z.B. für Ausländer oder andere Problemgruppen)' die Vorstellung und Befürchtung Nichtbehinderter auslöst, die Körperbehinderung des Interaktionspartners gesprächsweise zu tangieren. Das Bestreben, eine offene Thematisierung der Behinderung des Gegenübers zu vermeiden (vgl. 'soziale Irrelevanzregel', vgl. 2.1.2.) sollte in einer geringeren Bereitschaft der Interviewpartnerinnen zum Ausdruck kommen, sich mit der behinderten Interviewerin über die 'kritischen Themen' zu unterhalten.

Da die Themenwahlliste (TWL) den Interviewpartnerinnen nur jeweils nach dem ersten ihrer beiden Interviews vorgelegt wurde, standen zur Auswertung die Angaben der 48 Vpn (bei insgesamt 96 Interviews) auf den 16 vierstufigen Einzelskalen der Themenwahlliste zur Verfügung. Die Abbildung 4.42 veranschaulicht die Mittelwerte für persönliche (PS) und unpersönliche Gesprächsthemen (UPS) in Abhängigkeit von der 'Psychischen Nähe' (HAPN, NAPN) und der 'Behinderung' der Interviewerin (BH, NBH).

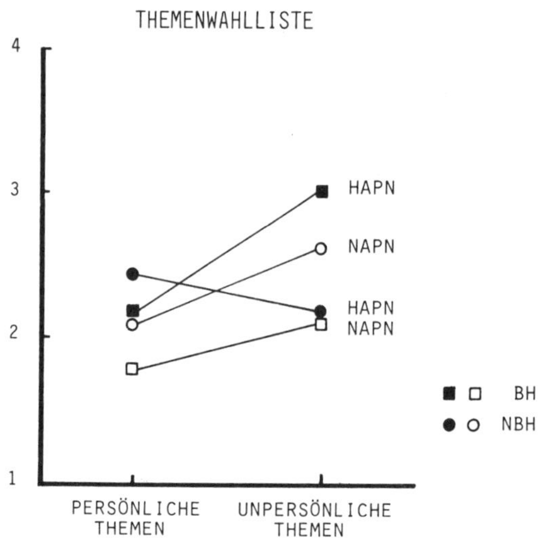

Abbildung 4.42: THEMENWAHLLISTE (TWL)

Attraktivität persönlicher und unpersönlicher Gesprächsthemen in Abhängigkeit von der 'Psychischen Nähe' des Interviews (HAPN, NAPN) und der 'Behinderung' der Interviewerin (BH, NBH).

Die 2 x 2 x 2 Varianzanalyse des Summenscores mit den Faktoren 'Psychische Nähe' des Interviews (PN), 'Behinderung' der Interviewerin (BH) und dem Meßwiederholungsfaktor 'Intimität' des Gesprächsthemas (IN) zeigt einen signifikanten Haupteffekt der 'Psychischen Nähe' ($F=9.35$, $p < 0.01$). Nach einem persönlichen Interview (HAPN) waren die Interviewpartnerinnen eher bereit, sich mit der Interviewerin über die Themen zu unterhalten ($\bar{x}=2.54$) als nach einem unpersönlichen Interview ($\bar{x}=2.21$), wobei insgesamt die sieben unpersönlichen Gesprächsthemen ($\bar{x}=2.51$) attraktiver waren ($F=5.37$, $p < 0.05$) als die sieben intimeren Gesprächsthemen ($\bar{x}=2.24$). Interviewpartnerinnen, die zuvor von der nichtbehinderten Interviewerin in persönlicher Form interviewt wurden, bevorzugten dagegen die persönlichen Gesprächsthemen ($\bar{x}=2.64$) gegenüber den unpersönlichen Themen ($\bar{x}=2.17$), wie die signifikante dreifache Wechselwirkung zwischen der 'Psychischen Nähe', der 'Behinderung' und der 'Intimität' der Gesprächsthemen (PN x BH x IN: $F=9.80$, $p < 0.05$) vermuten läßt.

Tabelle 4.43 zeigt graphisch die Mittelwerte und tabellarisch die Ergebnisse der 2 x 2 Varianzanalysen für die 16 Einzelthemen der Themenwahlliste. Die Einzelergebnisse sind im Anhang in Tabelle A57 zu finden. Der nach der

	GESPRÄCHSTHEMA	PN	BH	PN x BH
1	ÜBER MEINE SCHWIERIGKEITEN, MICH IN GROßEREN GRUPPEN (SEMINAREN, VORLESUNGEN) ZU ÄUßERN (PS)	*	*	
4	ÜBER MEINE SCHWIERIGKEITEN, AN DER UNI KONTAKTE ZU FINDEN (PS)	**		
5	ÜBER MEINE ARBEITS- UND KONZENTRATIONSSCHWIERIGKEITEN (PS)	*	*	
7	ÜBER MEINE SCHWIERIGKEITEN IM UMGANG MIT HOCHSCHULLEHRERN UND DOZENTEN (PS)			
10	ÜBER MEINE BEZIEHUNG ZU MEINEN ELTERN (PS)	*		
2	ÜBER MEINE PROBLEME IN MEINER PARTNERBEZIEHUNG (PS)			
9	ÜBER MEINE SEXUELLEN PROBLEME (PS)			
12	ÜBER FRAGEN DER ORGANISATION UND PLANUNG MEINES STUDIUMS (UPS)			***
16	ÜBER MEINE HOBBIES UND FREIZEITAKTIVITÄTEN (UPS)	<.10		
3	ÜBER EINE SINNVOLLE FREIZEITGESTALTUNG (UPS)			*
8	ÜBER DIE ZUNEHMENDE VERSCHLECHTERUNG DER SOZIALEN LAGE DER STUDENTEN (UPS)			***
15	ÜBER DIE POLITISCHEN ZIELE UND VORSTELLUNGEN VON HOCHSCHULGRUPPEN (UPS)			*
6	ÜBER DIE STRUKTUR UND FUNKTIONSWEISE DER UNIVERSITÄT (UPS)			*
14	ÜBER DIE GESCHICHTE UND DEN AUFBAU DER UNIVERSITÄT BIELEFELD (UPS)			**
11	ÜBER MÖGLICHKEITEN DER SPORTLICHEN BETÄTIGUNG AN DER UNI (KT)			
13	ÜBER MÖGLICHKEITEN, MICH SOZIAL ZU ENGAGIEREN (Z.B. FÜR AUSLÄNDER ODER ANDERE PROBLEMGRUPPEN) (KT)			

SKALA

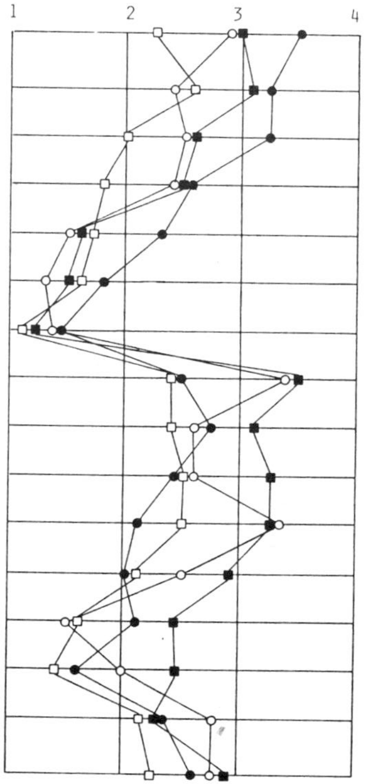

SIGNIFIKANTER EFFEKT: PN, BH, PN x BH

■ □ BH
● ○ NBH

■ ● HAPN
□ ○ NAPN

Tabelle 4.43: THEMENWAHLLISTE (TWL)

Erwünschtheit der Gesprächsthemen in Abhängigkeit von der 'Psychischen Nähe' des Interviews (HAPN,NAPN) und der 'Behinderung' der Interviewerin (BH,NBH). Ergebnisse der Varianzanalysen.

Reziprozitätshypothese erwartete Unterschied in Abhängigkeit von der 'Psychischen Nähe' des Interviews konnte für vier der persönlichen Gesprächsthemen statistisch abgesichert werden. Nach einem persönlichen (HAPN−) Interview waren die Interviewpartnerinnen eher bereit, mit der Interviewerin über 'meine Schwierigkeiten, mich in größeren Gruppen zu äußern' ($F=6.64$, $p < 0.05$), über 'meine Schwierigkeiten, an der Uni Kontakte zu finden' ($F=7.95$, $p < 0.01$), über 'meine Arbeits− und Konzentrationsschwierigkeiten' ($F=4.96$, $p < 0.05$) und über 'meine Beziehung zu meinen Eltern' ($F=5.24$, $p < 0.05$) zu sprechen als nach einem unpersönlichen (NAPN−) Interview. Die größere Attraktivität dieser vergleichsweise intimen Gesprächsthemen für die Vpn nach einem HAPN−Interview (im Vergleich zur NAPN−Bedingung) spricht dafür, daß die von der Interviewerin angebotene 'Psychische Nähe' von den Interviewpartnerinnen angenommen wurde.

Bei zwei der persönlichen Gesprächsthemen ergab sich ein statistisch bedeutsamer Zusammenhang mit der 'Behinderung' der Interviewerin. Ein Gespräch über 'meine Schwierigkeiten, mich in größeren Gruppen zu äußern' ($F=6.64$, $p < 0.05$) und über 'meine Arbeits− und Konzentrationsschwierigkeiten' ($F=4.96$, $p < 0.05$) wurde von den Vpn stärker abgelehnt, wenn die Interviewerin im Rollstuhl saß. Bei sechs der unpersönlichen Gesprächsthemen zeigte sich eine signifikante Wechselwirkung zwischen der 'Psychischen Nähe' und der 'Behinderung'. Wie Abbildung 4.43 verdeutlicht, wurden nach einem persönlichen Interview mit der behinderten Interviewerin unpersönliche Gesprächsthemen bevorzugt.

Die Vermutung, daß die 'kritischen' Gesprächsthemen (KT) vermehrt abgelehnt werden, wenn die Interviewerin behindert ist, kann durch die Ergebnisse nicht bestätigt werden. Weder die 'Behinderung' der Interviewerin noch die 'Psychische Nähe' des vorausgegangenen Interviews haben einen statistisch bedeutsamen Einfluß auf die Attraktivität der kritischen Themen.

4.3.2.2. Ergebnisse der Kontrollskalen

Mit den Kontrollskalen (im Anhang auf S.18–20) wurden die Interviewpartnerinnen nach dem Interview in direkter Weise über das Verhalten und die Intention der Interviewerin sowie über ihre eigenen Reaktionen während des Interviews und auf die Interviewerin befragt (vgl. 3.4.2.3.). Die Skalen 'Wahrgenommene Psychische Nähe' (WPN) und 'Wahrgenommene Psychische Distanz' (WPD) beinhalten Aussagen, die die Intention eines Interaktionspartners beschreiben, einen engen–persönlichen (WPN) bzw. einen unverbindlich–unpersönlichen Gesprächskontakt (WPD) herzustellen. Mit diesen Skalen sollte überprüft werden, inwieweit die Interviewpartnerinnen das Interviewverhalten im Sinne der 'Psychischen Nähe' attribuieren und im Verhalten der Interviewerin tatsächlich ihr Bemühen um einen engen oder unverbindlichen Gesprächskontakt erkennen. Mit der Skala 'Emotionale Beteiligung' (EBT) wurde zusätzlich das Ausmaß der erlebten Involviertheit während des Interviews und mit der Skala 'Angestrebte Psychische Nähe' (APN) der Wunsch nach einem persönlichen Kontakt mit der Interviewerin erfaßt.

Die 2 x 2 Varianzanalyse zeigt für jede der vier Kontrollskalen den erwarteten Einfluß der 'Psychischen Nähe' des Interviews. Die Interviewpartnerinnen des persönlich geführten (HAPN–) Interviews nahmen im Verhalten der Interviewerin eine größere 'Psychische Nähe' (WPN: $F=15.04$, $p < 0.001$) und eine geringere 'Psychische Distanz' (WPD: $F=24.85$, $p < 0.001$) wahr und zeigten eine erhöhte 'Emotionale Beteiligung' (EBT: $F=38.52$, $p < 0.001$) und einen stärkeren Kontaktwunsch (APN: $F=28.01$, $p < 0.001$) als die Interviewpartnerinnen des unpersönlichen (NAPN–) Interviews (vgl. Abbildung 4.44). Signifikante Unterschiede in Abhängigkeit von der Behinderung der Interviewerin ergaben sich nur für die Skala 'Wahrgenommene Psychische Distanz' ($F=5.14$, $p < 0.05$): Die Interviewpartnerinnen erlebten die Rollstuhlfahrerin distanzierter ($\bar{x}=54.5$) als die nichtbehinderte Interviewerin ($\bar{x}=51.1$). Da die Vpn zusätzlich ein 'ideales Gespräch mit einem/einer Bekannten' auf den Kontrollskalen einschätzten, war es möglich, mit der Differenz zwischen den Beurteilungen des Interviews und den Einschätzungen eines 'idealen Gesprächs bzw. eines idealen Gesprächspartners' ein Maß für die Annäherung des Interviews an die 'Idealvorstellungen' der Interviewpartnerinnen zu berechnen. Die Varianzanalysen der Differenzwerte bestätigen die vorausgegangenen Ergebnisse. Für die Interviewpartnerinnen des persönlichen (HAPN–) Interviews war die Diskrepanz zum idealen Gespräch auf allen vier Kontrollskalen signifikant geringer (WPN: $F=50.58$, $p < 0.001$; APN: $F=44.20$, $p < 0.001$; EBT: $F=24.29$, $p < 0.01$; WPD: $F=46.38$, $p < 0.001$) als für die Vpn der unpersönlich geführten (NAPN–) Interviews. Diese deutlichen Unterschiede lassen darauf schließen, daß das Verhalten der Interviewerin im Interview mit hohem Ausmaß 'Psychischer Nähe' (HAPN) eher den Vorstellungen der Interviewpartnerinnen von einem 'Idealen Gesprächspartner' entsprach als das Interviewverhalten im Interview mit niedrigem Ausmaß 'Psychischer Nähe' (NAPN).

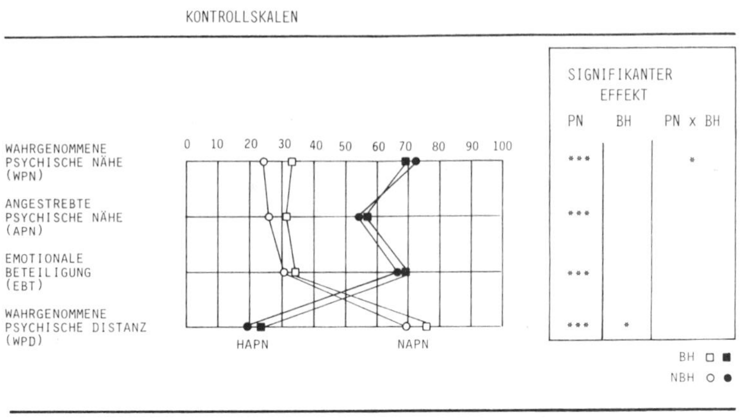

Abbildung 4.44: KONTROLLSKALEN

Mittelwerte der Kontrollskalen (WPN, APN, EBT, WPD) in Abhängigkeit von der 'Psychischen Nähe' des Interviews (HAPN, NAPN) und der 'Behinderung' der Interviewerin (BH, NBH). Ergebnisse der Varianzanalysen.

4.3.2.3. Zusammenfassung

Wie mit der Operationalisierung der 'Psychischen Nähe' beabsichtigt, förderte das Verhalten der konföderierten Interviewerin im HAPN–Interview die verbal bekundete Bereitschaft, sich mit der Interviewerin über private wie auch über allgemeine Gesprächsthemen zu unterhalten. Die im Vergleich zur NAPN–Bedingung größere Aufgeschlossenheit der Vpn nach einem HAPN–Interview für weitere Gespräche mit der Interviewerin zeigt, daß das HAPN–Verhalten der Interviewerin es ihren Partnerinnen leichter erscheinen ließ, mit ihr ein Gespräch, besonders mit privater Thematik, zu führen. Ein Hinweis auf die Wirksamkeit der Operationalisierung der 'Psychischen Nähe' ist darin zu sehen, daß das HAPN–Verhalten der Interviewerinnen (im Vergleich zum NAPN–Verhalten) von den Vpn insgesamt als förderlicher für Gespräche über private und allgemeine Themen erlebt wurde. Die Unterschiede in der Aufgeschlossenheit der Vpn nach einem HAPN– und NAPN–Interview entsprechen der Intention der Interviewerin, die den Interviewpartnerinnen durch das weitgehend standardisierte Verhalten der konföderierten Interviewerinnen vermittelt werden sollte.
Die Analyse der Einzelthemen der Themenwahlliste läßt vermuten, daß die Bereitschaft für Gespräche mit der behinderten Interviewerin (im Vergleich zur

nichtbehinderten Interviewerin) über persönliche Themen geringer war und über unpersönliche Themen größer war, wenn ein persönliches (HAPN–) Interview vorausgegangen war. Möglicherweise bevorzugten die Interviewpartnerinnen verstärkt unpersönliche Themen, um das Bemühen der behinderten Interviewerin um einen persönlichen Kontakt zu honorieren, ohne dabei intime Themen zu wählen.
Die Variation des Interviewverhaltens im Rahmen der Operationalisierung der 'Psychischen Nähe' korrespondiert mit entsprechenden Attributionen der Interviewpartnerinnen. Die Ergebnisse der Kontrollskalen weisen darauf hin, daß die Vpn bei der HAPN–Interviewerin deutlicher die Intention wahrnahmen, einen engen Kontakt herzustellen bzw. die Distanz zwischen den Interaktionspartnern zu vermindern. Die signifikanten Unterschiede in der Beantwortung der direkten Fragen nach dem Verhalten und der vermuteten Intention der Interviewerin belegen, daß das Interaktionsverhalten der konföderierten Interviewerinnen im HAPN– und NAPN–Interview von ihren Partnerinnen tatsächlich im Sinne des Bemühens um 'Psychische Nähe' wahrgenommen wurde: Der Interviewerin wurde unter HAPN–Bedingungen stärker als unter NAPN–Bedingungen die Motivation zugeschrieben, den Austausch persönlich–emotionaler Informationen im Interview zu fördern.

4.4. Der Zusammenhang zwischen dem verbalen und nonverbalen Verhalten

Bisher wurden die verbalen und nonverbalen Verhaltensvariablen separat analysiert. Dabei wurden die Effekte der experimentellen Bedingungen auf die verbalen und nonverbalen Verhaltensaspekte der Vpn untersucht. Im Mittelpunkt des folgenden Kapitels steht der Zusammenhang zwischen den verbalen und nonverbalen Verhaltensaspekten, die im Rahmen dieser Untersuchung erhoben wurden.
Insbesondere stellt sich die Frage nach dem Einfluß der experimentellen Bedingungen auf die Stärke des Zusammenhanges zwischen dem verbalen und nonverbalen Verhalten der Interviewpartnerinnen. Im Unterschied zu den vorausgegangenen Auswertungsschritten werden mit den im folgenden dargestellten Analysen allerdings keine Hypothesen überprüft; vielmehr soll im Rahmen einer explorativen Datenauswertung nach weiteren Anhaltspunkten für den Einfluß der Behinderung auf das Interaktionsverhalten Nichtbehinderter gefahndet werden.

Die bisherigen Analysen ergaben einen positiven Effekt der Behinderung der Interviewerin auf die erhobenen verbalen Verhaltensaspekte und einen negativen Effekt auf einige der erfaßten nonverbalen Verhaltensaspekte der Interviewpartnerinnen, sofern dem verbalen und dem nonverbalen Verhalten ein gemeinsames, hypothetisches Zuwendungs–Abwendungs–Kontinuum zugrunde gelegt wird. Mit Blick auf die bisherigen Ergebnisse ist zu vermuten, daß durch die gegensätzliche Niveauverschiebung der verbalen und nonverbalen Verhaltensaspekte durch die Behinderung der Interviewerin auch der Zusammenhang zwischen beiden Verhaltensmodalitäten verändert wird. Unter diesem Gesichtspunkt ist möglicherweise mit einem Einfluß der Behinderung auf die Enge des Zusammenhanges zwischen dem verbalen und nonverbalen Verhalten der Interviewpartnerinnen zu rechnen.

Statistisches Verfahren. Die bivariaten Korrelationen zwischen den einzelnen verbalen und nonverbalen Verhaltensvariablen (vgl. Tabelle A58) vermitteln kein zutreffendes Bild über den Zusammenhang zwischen dem verbalen und nonverbalen Verhalten der Vpn, da sowohl die verbalen wie auch die nonverbalen Variablen untereinander korrelieren, so daß eine Abschätzung des Gesamtzusammenhanges zwischen diesen beiden Variablensätzen über die Kovarianzen der Einzelvariablen nicht möglich ist. Darüber hinaus verhindert allein der Umfang der Interkorrelationsmatrix eine zufriedenstellende Interpretation.

Um die Stärke des Zusammenhanges zwischen dem verbalen und nonverbalen Verhalten durch einige wenige Maße zu quantifizieren und zwischen den experimentellen Bedingungen zu vergleichen, wurden kanonische Korrelationen zwischen den verbalen und nonverbalen Verhaltensvariablen berechnet. Die kanonische Korrelationsanalyse ermittelt innerhalb zweier Variablensätze (in diesem Fall die verbalen und nonverbalen Variablen) sukzessiv Linearkombinationen der Variablen (kanonische Faktoren), die miteinander maximal korrelieren (kanonische Korrelationen). Die nach der Extraktion des ersten Faktorpaares noch verbleibende Kovarianz der Variablensätze wird durch die nachfolgend extrahierten Faktorpaare aufgeklärt.

Die Korrelationen zwischen den kanonischen Faktoren sind ein Maß für die Kovarianz beider Variablensätze und können somit Aufschlüsse über die Stärke des Gesamtzusammenhanges zwischen dem verbalen und nonverbalen Verhalten der Vpn in den vier experimentellen Bedingungskombinationen geben.

Ergebnisse. Für jede der vier experimentellen Gruppen (PN/BH–Kombinationen) wurde eine kanonische Korrelationsanalyse mit den nonverbalen Verhaltensvariablen, die während des Interviews erhoben wurden (mit Ausnahme der Sprechzeit,die als intentionale Verhaltensvariable eingestuft wurde) und den vier Beurteilungsskalen durchgeführt (Programm: BMDP–P6M). Aus den beiden Variablensätzen wurden vier kanonische Faktorpaare extrahiert, deren Korrelationen den Gesamtzusammenhang zwischen den beiden Variablensätzen für jede der vier experimentellen Gruppen widergeben.

Für die 24 Vpn, die von einer nichtbehinderten Interviewerin unter HAPN–Bedingungen interviewt wurden (HAPN/NBH) ergibt sich ein auf dem 5%–Niveau signifikanter Zusammenhang zwischen den durch die vier kanonischen Faktoren repräsentierten verbalen und nonverbalen Verhaltensvariablen ($\chi^2 = 85.86$, $df = 64$, $p < 0.05$). Für die Aufklärung des Zusammenhanges zwischen dem verbalen und nonverbalen Verhalten der Vpn der HAPN/NBH–Bedingung ist nur der erste kanonische Faktor (Eigenwert = 0.915) statistisch signifikant, während die nach der Extraktion des ersten

kanonischen Faktors verbleibende Kovarianz zwischen den Variablensätzen nicht mehr bedeutsam ist.
Der Zusammenhang zwischen dem verbalen und nonverbalen Verhalten der HAPN/BH–Bedingung ist dagegen nicht signifikant (χ^2 = 63.86, df = 64, p > 0.10). Danach sind die erhobenen verbalen und nonverbalen Verhaltensaspekte der Interviewpartnerinnen im HAPN–Interview der behinderten Interviewerin unabhängig voneinander.
Auch unter NAPN–Bedingungen zeigen die kanonischen Korrelationen einen bedeutsamen Zusammenhang zwischen dem verbalen und nonverbalen Verhalten gegenüber der nichtbehinderten Interviewerin, nicht aber gegenüber der behinderten Interviewerin. Für die 24 Vpn, die von der nichtbehinderten Interviewerin im Interview mit niedrigem Ausmaß 'Psychischer Nähe' interviewt wurden (NAPN/NBH–Bedingung), konnte ein auf dem 1%–Niveau signifikanter Zusammenhang zwischen den verbalen und nonverbalen Variablen gesichert werden (χ^2 = 93.97, df = 64, p < 0.01). Dabei klärt wiederum nur das erste Faktorpaar (Eigenwert = 0.982) einen statistisch bedeutsamen Teil der Kovarianz beider Variablensätze auf. Im Gegensatz zur NAPN/NBH–Bedingung ist der Zusammenhang des verbalen und nonverbalen Verhaltens der Interviewpartnerinnen im NAPN–Interview der Rollstuhlfahrerin nicht signifikant (χ^2 = 77.99, df = 64, p > 0.10).
Unabhängig von der 'Psychischen Nähe' des Interviews findet sich ein bedeutsamer Zusammenhang zwischen den verbalen und nonverbalen Verhaltensaspekten gegenüber der nichtbehinderten Interviewerin, nicht aber gegenüber der behinderten Interviewerin. Zur Abschätzung der Stärke des ermittelten Zusammenhanges kann das Redundanzmaß herangezogen werden (vgl. BORTZ 1985, S.765,766). Die Redundanz eines kanonischen Faktors gibt an, wieviel Prozent der Variabilität eines Variablensatzes durch den kanonischen Faktor des anderen Variablensatzes aufgeklärt wird. Die Gesamtredundanz – der Varianzanteil eines Variablensatzes, der auf alle extrahierten kanonischen Faktoren des anderen Variablensatzes zurückgeführt werden kann – ist ein Maß für die Stärke des Gesamtzusammenhanges der Variablensätze.
In der HAPN/NBH–Gruppe können 79.9% und in der NAPN/NBH–Gruppe können 85.1% der Varianz der Beurteilungsskalen durch die kanonischen Faktoren der nonverbalen Verhaltensvariablen erklärt werden. In umgekehrter Richtung ist der Anteil der durch die kanonischen Faktoren aufgeklärten Varianz deutlich geringer: In der HAPN/NBH–Gruppe kann 23.8% und in der NAPN/NBH–Gruppe kann 16.1% der Variabilität der nonverbalen Verhaltensvariablen auf die kanonischen Faktoren der verbalen Verhaltensvariablen (Beurteilungsskalen) zurückgeführt werden.

Zusammenfassung. Die Ergebnisse der kanonischen Korrelationsanalysen zeigen sowohl unter HAPN– aos auch unter NAPN–Bedingungen einen statistisch bedeutsamen Zusammenhang zwischen verbalen Eindrucksurteilen und den nonverbalen Verhaltensaspekten gegenüber der nichtbehinderten Interviewerin. Dagegen konnte ein Zusammenhang zwischen verbalen und nonverbalen Verhaltenskomponenten im Interaktionsverhalten gegenüber der behinderten Interviewerin weder im HAPN– noch im NAPN–Interview statistisch gesichert werden. Die Ergebnisse lassen insgesamt auf eine geringere Konsistenz zwischen dem verbalen und dem nonverbalen Verhalten gegenüber der behinderten Interviewerin (im Vergleich zur nichtbehinderten Interviewerin) schließen.

5. Diskussion der Ergebnisse

Ausgangspunkt der Untersuchung war die Frage nach der Verhaltensgrundlage von Spannungen in Interaktionen zwischen nichtbehinderten und körperbehinderten Interaktionspartnern. Durch den Vergleich verbaler und nonverbaler Verhaltensaspekte nichtbehinderter Vpn gegenüber der behinderten und der nichtbehinderten Interviewerin sollten Aufschlüsse über die Auswirkungen der Körperbehinderung auf das Interaktionsverhalten nichtbehinderter Interaktionspartner gewonnen werden. Verhaltensunterschiede der Vpn in Abhängigkeit von der Behinderung (versus Nichtbehinderung) der Interviewerin können möglicherweise Hinweise auf Verhaltensmuster liefern, die Interaktionsspannungen in 'gemischten' Interaktionen verursachen und aufrechterhalten.

Die Ergebnisse der Untersuchung werden zunächst zusammenfassend dargestellt und den vorliegenden Forschungsbefunden gegenübergestellt (5.1.). Daran anschließend wird erörtert, inwieweit die Ergebnisse dieser Untersuchung mit den eingangs dargelegten theoretischen Überlegungen (vgl. 2.1.) zu vereinbaren sind.

5.1. Zusammenfassung der Ergebnisse

Den theoretischen Überlegungen zufolge sollte sich die Körperbehinderung eines Interaktionspartners, der sich im Gespräch um einen persönlichen Kontakt bemüht, stärker auf das verbale und nonverbale Verhalten nichtbehinderter Interaktionspartner auswirken als die Körperbehinderung eines Interaktionspartners, der kein Bestreben zeigt, den Gesprächskontakt persönlicher zu gestalten. Zur Überprüfung dieser Annahme wurde das Interaktionsverhalten der konföderierten (behinderten oder nichtbehinderten) Interviewerin variiert, die in ihrem Verhalten entweder den Wunsch nach einem persönlichen (HAPN) oder nach einem unpersönlichen Gesprächskontakt (NAPN) zu ihrer Interviewpartnerin erkennen ließ.
Die Überprüfung der 'Stigma–Nähe'–Hypothese ist an zwei Voraussetzungen gebunden: Die Interviewpartnerinnen sollten (1) das Verhalten der Interviewerin im Sinne der 'Psychischen Nähe' attribuieren und (2) das von der Interviewerin angestrebte Ausmaß 'Psychischer Nähe' erwidern. Die Ergebnisse der Kontrollskalen zeigen, daß die Vpn im Verhalten der HAPN–Interviewerin tatsächlich das Bemühen um einen persönlichen Gesprächskontakt erkannten sowie unter NAPN–Bedingungen die Intention der Interviewerin sahen, einen unpersönlichen Gesprächskontakt beizubehalten. In Übereinstimmung mit der Reziprozitätsannahme wurde das affiliative Verhalten der Interviewerin von den Interviewpartnerinnen erwidert. Im HAPN–Interview zeigten die Interviewpartnerinnen in ihrem nonverbalen Verhalten eine stärkere Zugewandtheit und

Involviertheit und in ihrem verbalen Verhalten eine größere Wertschätzung für die Interviewerin und ihr Interview als die Interviewpartnerinnen der NAPN-Interviews.
Damit wurden zwei Interaktionsbedingungen realisiert, die eine Überprüfung der 'Stigma-Nähe'-Hypothese erlauben. Nachfolgend werden die wichtigsten Ergebnisse dieser Untersuchung zusammengefaßt und den vorliegenden Forschungsresultaten gegenübergestellt.

Antwortdauer der Interaktionspartnerinnen. Der Interviewerin, die sich in ihrem verbalen und nonverbalen Verhalten um einen persönlichen Gesprächskontakt bemüht zeigte, antworteten die Interviewpartnerinnen länger als der Interviewerin, deren Verhalten im Interview kein Interesse an einer Intensivierung des Gesprächs erkennen ließ. In den längeren Antworten im persönlichen Interview zeigt sich eine erhöhte Mitteilungsbereitschaft der Interviewpartnerinnen, die, indem sie ausführlicher auf die Fragen der persönlichen Interviewerin eingehen und die Fragen der unpersönlichen Interviewerin weniger umfassend beantworten, das von der Interviewerin angebotene Niveau 'Psychischer Nähe' aufgreifen.
In der Antwortdauer, als einem überwiegend intentional gesteuerten Verhaltensaspekt, sollte das Bemühen der Interviewpartnerinnen zum Ausdruck kommen, der behinderten Interviewerin, die ihr Interesse an einem persönlichen Gespräch zeigt, in besonderer Weise entgegenzukommen und ihr durch ein ausführliches Beantworten ihrer Fragen zu einem erfolgreichen Interview zu verhelfen. Diese Annahme wurde nicht bestätigt; die Behinderung der Interviewerin hatte keinen Einfluß auf die Antwortdauer der Vpn.
Dieses Ergebnis steht im Kontrast zu den Befunden einiger experimenteller Untersuchungen (KLECK et al. 1966, erstes Experiment; HEINEMANN et al. 1981), die einen 'Sympathie-Effekt' der Behinderung auf die Sprechdauer nichtbehinderter Interaktionspartner vermuten lassen. Nach den Resultaten anderer Arbeiten wiederum brechen Nichtbehinderte ein Gespräch mit körperbehinderten Interaktionspartnern eher als ein Gespräch mit Nichtbehinderten ab. (KLECK et al. 1966, zweites Experiment; THOMPSON & SEIBOLD 1978).

Als entscheidende Bedingung für die Auswirkung der Behinderung auf die Dauer der Äußerungen nichtbehinderter Interaktionspartner wurde im Rahmen der theoretischen Überlegungen (vgl. 2.1.1.) herausgestellt, ob (und in welchem Maße) die Antwortdauer einer intentionalen Kontrolle des nichtbehinderten Interaktionspartners unterliegt. Sofern die Äußerungsdauer als ein intentionaler Verhaltensaspekt angesehen werden kann, sollte sich in einer längeren Dauer der Antworten das Bemühen der Interviewpartnerinnen um ein freundliches und zuvorkommendes Verhalten gegenüber der behinderten Interviewerin zeigen.

Direkte Anhaltspunkte dafür, daß die Interviewpartnerinnen tatsächlich auf die zeitliche Länge ihrer Antworten achteten, stehen allerdings nicht zur Verfügung. Durch die allgemeinen Rahmenbedingungen der Untersuchung (z.B. durch die Cover-Story; vgl. 3.2.1.) wurde jedoch das Interesse der Interviewerin

herausgestellt, ein 'gutes' Interview zu führen. Dadurch sollte den Interviewpartnerinnen verdeutlicht werden, daß sie mit einem ausführlichen Eingehen auf die Interviewfragen zum Gelingen des Interviews beitragen und damit den Erwartungen der Interviewerin entgegenkommen.
Das von der 'Stigma–Nähe'–Hypothese unterstellte verstärkte Entgegenkommen der Interviewpartnerinnen gegenüber der behinderten Interviewerin, die ein persönliches Gespräch anstrebt, zeigt sich nach diesen Ergebnissen nicht in der Antwortdauer. Möglicherweise bemühten sich die Interviewpartnerinnen weniger durch ein längeres Antworten, sondern mehr durch den Inhalt ihrer Antworten, der behinderten Interviewerin, die ihren Wunsch nach einem persönlichen Gespräch bekundete, zu einem 'erfolgreichen' Interview zu verhelfen.

Latenzzeiten der Antworten der Interviewpartnerinnen. Auf die Fragen der Interviewerin antworteten die Interviewpartnerinnen im persönlichen Interview (HAPN) schneller als im unpersönlichen Interview (NAPN). Kürzere Latenzzeiten können als ein nonverbaler (paralinguistischer) Indikator von Aktivierung und Streß interpretiert werden (SIEGMAN 1978). So konnten beispielsweise SIEGMAN & POPE (1965, 1972) zeigen, daß Streß, manipuliert durch den (intimen oder weniger intimen) Inhalt der Interviewfragen, zu einer allgemeinen Beschleunigung des Sprechtempos führt, die sich unter anderem auch in kürzeren Latenzzeiten der Antworten zeigt (vgl. auch FRENZ & EPSTEN 1962). Danach bewirkt ein auf einen persönlichen Gesprächskontakt abzielendes Interviewerverhalten eine generelle Aktivierung der Vpn, die in kürzeren Latenzzeiten (und in vermehrten selbstmanipulativen Bewegungen; siehe unten) zum Ausdruck kommt. Die kürzeren Latenzzeiten im persönlichen (im Vergleich zum unpersönlichen) Interview verweisen, im Sinne der Reziprozitätsannahme, auf eine stärkere Involviertheit der Interviewpartnerinnen gegenüber der Interviewerin, die mit ihrem Verhalten im Interview eine Intensivierung des Gesprächs anstrebt.
Die Behinderung der Interviewerin führte im HAPN–Interview zu kürzeren Latenzzeiten. Damit ist ein Anhaltspunkt für einen erhöhten Streß der Interviewpartnerinnen gegenüber der körperbehinderten Interviewerin gegeben, die in ihrem Verhalten die Absicht zu erkennen gibt, das Gespräch zu intensivieren. Für die Wechselwirkung zwischen der 'Psychischen Nähe' des Interviews und der 'Behinderung' der Interviewerin bietet sich jedoch keine zufriedenstellende Erklärung an. Gegenüber der behinderten Interviewerin war die Latenzzeit der Antworten im HAPN–Interview kürzer und im NAPN–Interview länger als gegenüber der nichtbehinderten Interviewerin. Die separate Betrachtung der Latenzzeiten der beiden Interviewformen läßt jedoch vermuten, daß die längeren Latenzzeiten gegenüber der behinderten Interviewerin im unpersönlichen (NAPN–) Interview auf Unterschiede zwischen den Interviewformen zurückgeführt werden können. Möglicherweise zeigt die zögernde Beantwortung der Fragen der Interviewform B eine größere Kontrolliertheit der Vpn in Gegenwart der behinderten Interviewerin.

Blickkontakt der Interviewpartnerinnen mit der Interviewerin. Die Interviewerin, die sich im Interview um ein hohes Ausßmaß 'Psychischer Nähe' (HAPN) zur Interviewpartnerin bemühte, wurde von ihren Partnerinnen während des Zuhörens länger sowie mit länger andauernden und seltener unterbrochenen Blickkontakten angesehen als die Interviewerin, die in ihrem Verhalten keinen Wunsch nach einem persönlichen Gesprächskontakt erkennen ließ (NAPN). Der vermehrte Blickkontakt mit der persönlichen Interviewerin während des Zuhörens läßt auf eine erhöhte Aufmerksamkeit und Zuwendungsbereitschaft der Interviewpartnerinnen im HAPN–Interview schließen und kann als ein nonverbaler Indikator der Erwiderung der von der Interviewerin angestrebten 'Psychischen Nähe' gewertet werden. Das auf einen persönlichen Gesprächskontakt hin ausgerichtete Verhalten der Interviewerin führte jedoch nur beim Zuhören, nicht jedoch beim Antworten zu einer (im Vergleich zur NAPN–Bedingung) vermehrten visuellen Zuwendung der Interviewpartnerinnen. Möglicherweise beeinträchtigt die Aufrechterhaltung eines hohen Ausmaßes an Blickkontakt mit der Interviewerin während des Antwortens auf die persönlichen Interviewfragen die notwendige Aufmerksamkeit und die für die Beantwortung vergleichsweise intimer Interviewfragen in besonderer Weise geforderte Konzentration.

Unabhängig vom affiliativen Verhalten der Interviewerin waren die Blickkontakte der Interviewpartnerinnen mit der Interviewerin im Rollstuhl kürzer und die Gesamtdauer des Blickkontaktes tendenziell geringer als mit der nichtbehinderten Interviewerin. Diesem Ergebnis zufolge führt die Körperbehinderung des Gegenübers nicht nur dann zu einer Reduzierung der visuellen Zuwendung nichtbehinderter Interaktionspartner, wenn sich der körperbehinderte Interaktionspartner um einen engen Kontakt bemüht. Im Gegensatz zur Annahme der 'Stigma–Nähe'–Hypothese ist auch in unverbindlichen Kontakten, in denn der Behinderte kein Interesse an einem persönlichen Gesrächskontakt bekundet, mit einer Verminderung des Blickkontaktes nichtbehinderter Interaktionspartner zu rechnen.

Die (tendenziell) geringere Dauer des Blickkontaktes und die (signifikant) kürzeren Einzelblickkontakte der Vpn im Interview mit der behinderten Interviewerin sind Anhaltspunkte für die Tendenz Nichtbehinderter, den Blickkontakt mit Körperbehinderten zu meiden. Diese Schlußfolgerung stimmt mit den Befunden feldexperimenteller Untersuchungen überein (WORTHINGTON 1981; EDELMAN et al. 1981; THOMPSON 1982), nach denen Nichtbehinderte in natürlichen, weniger strukturierten Begegnungssituationen sich dem Blickkontakt mit Körperbehinderten entziehen (vgl. 1.4.3.1.).

Eher vergleichbar mit dem Vorgehen in dieser Untersuchung sind die beiden experimentellen Interaktionsstudien, in denen der Blickkontakt nichtbehinderter Vpn mit körperbehinderten Interaktionspartnern erfaßt wurde (vgl. 1.4.3.2.). In einer deutschsprachigen Untersuchung registrierten HEINEMANN und Mitarbeiter (1981) die Blickkontaktdauer männlicher Vpn, die als Zuhörer einem körperbehinderten oder einem nichtbehinderten Konföderierten gegenübersaßen, der im Beisein der Vp auf schriftliche Fragen des Versuchsleiters antwortete. Die Vpn sahen den Rollstuhlfahrer während 50.7% und den nichtbehinderten

Konföderierten während 63.9% der Dauer seiner Äußerungen an. In der Größenordnung sind diese Werte in etwa mit dem in der vorliegenden Untersuchung registrierten Blickkontaktanteil im Interview mit niedrigem Ausmaß 'Psychischer Nähe' (NAPN) vergleichbar, in dem die behinderte Interviewerin von ihren Partnerinnen während 59.9% der Zuhörzeit und die nichtbehinderte Interviewerin während 61.9% der Zuhörzeit angeblickt wurde (vgl. Tabelle A7). Allerdings erreicht die durch die Körperbehinderung hervorgerufene Differenz von 2% nicht die Größenordnung des Effekts der Behinderung in der HEINEMANN et al. (1981) Untersuchung von 13.1%.
Die Reduzierung des Blickkontaktes mit der körperbehinderten Interviewerin steht jedoch im Kontrast zu den Befunden von KLECK (1968), der unerwartet eine vermehrte visuelle Zuwendung der Vpn gegenüber einem körperbehinderten (im Vergleich zu einem nichtbehinderten) Interviewer registrierte. Während des Zuhörens hatten die Vpn der KLECK–Untersuchung länger Blickkontakt (70.5% der Zuhörzeit) und mit einer durchschnittlichen Dauer von 16.98 Sekunden längere Einzelblickkontakte mit dem behinderten als mit dem nichtbehinderten Interviewer (60.0%, 7.65 Sekunden). Im Gegensatz dazu sahen die Interviewpartnerinnen dieser Untersuchung (vgl. Tabelle A7 und A8) während des Zuhörens die körperbehinderte Interviewerin weniger lang (HAPN: 80.2%, NAPN: 59.9%) und mit kürzeren Blickkontakten (HAPN: 7.34 Sekunden; NAPN: 3.50 Sekunden) an als die nichtbehinderte Interviewerin (HAPN: 82.5%, 9.40 Sekunden; NAPN: 61.9%, 3.66 Sekunden).
In der Interpretation seiner Ergebnisse macht KLECK (1968) darauf aufmerksam, daß der Blickkontakt mit dem Interaktionspartner nicht ausschließlich als ein nonverbaler Indikator der Zuwendung zum Gegenüber zu betrachten ist, sondern auch der Informationsaufnahme dient. Möglicherweise hatten die Vpn in der KLECK–Untersuchung aufgrund einer größeren Unsicherheit im Interview mit dem Rollstuhlfahrer ein verstärktes Bedürfnis, vom Interviewer Rückmeldung über ihr Verhalten im Interview zu erhalten. Dem vermehrten Anblikken ihres körperbehinderten Gegenübers könnte die Tendenz der Interviewpartner zugrunde gelegen haben , ihre Unsicherheit durch visuelle Rückmeldung zu reduzieren.

Gestik der Interviewpartnerinnen während des Interviews. Die registrierten Hand–/Arm– und Fingerbewegungen der Interviewpartnerinnen während des Interviews wurden im Hinblick auf ihre Funktion in der Interaktion in zwei Kategorien eingeteilt. Während mit den sprachbegleitenden demonstrativen Gesten Hand–/Arm– oder Fingerbewegungen während des Sprechens erfaßt wurden, die eine kommunikative Funktion innehaben, kommt den selbstmanipulativen Hand–/Arm–Bewegungen und den selbstmanipulativen Fingerbewegungen eine spannungsregulierende Funktion zu.

Demonstrative Gesten. Das im Vergleich zur NAPN–Bedingung erhöhte Ausmaß demonstrativer Gesten (Anzahl und Dauer) der Interviewpartnerinnen im persönlichen Interview läßt auf eine größere Aufgeschlossenheit und Mitteilungsbereitschaft sowie auf eine erhöhte emotionale Beteiligung und Spontanität der Interviewpartnerinnen gegenüber der Interviewerin schließen, die in ihrem Verhalten ein Bemühen um einen engen persönlichen Gesprächskontakt erkennen läßt. In der vergleichsweise reduzierten demonstrativen Gestik der Vpn im unpersönlichen (NAPN–) Interview kann ein nonverbaler Indikator einer größeren Zurückhaltung und Kontrolliertheit der Interviewpartnerinnen gegenüber der Interviewerin gesehen werden, die sich im Interview bestrebt zeigt, einen unverbindlichen Gesprächskontakt aufrechtzuerhalten. Diese Unterschiede in der demonstrativen Gestik der Vpn im HAPN– und NAPN–Interview entsprechen den Unterschieden im Interaktionsverhalten der Interviewerin, die im HAPN–Interview eine zugewandte und im NAPN–Interview eine zurückhaltende Haltung zum Ausdruck bringt und stützen damit die Annahme einer reziproken Erwiderung des auf einen persönlichen oder unpersönlichen Gesprächskontakt hin ausgerichteten Interviewerverhaltens.
Die 'Stigma–Nähe'–Hypothese, nach der eine Reduzierung der demonstrativen Gestik der Interviewpartnerinnen gegenüber der behinderten Interviewerin erwartet wurde, die sich um ein persönliches Gespräch bemüht, konnte nicht bestätigt werden. Die Behinderung der Interviewerin hatte keinen Einfluß auf die Anzahl und Dauer der sprachbegleitenden Hand–/Arm– und/oder Fingerbewegungen.
Damit stützt das Ergebnis dieser Untersuchung nicht die Vermutung von KLECK (1968; vgl. 1.4.3.2.), der aufgrund der Resultate seiner Studie auf eine allgemeine Hemmung der motorischen Aktivität Nichtbehinderter gegenüber körperbehinderten Interaktionspartnern schließt. Der Autor erfaßte die Häufigkeit unspezifischer, relativ ausladender Körperbewegungen (mit einer Ausdehnung von mindestens 6 Inch) der Vpn in Interaktionen mit einem körperbehinderten oder nichtbehinderten Interviewpartner. Die Körperbehinderung des Gegenübers (Rollstuhlabhängigkeit mit zusätzlich simulierter Beinamputation) führte zu einer Reduzierung der allgemeinen motorischen Aktivität der Vpn beim Zuhören, nicht aber beim Sprechen. Der Autor interpretiert dieses Ergebnis als Ausdruck einer allgemeinen Gehemmtheit Nichtbehinderter gegenüber körperbehinderten Interaktionspartnern. Auch WORTHINGTON (1981) registrierte in ihrem Feldexperiment (vgl. 1.4.3.1.) bei Passanten, während sie einem Rollstuhlfahrer (mit zusätzlich simulierter Behinderung) eine Wegstrecke beschrieben, weniger Bewegungen im Vergleich zu den Passanten, die einem Nichtbehinderten, der sie nach dem Weg fragte, Auskünfte gaben.
Die Frage, inwieweit die in den Untersuchungen von KLECK (1968) und WORTHINGTON (1981) erfaßte allgemeine Bewegungsaktivität dem Ausmaß demonstrativer Gesten, wie es in dieser Untersuchung erhoben wurde, entspricht, kann abschließend nicht geklärt werden. Jedoch ist zu vermuten, daß mit den Indizes der allgemeinen motorischen Aktivität sowohl Bewegungen mit kommunikativer als auch mit spannungsregulierender Funktion erfaßt wurden,

so daß die Vergleichbarkeit eingeschränkt sein dürfte. Im Gegensatz zu den von KLECK (1968) und WORTHINGTON (1981) registrierten unspezifischen Bewegungen wurden in der vorliegenden Untersuchung Hand–/Arm– oder Fingerbewegungen mit einer spezifischen, kommunikativen Funktion erfaßt. Die Ergebnisse sprechen nicht für eine Hemmung der sprachbegleitenden Hand–/Arm– und Fingermotorik Nichtbehinderter in Interaktionen mit körperbehinderten Interaktionspartnern.

Selbstmanipulative Bewegungen. Die vermehrten selbstmanipulativen Hand–/Arm– und Fingerbewegungen der Interviewpartnerinnen im persönlichen (im Vergleich zum unpersönlichen) Interview können als Folgen einer erhöhten Aktivierung und Anspannung der Vpn interpretiert werden. Die deutlichen Unterschiede der selbstmanipulativen Bewegungsaktivität der Interviewpartnerinnen im HAPN– und NAPN–Interview lassen darauf schließen, daß das Bemühen der Interviewerin um einen engen Gesprächskontakt zur Partnerin zu einer (gegenüber der NAPN–Bedingung) erhöhten Aktivierung und Anspannung der Vpn führte, die damit die im Verhalten der Interviewerin deutlich werdende emotionale Beteiligung erwiderten. Das verminderte Ausmaß selbstmanipulativer Bewegungen im unpersönlichen (NAPN–) Interview entspricht als ein nonverbaler Indikator einer geringen Anspannung und/oder einer verstärkten Kontrolliertheit dem zurückhaltenden, wenig expressiven und insgesamt kontrollierten Interaktionsverhalten der Interviewerin.
Die verstärkte selbstmanipulative Hand– und Armmotorik im Interview der behinderten (im Vergleich zur nichtbehinderten) Interviewerin spricht für eine erhöhte Anspannung und Aktivierung der Interviewpartnerinnen im Gespräch mit der Rollstuhlfahrerin. Die erhöhte Anspannung in Gegenwart der Rollstuhlfahrerin ist jedoch entgegen der Vorhersage unabhängig vom affiliativen Verhalten der Interviewerin. Nach den Ergebnissen dieser Untersuchung führt die Körperbehinderung des Gegenübers zu einer erhöhten Anspannung und Aktivierung nichtbehinderter Interaktionspartner unabhängig davon, ob sich der körperbehinderte Partner um eine Intensivierung des Gesprächskontaktes bemüht oder nicht.
Sofern die Verstärkung der selbstmanipulativen Bewegungsaktivität im Interview mit der Rollstuhlfahrerin als ein nonverbaler Indikator einer erhöhten Aktivierung und Anspannung gewertet wird, stimmt das Ergebnis dieser Arbeit mit den Befunden physiologischer Untersuchungen überein, die Anhaltspunkte für eine erhöhte vegetative Erregung Nichtbehinderter in Gegenwart von Körperbehinderten geben (vgl. 1.4.2.). Wenn selbstmanipulative Bewegungen eine Folge des erhöhten vegetativen Arousals darstellen, können die vermehrten selbstmanipulativen Bewegungen im Gespräch mit der behinderten Interviewerin im Rahmen einer spannungsreduzierenden Funktion interpretiert werden: Durch Bewegungen, die auf den eigenen Körper gerichtet sind und direkt oder indirekt zu einer Berührung mit dem eigenen Körper führen, wird möglicherweise die erhöhte innere Spannung in Gegenwart Körperbehinderter abgebaut.

Ein Vergleich der Befunde dieser Untersuchung mit den vorliegenden Forschungsergebnissen ist auf eine Untersuchung beschränkt, in der selbstmanipulative Bewegungen registriert wurden. SEIBOLD & THOMPSON (1968) erfaßten als einen Indikator der Spannung (tension) die Anzahl selbstmanipulativer Handbewegungen ihrer Vpn in Erstkontakten mit einem körperbehinderten und einem nichtbehinderten Konföderierten. Bei den Vpn, die sich mit dem Rollstuhlfahrer unterhielten, wurden mehr selbstmanipulative Handbewegungen registriert als bei den Vpn, die mit dem nichtbehinderten Konföderierten sprachen. Diese Unterschiede, die von den Autoren jedoch nicht statistisch überprüft wurden, stimmen mit dem Ergebnis dieser Arbeit überein.

Räumliche Distanz und Abstandswinkel der Interviewpartnerinnen zur Interviewerin. Nach einem Interview mit hohem Ausmaß 'Psychischer Nähe' (HAPN) wählten die Interviewpartnerinnen für die anschließende 'persönliche Rückmeldung' (vgl. 3.4.1.4.) einen geringeren Abstand zur Interviewerin als nach einem unpersönlichen (NAPN–) Interview. Die größere räumliche Nähe zur persönlichen Interviewerin kann als Anzeichen für die Bereitschaft und Erwartung der Vpn gewertet werden, den engen Kontakt zur Interviewerin aufrechtzuerhalten und das persönliche Gespräch weiterzuführen. Dem vergleichsweise 'distanzierten' Kontakt im NAPN–Interview entspricht in der Rückmeldungsphase eine größere räumliche Distanz zur Interviewerin, die die 'psychologische Distanz' des vorausgegangenen Interviews wiederspiegelt. Die Distanzunterschiede weisen darauf hin, daß die Interviewpartnerinnen das von der Interviewerin hergestellte Niveau 'Psychischer Nähe' erwiderten, das sich auch dann noch in ihren nonverbalen Verhaltensaspekten niederschlägt, wenn das Verhalten der Interviewerin vergleichsweise neutral ist und keinen Hinweis in Richtung eines hohen oder niedrigen Ausmasses 'Psychischer Nähe' beinhaltet.
Unabhängig vom Ausmaß der 'Psychischen Nähe' des Interviews hielten die Interviewpartnerinnen zur behinderten Interviewerin einen größeren Abstand als zur nichtbehinderten Interviewerin. Dieser Befund entspricht den Ergebnissen zahlreicher anderer Untersuchungen (KLECK 1969; LANGER et al. 1976; THOMPSON & SEIBOLD 1978; WORTHINGTON 1974, 1981; HEINEMANN et al. 1981; RUMSEY et al. 1982). Die größere räumliche Distanz Nichtbehinderter gegenüber Körperbehinderten kann als der am häufigsten replizierte Effekt der Behinderung auf das nonverbale Verhalten Nichtbehinderter gelten. Dennoch stößt die eindeutige Interpretation dieses Befundes auf Schwierigkeiten, die sich aus dem Vorgehen bei der Abstandsmessung (vgl. 3.4.1.4.) ergeben.
Der signifikante Distanzunterschied in Abhängigkeit von der 'Behinderung' der Interviewerin basiert auf dem Vergleich des von der Vp gewählten Abstandes zum Stuhl (der nichtbehinderten Interviewerin) und dem Abstand zum Rollstuhl (der behinderten Interviewerin). Ein Vergleich der Abstände zum Stuhl und Rollstuhl setzt allerdings voraus, daß die Meßpunkte bei dem Stuhl und bei dem Rollstuhl tatsächlich vergleichbar sind. Aufgrund der Konstruktionsunterschiede von Stuhl und Rollstuhl und der dadurch bedingten unterschiedlichen Sitzhaltung ist eine Vergleichbarkeit jedoch nicht ohne Einschränkung gewährleistet.

Der augenfälligste Unterschied, neben den insgesamt etwas größeren Abmessungen des Rollstuhls, ergibt sich aus den Fußrasten des Rollstuhls. Bedingt durch die Fußraste ist die Sitzhaltung der Interviewerin im Rollstuhl weiter ausladend als im Stuhl. Die Füße der Rollstuhlfahrerin ragen ca. 15 cm weiter nach vorne, während der Körper im Rollstuhl (im Vergleich zur Sitzhaltung im Stuhl) in der Regel etwas weiter zurückgesetzt ist. Aufgrund dieser unterschiedlichen Sitzhaltung ist die Festlegung identischer Meßpunkte für die Abstandsbestimmung zum Stuhl und zum Rollstuhl schwierig.
Wenn der Abstand von den Fußspitzen der Interviewerin aus gemessen wird ('Fußspitzenabstand'), wird die Distanz zur Interviewerin im Rollstuhl eher unterschätzt, da Rumpf und Kopf der Rollstuhfahrerin weiter entfernt sind als bei gleichem 'Fußspitzenabstand' zur Interviewerin im Stuhl. Wird dagegen der Abstand zum Kopf der Interviewerin gemessen ('Augenabstand'), bleibt die weiter nach vorn ausladende Fußraste des Rollstuhls unberücksichtigt. In diesem Fall könnte ein größerer 'Augenabstand' zur behinderten Interviewerin allein durch die nach vorne ragende Fußraste des Rollstuhls bedingt sein und kann somit nicht eindeutig auf einen stigmatisierenden Effekt der Behinderung zurückgeführt werden.
Zur Distanzmessung in der vorliegenden Untersuchung wurde ein Kompromiß zwischen 'Fußspitzenabstand' und 'Augenabstand' gewählt (vgl. 3.4.1.4.). Der Abstand wurde von der Mitte der vorderen Sitzkante des Stuhls der nichtbehinderten Interviewerin und von fünf Zentimeter vor der Sitzkante des Rollstuhls aus gemessen, um die nach vorne ausladende Fußraste des Rollstuhls in etwa zu kompensieren. Bei dieser, in gewisser Weise willkürlichen Festlegung der Meßpunkte für die Abstandsbestimmung kann jedoch nach wie vor nicht vollständig ausgeschlossen werden, daß die größere Distanz zur behinderten Interviewerin durch die Konstruktionsunterschiede von Stuhl und Rollstuhl bedingt sind. Aufgrund der mit der Behinderungs–Bedingung kovariierenden Unterschiede der Sitzhaltung kann somit der Distanzunterschied nicht zweifelsfrei auf einen stigmatisierenden Einfluß der Behinderung zurückgeführt werden.
Neben der größeren Distanz wählten die Vpn in der Rückmeldungsphase zur Interviewerin im Rollstuhl auch häufiger eine seitlich versetzte Position, während sie sich der nichtbehinderten Interviewerin eher direkt gegenüber setzten. Die Bevorzugung einer seitlichen Annäherung an die Rollstuhlfahrerin ist möglicherweise ebenfalls auf die Fußraste des Rollstuhls zurückzuführen, die bei einer frontalen Annäherung an die behinderte Interviewerin nicht nur ein 'psychologisches', sondern auch ein tatsächliches Hindernis sein könnte.

Dauer der Rückmeldung. Der erwartete Einfluß der 'Psychischen Nähe' des Interviews auf die Dauer der Rückmeldung zeigte sich nur nach den Interviews der nichtbehinderten Interviewerin. Die nichtbehinderte Interviewerin erhielt nach einem HAPN–Interview eine ausführlichere Rückmeldung von ihren Interviewpartnerinnen als nach einem NAPN–Interview, während die Rückmeldungsdauer für die behinderte Interviewerin unabhängig davon war, ob sie zuvor ein persönliches oder ein unpersönliches Interview geführt hatte.

In der Dauer der Rückmeldung über das Interview sollte die Tendenz der Interviewpartnerinnen wirksam werden, die behinderte Interviewerin, die sich zuvor um einen persönlichen Gesprächskontakt bemüht hatte, durch eine ausführlichere Stellungnahme zu ihrem Interview in besonderer Weise zu unterstützen. Diese Annahme wird durch die Ergebnisse der Untersuchung nicht bestätigt: Weder nach einem HAPN–Interview, noch nach einem NAPN–Interview hatte die Behinderung der Interviewerin einen bedeutsamen Einfluß auf die Dauer der Rückmeldung.
Die relativ große Varianz der Variable legt die Vermutung nahe, daß die Vpn die Aufforderung, der Interviewerin 'eine persönliche Rückmeldung über ihr Interview zu geben', in unterschiedlicher Weise aufgenommen haben. Einige Vpn äußerten sich auffallend knapp und warteten offensichtlich auf eine Erwiderung der Interviewerin, wohingegen andere Vpn ausführlich ihre Eindrücke vom vorausgegangenen Interview schilderten. Dies kann als ein Hinweis darauf gewertet werden, daß der Rückmeldungsdauer unterschiedliche Einflußfaktoren zugrunde gelegen haben. So kann die signifikante Wechselwirkung zwischen der 'Psychischen Nähe' des Interviews und der 'Behinderung' der Interviewerin möglicherweise auf das Bemühen der NAPN–Vpn zurückgeführt werden, ihren eher ungünstigen Eindruck vom NAPN–Interview gegenüber der Rollstuhlfahrerin abzuschwächen, indem sie ausführlicher und differenzierter ihre Einschätzungen vom Interview darlegten. Demgegenüber könnte ein HAPN–Interview der behinderten Interviewerin die Interviewpartnerinnen eher verunsichert haben, so daß sie nach einer kurzen Eindrucksschilderung auf eine Erwiderung der Interviewerin warteten.

Beurteilung des Interviews und der Interviewerin durch die Interviewpartnerinnen. Das Interview und die Person der Interviewerin, deren Verhalten im Interview auf ein hohes Ausmaß 'Psychischer Nähe' (HAPN) ausgerichtet war, wurde von den Interviewpartnerinnen positiver beurteilt als das Interview und die Person der Interviewerin, die in ihrem Verhalten den Wunsch nach Beibehaltung eines niedrigen Ausmaßes 'Psychischer Nähe' (NAPN) bekundete. Die deutlichen Bewertungsunterschiede zugunsten der HAPN–Bedingung stimmen mit der Reziprozitätsannahme überein, nach der die im Verhalten der HAPN–Interviewerin zum Ausdruck kommende positiv–zugewandte Haltung von ihren Partnerinnen erwidert wird, indem sie ihrerseits in ihren (verbalen) Bewertungen eine (im Vergleich zur NAPN–Bedingung) größere Wertschätzung für das Interview und die Interviewerin zeigen.
Die 'Stigma–Nähe'–Hypothese konnte durch die Analyse der Beurteilungen des Interviews und der Interviewerin nicht bestätigt werden. Ähnlich wie bei einigen nonverbalen Verhaltensweisen (vgl. 4.3.) zeigte sich aber unabhängig von der 'Psychischen Nähe' des Interviews ein Einfluß der Behinderung der Interviewerin auf die Eindrucksurteile der Vpn. Im Rollstuhl wurde die Interviewerin (und ihr Interview) 'spontaner', weniger 'desinteressiert' und tendenziell 'entspannter' erlebt als in der Rolle der nichtbehinderten Interviewerin. Dieser 'Sympathie–Effekt' der Behinderung zeigte sich jedoch nicht nur nach

einem persönlichen, sondern, im Gegensatz zur Annahme der 'Stigma–Nähe'–Hypothese, auch nach einem unverbindlichen Gespräch mit der behinderten Konföderierten. Nach diesem Ergebnis hat das affiliative Verhalten eines körperbehinderten Gesprächspartners keinen moderierenden Einfluß auf bewertende (intentionale) Reaktionen Nichtbehinderter.
Dieser positive Einfluß der Körperbehinderung der Interviewerin auf die Eindrucksurteile der Interviewpartnerinnen entspricht den Ergebnissen von Paper–Pencil–Untersuchungen, nach denen der 'Sympathie–Effekt' der Behinderung weitgehend unabhängig von der Variation der (schriftlich–verbalen) Darstellung der behinderten Stimulusperson ist (vgl. 1.3.4.).
Im Hinblick darauf, daß das Verhalten der Interviewerin im NAPN–Interview von ihren Partnerinnen negativer bewertet wurde als ihr Verhalten im HAPN–Interview, ist die von der 'Psychischen Nähe' des Interviews unabhängige günstigere Einschätzung der Rollstuhlfahrerin mit den Untersuchungsergebnissen vergleichbar, nach denen ein 'Sympathie–Effekt' der Körperbehinderung sowohl bei einer vorteilhaften (sozial erwünschten) als auch bei einer unvorteilhaften (sozial unerwünschten) Darstellung der Stimulusperson auftritt (SCHEIER et al. 1978; CARVER et al. 1978, 1979; GIBBONS et al. 1980). Sofern sich das Verhalten der Interviewerin im HAPN– und NAPN–Interview auch hinsichtlich des Umfangs privater Information unterschied, die von der Interviewerin während des Interviews mitgeteilt wurde (vgl. 3.3.2.1.), entsprechen die vorliegenden Ergebnisse auch den Befunden von GOLIN (1970), wonach der 'Sympathie–Effekt' der Körperbehinderung unabhängig vom Umfang der zur Verfügung stehenden Information über die behinderte Stimulusperson ist.
Aus dem Ergebnis der vorliegenden Untersuchung ist insgesamt zu schließen, daß der positive Effekt der Körperbehinderung auf die (schriftlich–verbalen) Eindrucksurteile nichtbehinderter Interaktionspartner relativ stabil und weitgehend unabhängig vom Verhalten des körperbehinderten Gegenübers ist.

5.2. Gegensätzliche Disposition nichtbehinderter gegenüber körperbehinderten Interaktionspartnern

Das Verhalten der Interviewpartnerinnen gegenüber der behinderten Interviewerin unterschied sich in einigen Aspekten statistisch bedeutsam von ihrem Verhalten gegenüber der nichtbehinderten Interviewerin. Da im Rahmen der experimentellen Kontrolle der Interviews andere potentielle Einflußfaktoren weitgehend konstant gehalten wurden (vgl. 3.3.3.), können die Unterschiede mit einiger Berechtigung auf die Körperbehinderung (versus Nichtbehinderung) der Interviewerin zurückgeführt werden.
Die Rollstuhlabhängigkeit der Interviewerin führte zu einer positiven Akzentuierung des verbalen Verhaltens und zu einer negativen Akzentuierung einiger nonverbaler Verhaltensaspekte der Interviewpartnerinnen. In den Eindrucksurteilen der Vpn über das Interview und über die Interviewerin zeigte sich ein deutlicher 'Sympathie-Effekt' der Behinderung: Das Interview und die Interviewerin wurden positiver beurteilt, wenn die Interviewerin im Rollstuhl saß. Im Kontrast dazu verweisen die vermehrten selbstmanipulativen Handbewegungen sowie die im HAPN-Interview kürzeren Latenzzeiten der Vpn gegenüber der behinderten Interviewerin auf eine erhöhte Aktivierung und Spannung. Darüber hinaus sind in der Reduzierung des Blickkontaktes sowie in der Wahl einer größeren räumlichen Distanz Anhaltspunkte für Vermeidungstendenzen gegenüber der behinderten Interviewerin zu sehen, wenngleich bei der Messung des räumlichen Abstandes die Möglichkeit einer Konfundierung mit Konstruktionsmerkmalen des Rollstuhls letztlich nicht ausgeschlossen werden kann.
Nach den im Abschnitt 2.1. entwickelten theoretischen Vorstellungen sollte im intentionalen Verhalten Nichtbehinderter eine positive, kognitiv-normative Disposition und in ihrem nicht-intentionalen Verhalten eine negativ gefärbte, affektiv-motivationale Disposition gegenüber dem körperbehinderten Interaktionspartner wirksam werden. Sofern die in dieser Untersuchung erfaßten verbalen Eindrucksurteile tatsächlich überwiegend durch kognitiv-intentionale Steuerungsprozesse kontrolliert und die registrierten nonverbalen Verhaltensaspekte nur in geringem Maße durch kognitiv-intentionale Verarbeitungsprozesse bestimmt werden, wäre die positive Akzentuierung der schriftlich-verbalen Einschätzungen und die negative Akzentuierung nonverbaler Verhaltensaspekte durch die Behinderung der Interviewerin mit der Annahme gegensätzlicher Dispositionen gegenüber dem behinderten Interaktionspartner vereinbar.

Intentionale Verhaltensaspekte. Über die Adjektivskalen sollten bewertende, intentionale Reaktionen der Vpn auf das Interview und auf die Interviewerin erfaßt werden, die darüber hinaus einen Rückschluß auf das intentionale Interaktionsverhalten der Vpn während des Interviews ermöglichen sollten. Zur Stützung dieser Annahme stehen jedoch keine direkten empirischen Belege zur Verfügung. Allerdings kann auf die allgemeinen und durch die Instruktionen des

Fragebogens besonders herausgestellten Rahmenbedingungen der Interviews verwiesen werden, die diese Annahme plausibel erscheinen lassen. Durch die starke Betonung des evaluativen Aspektes in der einleitenden Instruktion des Fragebogens (vgl. Anhang S.9) sollte den Vpn deutlich gemacht werden, daß mit den Eindrucksurteilen eine bewertende Stellungsnahme zum Interview und zur Interviewerin erfragt wird. Sofern die Vpn bei der Beantwortung des Fragebogens in Rechnung stellten, daß aufgrund ihrer Angaben auf ihre (positive oder negative) Haltung gegenüber Interview und Interviewerin geschlossen werden kann, werden ihre Einschätzungen auf einer mehr oder weniger bewußten, kognitiven Verarbeitung ihrer Eindrücke beruhen. Für diese Annahme spricht nicht zuletzt die häufig sehr lange Bearbeitungsdauer der Fragebögen.

Darüber hinaus wurde den Vpn mitgeteilt, ihre schriftlichen Rückmeldungen über das Interview seien nicht für den Versuchsleiter bestimmt, sondern ausschließlich für die Interviewerin vorgesehen, die sie für die Besprechung des Interviews in ihrer privaten Arbeitsgruppe benötige. Durch diese ausdrückliche Versicherung, daß die Angaben nur der Interviewerin selbst und nicht dem Versuchsleiter, der lediglich als Terminkoordinator in Erscheinung trat, zugänglich seien, kann weitgehend ausgeschlossen werden, daß der 'Sympathie – Effekt' der Behinderung auf Tendenzen der Vpn basiert, gegenüber dem Versuchsleiter eine positive, sozial erwünschte Haltung gegenüber der Rollstuhlfahrerin zu dokumentieren. Vielmehr wird es damit wahrscheinlich, daß dem 'Sympathie – Effekt' das Bemühen der Interviewpartnerinnen zugrunde liegt, sich gegenüber der behinderten Interviewerin zuvorkommend und freundlich zu verhalten.

Neben den schriflich – verbalen Beurteilungen wurden als weitere intentionale Verhaltensaspekte die Dauer der Antworten während des Interviews und die Dauer der 'persönlichen Rückmeldung' nach dem Interview registriert. Erwartet wurde, daß eine positiv gefärbte, kognitiv – normative Disposition der Vpn gegenüber der behinderten Interviewerin in längeren Antworten und einer ausführlicheren Rückmeldung über das Interview zum Ausdruck kommt, wenn sich die Interviewerin um einen persönlichen Kontakt bemüht. In beiden paraverbalen Variablen zeigte sich jedoch nicht der erwartete 'Sympathie – Effekt' der Behinderung.

Wie aus der Tabelle 4.35 zu entnehmen ist, weisen die paraverbalen Verhaltensaspekte und die schriftlichen Beurteilungen der Vpn keinen substantiellen Zusammenhang auf. Lediglich die Antwortdauer im HAPN – Interview korreliert statistisch bedeutsam mit der Beurteilung des Interviews ($r = 0.36$, $p < 0.05$) und der Interviewerin ($r = 0.40$, $p < 0.01$).

Der fehlende bzw. geringe Zusammenhang zwischen den schriftlich – verbalen Eindrucksurteilen und den paralinguistischen Verhaltensaspekten läßt vermuten, daß die Antwort – und Rückmeldungsdauer der Vpn nicht, wie angenommen, einer überwiegend intentionalen Kontrolle unterlag. Möglicherweise achteten die Interviewpartnerinnen in Gegenwart der Interviewerin weniger auf die Dauer, sondern mehr auf den Inhalt ihrer Äußerungen, so daß sich ihr Bemühen um

eine freundliche Haltung gegenüber der Rollstuhlfahrerin nicht in längeren Antworten oder in einer ausführlicheren Rückmeldung, sondern mehr in inhaltlichen Aspekten ihrer Äußerungen zeigte.
Im Gegensatz zu den schriftlichen Beurteilungen des Interviews und der Interviewerin ist darüber hinaus die Dauer der Antworten und der 'persönlichen Rückmeldung' im Hinblick auf die darin zum Ausdruck kommende Wertschätzung für die Interviewerin weniger eindeutig. Während die Eindrucksurteile über Interview und Interviewerin auf den Adjektivskalen eine positive oder negative Wertung explizit zum Ausdruck bringen und dementsprechend den Vpn beim Ausfüllen des Fragebogens deutlich war, daß ihre Angaben auf ihre Haltung gegenüber der Interviewerin schließen lassen, dürfte eine längere Dauer der Antworten ein weniger eindeutiger und verbindlicher Indikator der Wertschätzung für die Interviewerin sein. Lediglich extrem kurze Antworten im Interview dokumentieren vergleichsweise eindeutig ein mangelndes Interesse am Gespräch und/oder ein fehlendes Eingehen auf die Interviewerin. Dagegen sahen die Interviewpartnerinnen möglicherweise in einer über ein mittleres Maß hinaus verlängerten Beantwortung der Interviewfragen kein besonderes Entgegenkommen gegenüber der Interviewerin, zumal ein Interesse der Interviewerin an einem langen Interview nicht explizit herausgestellt wurde. So gaben auch einige Vpn in der Abschlußbefragung durch den Versuchsleiter an, daß sie sich bemüht hätten, ausschweifende Monologe zu vermeiden, um der Interviewerin Gelegenheit zu geben, sich ihrerseits stärker in das Gespräch einzubringen.
Auch eine ausführlichere, zeitlich verlängerte Rückmeldung über das Interview wurde möglicherweise nicht von allen Vpn als eine Unterstützung für die Interviewerin betrachtet, sondern teilweise sogar als Ausdruck einer kritischen Haltung gegenüber der Interviewerin gewertet. So bemühten sich einige Vpn offensichtlich, die behinderte Interviewerin gerade durch eine knappe, aber eindeutig positve Rückmeldung über ihr Interview zu ermutigen.
Insgesamt können die über die Adjektivskalen erfaßten Eindrucksurteile der Vpn als ein überwiegend intentional–kontrollierter Verhaltensaspekt gewertet werden. Somit erscheint es gerechtfertigt, aufgrund des deutlichen 'Sympathie–Effektes' der Körperbehinderung auf ein Bemühen der Interviewpartnerinnen um eine freundliche und entgegenkommende Haltung gegenüber der Rollstuhlfahrerin zu schließen. Das Fehlen eines entsprechenden 'Sympathie–Effektes' bei den paraverbalen Verhaltensaspekten kann darauf zurückgeführt werden, daß die Antwort– und Rückmeldungsdauer unter den gegebenen Bedingungen von den Vpn möglicherweise nicht oder weniger intentional kontrolliert wurde oder als Indikator der Wertschätzung für die Interviewerin mehrdeutig war.

Nicht–intentionale Verhaltensaspekte. Bei der Erfassung des nonverbalen Verhaltens als einem Indikator der affektiv–motivationalen Disposition der Vpn gegenüber der Interviewerin wurde davon ausgegangen, daß Interaktionspartner im Gespräch in der Regel nicht auf ihr nonverbales Verhalten achten und mit

ihren nonverbalen Verhaltensweisen im allgemeinen keine bestimmte Absicht verfolgen. Diese Annahme sollte auch auf das nonverbale Verhalten der Vpn in der Untersuchung zutreffen, da die Verhaltensbeobachtung verdeckt erfolgte und darüber hinaus die situativen Rahmenbedingungen der Untersuchung den Interviewpartnerinnen keine Veranlassung boten, auf ihr nonverbales Verhalten während des Interviews in besonderer Weise zu achten oder sich mehr als in vergleichbaren Erstkontakten außerhalb der Laborsituation zu kontrollieren. Auch die Nachbefragung der Vpn ergab keinerlei Anzeichen dafür, daß die Vpn die Interviews als Teil einer sozialpsychologischen Untersuchung ansahen, so daß insgesamt die erhobenen nonverbalen Verhaltensaspekte als ein überwiegend nicht-intentionales Verhalten betrachtet werden können.
Die beobachteten Unterschiede im nonverbalen Verhalten der Vpn in Abhängigkeit von der Körperbehinderung der Interviewerin lassen verallgemeinernd zwei Akzente erkennen: Die vermehrten selbstmanipulativen Handbewegungen sowie die (im HAPN-Interview) kürzeren Latenzzeiten der Antworten zeigen eine erhöhte Spannung und Aktivierung der Vpn in Gegenwart der Rollstuhlfahrerin, der verringerte Blickkontakt sowie die größere räumliche Distanz (jedoch mit methodischen Vorbehalten) gegenüber der behinderten Interviewerin weisen darüber hinaus auf Vermeidungstendenzen hin.

Gegensätzliche Dispositionen gegenüber körperbehinderten Interaktionspartnern. Sofern die der Konzeption der Untersuchung zugrundeliegenden Voraussetzungen zutreffen, wonach die verbalen Eindrucksurteile über Interview und Interviewerin überwiegend intentional und die erfaßten nonverbalen Verhaltensaspekte überwiegend nicht-intentional gesteuert werden, kann aufgrund der gegenläufigen Akzentuierung des verbalen und nonverbalen Verhaltens durch die Behinderung der Interviewerin verallgemeinernd auf widersprüchliche Dispositionen gegenüber einem behinderten Interaktionspartner geschlossen werden. Eine positiv gefärbte, kognitiv-motivationale Disposition wird in dem Bemühen um eine freundliche, nicht-diskriminierende und den sozialen Erwartungen entsprechnde Haltung gegenüber dem behinderten Interaktionspartner wirksam und führt zu einer positiven Akzentuierung solcher Verhaltensaspekte, die in der Interaktion einer intentionalen Kontrolle unterliegen. Eine negativ gefärbte, affektiv-motivationale Disposition gegenüber dem behinderten Interaktionspartner setzt sich dagegen vorwiegend in spontanen, nicht-intentionalen Verhaltensaspekten durch und kommt im nonverbalen Verhalten in einer erhöhten Spannung und Aktivierung sowie in Vermeidungstendenzen gegenüber dem körperbehinderten Interaktionspartner zum Ausdruck.

5.3. Einfluß der 'Psychischen Nähe' auf das Verhalten gegenüber körperbehinderten Interaktionspartnern

Die Annahme, nach der das Wirksamwerden gegensätzlicher Dispositionen gegenüber einem körperbehinderten Interaktionspartner im Verhalten Nichtbehinderter durch das Bemühen des körperbehinderten Gegenübers um einen persönlichen Gesprächskontakt ausgelöst oder verstärkt wird, kann durch die Ergebnisse dieser Untersuchung nicht bestätigt werden. Sowohl die vorhergesagte positive Akzentuierung des verbalen Verhaltens wie auch die negative Akzentuierung einiger nonverbaler Verhaltensaspekte durch die Körperbehinderung der Interviewerin erwies sich als unabhängig von ihrem affiliativen Verhalten während des Interviews.

Angesichts der eindeutigen Ergebnisse – bei keiner der erhobenen Variablen ergab sich die nach der 'Stigma–Nähe'–Hypothese erwartete Wechselwirkung zwischen der 'Psychischen Nähe' und der 'Behinderung' – ist zu folgern, daß sich gegensätzliche Dispositionen unabhängig vom Bemühen des körperbehinderten Gegenübers um einen persönlichen Kontakt im Verhalten nichtbehinderter Interaktionspartner durchsetzen. Als vermittelnder Prozeß zur Erklärung des Wirksamwerdens gegensätzlicher Dispositionen gegenüber dem körperbehinderten Interaktionspartner wurde angenommen, daß ein die Intimität des Gesprächs forcierendes Verhalten des Körperbehinderten die Selbstaufmerksamkeit des Nichtbehinderten für seine in dieser Situation ausgelösten Gefühle und Emotionen sowie für seine persönlichen Werthaltungen und Wertmaßstäbe gegenüber der behinderten Person hervorruft. Infolge der Unsicherheit und fehlenden Erfahrung im Kontakt mit Behinderten – möglicherweise verbunden mit einem Gefühl des 'Beobachtet–Werdens' – sollte der Nichtbehinderte in dieser Situation verstärkt auf seine Gefühle gegenüber dem behinderten Interaktionspartner, der sich um einen persönlichen Kontakt bemüht zeigt, achten, sowie, angesichts der wahrgenommenen Intention seines behinderten Gegenübers, seine Aufmerksamkeit verstärkt auf die Frage nach einem den eigenen Wertmaßstäben angemessenen Verhalten richten. Nach den vorliegenden Befunden reicht offenbar ein vergleichsweise unpersönliches Verhalten des Körperbehinderten bereits aus, die Aufmerksamkeit des nichtbehinderten Interaktionspartners soweit auf seine Gefühle und Werthaltungen zu lenken, daß eine negativ gefärbte, affektiv–motivationale und eine positive, kognitiv–normative Disposition aktualisiert und verhaltenswirksam werden.

Bevor jedoch aus diesen Ergebnissen endgültige Schlußfolgerungen gezogen werden können, bleibt zu diskutieren, inwieweit mit der Operationalisierung der 'Psychischen Nähe' die 'Stigma–Nähe'–Hypothese angemessen überprüft werden konnte.

Da sich ebenso wie im HAPN–Interview wider Erwarten auch im NAPN–Interview die Behinderung der Interviewerin auf das verbale und nonverbale Verhalten der Vpn auswirkte, ist zunächst die Möglichkeit in Betracht zu ziehen, daß das Verhalten der konföderierten Interviewerin im NAPN–Interview, trotz ihrer weitgehenden verbalen und nonverbalen Zurückhaltung

von den Interviewpartnerinnen noch soweit persönlich erlebt wurde, daß infolge einer erhöhten Selbstaufmerksamkeit gegensätzliche Dispositionen aktualisiert wurden.
Allerdings sprechen die Ergebnisse der Kontrollskalen und der Themenwahlliste gegen diese Annahme (vgl. 4.4.2.2.). Insbesondere die Skala 'Wahrgenommene Psychische Distanz' wie auch die Skala 'Wahrgenommene Psychische Nähe', durch die die Vpn direkt über das Verhalten bzw. über die wahrgenommene Intention der Interviewerin befragt wurden, weisen darauf hin, daß die Interviewpartnerinnen der NAPN – Interviewerin tatsächlich nur ein geringes Bemühen zusprechen, das Gespräch persönlich zu gestalten, sondern in ihrem Verhalten die Absicht erkannten, einen unverbindlichen Gesprächskontakt beizubehalten. Darüberhinaus wurde von den Vpn in der Nachbefragung häufig die Sachlichkeit und persönliche Zurückhaltung der NAPN – Interviewerin ausdrücklich hervorgehoben, so daß insgesamt davon auszugehen ist, daß die Interviewpartnerinnen im NAPN – Interview tatsächlich eine reservierte und emotional wenig beteiligte Interviewerin erlebten, die sich an einem unpersönlichen Gesprächskontakt interessiert zeigte.
Während die Annahme eines zu persönlichen Verhaltens der Interviewerin im NAPN – Interview vor allem angesichts der Angaben der Vpn auf den Kontrollskalen nicht plausibel erscheint, ist die Möglichkeit einer Konfundierung des HAPN – und NAPN – Interviewverhaltens in Erwägung zu ziehen. Das Verhalten der Interviewerin im Interview mit hohem (HAPN) und niedrigem Ausmaß 'Psychischer Nähe' (NAPN) sollte sich hauptsächlich hinsichtlich der darin zum Ausdruck kommenden Intention der Interviewerin unterscheiden, einen persönlichen oder unpersönlichen Gesprächskontakt zur Interviewpartnerin herzustellen. Möglicherweise unterschied sich das Interaktionsverhalten der Interviewerin in beiden Interviewbedingungen aber nicht nur hinsichtlich des Bemühens, mit ihrer Partnerin ein persönliches oder unpersönliches Gespräch zu führen, sondern darüber hinaus noch im Hinblick auf weitere, für die Überprüfung der 'Stigma – Nähe' – Hypothese irrelevante Faktoren.
Während die Interviewerin im HAPN – Interview mit ihrem zugewandten nonverbalen Verhalten, ihren spontanen, privaten Äußerungen (Self – Disclosure) sowie mit ihren Interviewfragen ein konsistentes Verhalten zeigte, das von ihren Interviewpartnerinnen als angenehm und natürlich erlebt wurde, könnte im Interaktionsverhalten der NAPN – Interviewerin eine Diskrepanz zwischen ihrem reservierten nonverbalen Verhalten sowie ihren betont sachlichen Äußerungen einerseits und den vergleichsweise intimen Interviewfragen andererseits bestimmend gewesen sein. Da zugunsten der Vergleichbarkeit der Interviewbedingungen im NAPN – und im HAPN – Interview von der Interviewerin die gleichen, relativ intimen Fragen gestellt wurden (vgl. 3.3.3.), ist nicht auszuschließen, daß die Interviewpartnerinnen im NAPN – Interview nicht nur mit einem zurückhaltenden, sondern möglicherweise auch mit einem inkonsistenten Verhalten der Interviewerin konfrontiert wurden. So wird auch in alltäglichen Gesprächssituationen ein zurückhaltender Interaktionspartner, der keinen näheren Kontakt zum Gegenüber anstrebt, keine persönlichen Fragen stellen, sondern seine Fragen dieser Intention entsprechend wählen.

Eine Inkonsistenz zwischen dem reservierten Interaktionsverhalten der NAPN-Interviewerin und ihren intimen Interviewfragen könnte bei den Interviewpartnerinnen zusätzliche Spannungen und Irritationen ausgelöst und, infolge davon, ihre Aufmerksamkeit auf die situationsspezifischen Gefühle und Werthaltungen gelenkt haben, so daß auch im NAPN-Interview gegensätzliche Dispositionen gegenüber der behinderten Interviewerin aktualisiert wurden.
Darüber hinaus ist die Möglichkeit einer Konfundierung der 'Psychischen Nähe' mit dem wahrgenommenen Schweregrad der Behinderung zu erwägen. Im NAPN-Interview saß die Interviewerin gerade und symmetrisch im Rollstuhl bzw. Stuhl, während die HAPN-Interviewerin eine leicht seitlich nach vorne geneigte, asymmetrische Sitzhaltung einnahm (vgl. 3.3.2.2.). Aufgrund der geraden und etwas steif wirkenden Sitzhaltung der Rollstuhlfahrerin im NAPN-Interview könnte die Behinderung der NAPN-Interviewerin als schwerwiegender wahrgenommen worden sein als die der HAPN-Interviewerin mit ihrer insgesamt aufgelockerten Sitzhaltung. Somit könnte der Einfluß der Behinderung im NAPN-Interview auf die Wahrnehmung einer stärkeren Beeinträchtigung der Rollstuhlfahrerin zurückgeführt werden, die möglicherweise mit vermehrten Spannungen und einer erhöhten Selbstaufmerksamkeit der Interviewpartnerinnen einhergeht.
Zur Erklärung der nach der 'Stigma-Nähe'-Hypothese unerwarteten Auswirkungen der Körperbehinderung der Interviewerin auf das Interaktionsverhalten der Interviewpartnerinnen im Interview mit niedrigem Ausmaß 'Psychischer Nähe' bieten sich im Rahmen der theoretischen Annahmen (vgl. 2.1.) somit verschiedene Überlegungen an. Möglicherweise wurde auch im NAPN-Interview die Aufmerksamkeit der Interviewpartnerinnen auf Gefühle und normative Standards gelenkt dadurch, daß (1) das Interaktionsverhalten der NAPN-Interviewerin trotz ihrer Zurückhaltung noch als zu persönlich erlebt wurde, (2) die Interviewpartnerinnen durch ein inkonsistentes Interaktionsverhalten der NAPN-Interviewerin verunsichert wurden und/oder (3) die Behinderung der Interviewerin im NAPN-Interview als schwerwiegender wahrgenommen wurde als im HAPN-Interview.
Angesichts der komplexen Verhaltensvariation, wie sie mit der Operationalisierung der 'Psychischen Nähe' vorgenommen wurde, stellt sich darüberhinaus die eher konzeptionelle Frage, welche situativen Faktoren im einzelnen mit dem HAPN- und NAPN-Verhalten der Interviewerin für die Interviewpartnerinnen verändert wurden.
Durch das Interaktionsverhalten der Interviewerin sollte die von ihren Partnerinnen wahrgenommene Intention, ein persönliches oder unpersönliches Gespräch zu führen, variiert werden. Mit der Wahrnehmung des Bemühens der Interviewerin, den Gesprächskontakt persönlich oder unpersönlich zu gestalten, sollte die Verbindlichkeit der Interaktion für die Interviewpartnerinnen verändert werden, die sich aus den normativen Verhaltenserwartungen ergibt: Das auf einen engen persönlichen Gesprächskontakt ausgerichtete Verhalten der Interviewerin im HAPN-Interview sollte für die Interviewpartnerinnen einen 'Reziprozitätsdruck' erzeugen, das zugewandte Verhalten der Interviewerin zu erwidern und damit ihrem Wunsch nach einem persönlichen Kontakt nachzu-

kommen. Demgegenüber wurde erwartet, daß sich die Interviewpartnerinnen in Gegenwart der NAPN – Interviewerin, die kein Interesse an einem persönlichen Gesprächskontakt zeigte, nicht einem 'Reziprozitätsdruck' ausgesetzt sehen, d.h. sich nicht veranlaßt fühlen, sich der Interviewerin in persönlicher Weise zuzuwenden.

Die Ergebnisse der Kontrollskalen zeigen, daß das Bestreben der Interviewerin, einen unpersönlichen Gesprächskontakt herzustellen, von den Interviewpartnerinnen wahrgenommen wurde. Ob jedoch mit der wahrgenommenen Intention der Interviewerin, ein unpersönliches Gespräch zu führen, für die Interviewpartnerinnen auch die Verbindlichkeit der Interaktion (d.h. die normativen Verhaltenserwartungen) soweit verringert wurde, daß sie sich tatsächlich nicht gefordert sahen, auf die Interviewerin einzugehen, bleibt fraglich.

So sahen sich die Interviewpartnerinnen auch bei dem weitgehend zurückhaltenden Verhalten der NAPN – Interviewerin veranlaßt, ihre Fragen zu beantworten und zumindest teilweise auf ihre sachlichen Äußerungen einzugehen. Im Hinblick darauf ist anzunehmen, daß die Interviewpartnerinnen im NAPN – Interview zwar die Intention der Interviewerin, einen unpersönlichen Gesprächskontakt aufrechtzuerhalten, wahrnahmen, sich aber dennoch dem Gespräch mit der Interviewerin nicht entziehen konnten. Unter diesem Gesichtspunkt erscheint auch die Begegnung mit einer Interviewerin, die offensichtlich keinen persönlichen Kontakt anstrebt, für die Interviewpartnerinnen insoweit verbindlich, als sie keine oder nur geringe Möglichkeiten haben, dem Informationsaustausch mit ihrer Gesprächspartnerin auszuweichen und ihre Aufmerksamkeit auf Stimuli außerhalb der Interaktion zu richten.

Wenn die Verbindlichkeit der Interaktion durch die in dieser Situation wirksamen normativen Erwartungen bestimmt wird, ist davon auszugehen, daß auch die Vpn der NAPN – Interviews eine verbindliche Gesprächssituation erlebten, die es ihnen nicht erlaubte, ihre Aufmerksamkeit vom aktuellen Gesprächsgeschehen abzuwenden oder ihre Konzentration zu verringern. Sofern sich in diesem Sinne die Interviewpartnerinnen auch im NAPN – Interview mit der Erwartung konfrontiert sahen, sich auf das Gespräch mit der Interviewerin (wenngleich in unpersönlicher Form) einzulassen, ist zu erwarten, daß auch die Gegenwart einer reservierten und wenig beteiligten Rollstuhlfahrerin ihre Aufmerksamkeit auf ihre Gefühle und Werthaltungen lenkt.

Diese Überlegungen legen nahe, zwischen Verbindlichkeit und Intimität des Gesprächs genauer zu differenzieren. Möglicherweise ergibt sich die Verbindlichkeit einer Interaktion nicht allein daraus, daß ein Interaktionspartner durch sein Verhalten in der Interaktion seinen Wunsch nach einem persönlichen Gesprächskontakt kundtut und damit (im Sinne der Reziprozitätsannahme) seinen Partner zu einer Erwiderung des zugewandten Verhaltens veranlaßt, sondern wird darüber hinaus auch von den Rahmenbedingungen der Interaktion bestimmt. Vermutlich wird ein Interview auch dann als eine vergleichsweise verbindliche, von normativen Verhaltenserwartungen bestimmte Gesprächssituation erlebt, wenn die Interviewerin kein Interesse an einem persönlichen Gesprächskontakt zu erkennen gibt.

5.4. Gestörte Rückmeldungsprozesse als Grundlage von Interaktionsspannungen zwischen Behinderten und Nichtbehinderten

Die Untersuchung zeigt einen bedeutsamen Einfluß der Körperbehinderung des Gegenübers auf das Interaktionsverhalten nichtbehinderter Interaktionspartner. Im Vergleich mit dem Interaktionsverhalten gegenüber einem nichtbehinderten Interaktionspartner zeigt sich gegenüber dem körperbehinderten Interaktionspartner eine positive Akzentuierung des verbalen Verhaltens, das eine größere Wertschätzung und eine freundlich–zugewandte Haltung zum Ausdruck bringt und eine negative Akzentuierung des nonverbalen Verhaltens, das auf eine vermehrte Spannung und größere Zurückhaltung gegenüber dem behinderten Interaktionspartner schließen läßt.
Die nachfolgenden Überlegungen über die Grundlage von Interaktionsspannungen zwischen Behinderten und Nichtbehinderten gehen in zweierlei Hinsicht über die Ergebnisse dieser Untersuchung hinaus. Zum einen betreffen sie die möglichen Auswirkungen eines diskrepanten Interaktionsverhaltens Nichtbehinderter auf den behinderten Interaktionspartner und auf den Interaktionsprozeß, die mit dieser Untersuchung jedoch nicht erfaßt wurden. Zum anderen fehlen verläßliche Hinweise darauf, inwieweit die Untersuchungsergebnisse, die an einer speziellen Stichprobe (Erstsemesterinnen), in einer speziellen Interaktionssituation (Interview) und mit einer speziellen Behinderungsform der Interviewerin (Rollstuhlabhängigkeit) gewonnen wurden, auf andere Personengruppen, auf andere Begegnungssituationen und/oder auf andere Behinderungsformen übertragen werden können. Insofern bewegen sich die verallgemeinernden Schlußfolgerungen aus den Ergebnissen dieser Untersuchung in einem noch weitgehend spekulativen Rahmen, der jedoch weitere Untersuchungen sinnvoll erscheinen läßt.

Gestörte Rückmeldungsprozesse zwischen Behinderten und Nichtbehinderten. Auf die möglichen Folgen eines diskrepanten Verhaltensmusters Nichtbehinderter auf die Interaktion zwischen Behinderten und Nichtbehinderten wurde bereits im Rahmen der theoretischen Überlegungen hingewiesen (vgl. 2.1.2.). Eine entscheidende Quelle für Spannungen und Unbehagen in 'gemischten' Interaktionen wurde in der Störung der Rückmeldungsprozesse zwischen den Interaktionspartnern vermutet. Die vorliegenden Ergebnisse bieten einige Anhaltspunkte, die es erlauben, die Störung der Rückmeldungsprozesse zwischen behinderten und nichtbehinderten Interaktionspartnern hinsichtlich zweier Aspekte zu präzisieren.

Widersprüchliche Informationen nichtbehinderter Interaktionspartner. Indem der nichtbehinderte Interaktionspartner in seinem verbalen (intentionalen) Verhalten gegenüber dem Behinderten eine zugewandte Haltung und Wertschätzung zum Ausdruck bringt, gleichzeitig jedoch in seinem nonverbalen (nicht–intentionalen) Verhalten Gespanntheit und Zurückhaltung signalisiert, ist der behinderte Interaktionspartner mit widersprüchlichen Informationen von Seiten seines nichtbehinderten Gegenübers konfrontiert. Diese Diskrepanz zwischen verbalen und nonverbalen Verhaltensaspekten des nichtbehinderten Interaktionspartners erschwert es dem Behinderten, aus dem Verhalten seines Gegenübers angemessene und/oder zuverlässige Rückschlüsse auf dessen Absichten, Haltung, Intentionen, Stimmungen und Gefühle zu ziehen. Sowohl ein Aufgreifen der verbal– (intentional) vermittelten positiv–zugewandten Haltung seines nichtbehinderten Gegenübers wie auch ein Reagieren auf die nonverbalen (nicht–intentionalen) Anzeichen von Spannungs– und Vermeidungstendenzen führt zu einer Nichtübereinstimmung entweder mit dem nonverbalen oder mit dem verbalen Interaktionsverhalten des Nichtbehinderten und verursacht Spannungen und Mißverständnisse. Wenn behinderte Interaktionspartner bei dem Versuch, Klarheit über die Haltung, die Stimmung und die Gefühle ihrer nichtbehinderten Interaktionspartner zu gewinnen, mit widersprüchlichen verbalen und nonverbalen Signalen konfrontiert sind, stellt sich die Frage, welchem der beiden Informationskanäle sie ein größeres Gewicht beimessen. Die Unterscheidung zwischen intentionalem und nicht–intentionalem Verhalten, die dieser Untersuchung zugrunde liegt, ist möglicherweise auch für die Interaktionspartner bei der Gewichtung diskrepanter Informationen von Seiten ihres Partners von Bedeutung. In der Regel wird ein Interaktionspartner das nonverbale Verhalten seines Gegenübers als ein nicht–intentionales und spontanes Verhalten ansehen (vgl. SCHNEIDER et al. 1979, S.117f). Das bedeutet, der Interaktionspartner wird im allgemeinen davon ausgehen, daß sein Gegenüber mit seinen nonverbalen Verhaltensweisen keine bestimmte Absicht oder keinen speziellen Zweck verfolgt und daß er sein nonverbales Verhalten nicht bewußt kontrolliert und/oder weniger gut in der Lage ist, seine nonverbalen Reaktionen zu beeinflussen.

Sofern auch in alltäglichen Interaktionen das nonverbale Verhalten als nicht–intentional und spontan angesehen wird, sollte ein Interaktionspartner bei dem Bemühen, sich Aufschlüsse über die Gefühle und Stimmungen seines Gegenübers zu verschaffen, den nonverbalen (nicht–intentionalen) Signalen seines Partners im Zweifel eher trauen als seinen verbalen (intentionalen) Verhaltensweisen. So zeigen Untersuchungen, daß Personen, die inkonsistente verbale und nonverbale Informationen erhalten, den nonverbalen Signalen eine größere Bedeutung beimessen als den verbal übermittelten Botschaften (vgl. MEHRABIAN 1972, S.104f). Im Hinblick darauf ist anzunehmen, daß ein behinderter Interaktionspartner in den nonverbalen (nicht–intentionalen) Anzeichen von Gespanntheit und Reserviertheit seines nichtbehinderten Gegenübers im zweifelsfalle verläßlichere Hinweise auf dessen Gefühle und affektive Einstellung sieht als in dem verbalen (intentionalen) Ausdruck einer positiv–aufgeschlossenen Haltung.

Wenn behinderte Interaktionspartner die nonverbalen Signale ihrer nichtbehinderten Partner stärker gewichten und damit eher auf eine Reserviertheit und Ablehnung als auf eine Zugewandtheit ihres Gegenübers schließen, erfahren sie möglicherweise die ihnen verbal vermittelte, positiv–akzentuierte Haltung der nichtbehinderten Interaktionspartner als eine 'Scheinakzeptierung' (vgl. GOFFMAN 1967, S.152), wie es im Rahmen soziologischer Analysen unter anderen Aspekten beschrieben wurde (vgl. 1.2.).

Inkonsistente Informationen nichtbehinderter Interaktionspartner. Die Untersuchung des Zusammenhanges zwischen dem verbalen und nonverbalen Verhalten ergab Hinweise auf eine weitere mögliche Quelle von Störungen der Rückmeldungsprozesse in 'gemischten' Interaktionen. Im Interaktionsverhalten gegenüber der körperbehinderten Interviewerin zeigte sich ein geringerer Zusammenhang zwischen den erhobenen verbalen und nonverbalen Verhaltensaspekten als im Interaktionsverhalten gegenüber der nichtbehinderten Interviewerin (vgl. 4.4.). Die Körperbehinderung eines Interaktionspartners bewirkt demzufolge nicht nur eine Niveauverschiebung des verbalen und nonverbalen Verhaltens auf einem hypothetischen Zuwendung–Abwendungs–Kontinuum ('Akzentuierung'), sondern hat darüber hinaus möglicherweise auch eine Inkonsistenz zwischen verbalen und nonverbalen Verhaltensweisen zur Folge. Eine Verallgemeinerung dieses Befundes würde bedeuten, daß Behinderte neben einer Diskrepanz auch einen geringeren Zusammenhang (Konsistenz) zwischen verbalen und nonverbalen Verhaltensaspekten ihrer nichtbehinderten Interaktionspartner erleben. Die Erfahrung einer fehlenden oder geringen Vorhersagbarkeit des verbalen und nonverbalen Verhaltens könnte dazu beitragen, daß Behinderte in der Interaktion die Verhaltenssignale ihrer nichtbehinderten Interaktionspartner als weniger zuverlässig ansehen und dadurch in ihren Möglichkeiten, Aufschlüsse über die Wirkung ihres Verhaltens auf den nichtbehinderten Partners zu gewinnen, zusätzlich beeinträchtigt sind.

Aufrechterhaltung von Interaktionsspannungen durch 'sich–selbst–erfüllende Prophezeiungen'. Die Ergebnisse dieser Untersuchung lassen die Vermutung zu, daß 'gemischte' Interaktionen durch Störungen der Rückmeldungsprozesse zwischen den Interaktionspartnern infolge eines diskrepanten und inkonsistenten Interaktionsverhaltens Nichtbehinderter belastet sind. Mit Blick auf die Möglichkeiten, Spannungen und Unbehagen zwischen Behinderten und Nichtbehinderten abzubauen, stellt sich die Frage, welche Mechanismen verhindern, daß im Verlauf des Kontaktes die Diskrepanz im Interaktionsverhalten Nichtbehinderter verringert wird und die damit zur Aufrechterhaltung von Interaktionsspannungen beitragen.

Wenngleich die Untersuchungsergebnisse keine direkten Hinweise auf derartige Mechanismen bieten, soll dennoch abschließend auf einige, bereits im Abschnitt 2.1.2. ausführlicher erörterte Vermutungen über Prozesse hingewiesen werden, die möglicherweise einem Abbau der Interaktionsspannungen entgegenstehen, indem sie verhindern, daß die Störungen der Rückmeldungsprozesse innerhalb des Interaktionsverlaufes korrigiert werden.

Eine reziproke Erwiderung des diskrepanten Interaktionsverhaltens des Nichtbehinderten durch den behinderten Interaktionspartner könnte Prozesse einer 'sich–selbst–erfüllenden–Prophezeiung' auslösen und damit infolge einer gegenseitigen Erwartungsbestätigung zur Verfestigung gestörter Rückmeldungsprozesse beitragen. Dadurch, daß der behinderte Interaktionspartner das distanzierte und nervös–gespannte nonverbale Verhalten und das zugewandte verbale Verhalten seines nichtbehinderten Gegenübers erwidert, indem er seinerseits in

seinen nonverbalen (nicht–intentionalen) Verhaltensweisen Zurückhaltung und Spannungstendenzen und in seien verbalen (intentionalen) Verhaltensaspekten eine positiv–zugewandte Haltung zum Ausdruck bringt, wird sich der nichtbehinderte Interaktionspartner sowohl in seinen Spannungs– und Vermeidungstendenzen als auch in seinem (intentionalen) Bemühen um eine freundliche und zuvorkommende Haltung gegenüber dem Behinderten bestätigt sehen.
Das Erleben eines diskrepanten Interaktionsverhaltens seines behinderten Gegenübers könnte eine erhöhte Selbstaufmerksamkeit des nichtbehinderten Interaktionspartners zur Folge haben, der angesichts widersprüchlicher Informationen seines behinderten Gegenübers verstärkt auf seine Gefühle gegenüber dem Partner sowie auf seine für diese Situation geltenden normativen Standards achtet. Somit ist zu erwarten, daß die Erwiderung des diskrepanten Interaktionsverhaltens durch den Behinderten die negativ gefärbte, affektiv–motivationale und die positive, kognitiv–normative Disposition des nichtbehinderten Interaktionspartners verstärkt.

Möglichkeiten des Abbaus von Interaktionsspannungen. Konkrete Handlungsanweisungen zum Abbau von Interaktionsspannungen zwischen Behinderten und Nichtbehinderten lassen sich aus den Ergebnissen dieser Untersuchung nicht ableiten. Aus der Perspektive der theoretischen Annahmen erscheinen jedoch die Erfolgsaussichten von Bemühungen, durch Informationen und Aufklärung oder durch Appelle an den 'guten Willen' Nichtbehinderter, Spannungen und Unbehagen zu reduzieren, gering. Ausgehend von den theoretischen Modellvorstellungen (vgl. 2.1.) sind allerdings zwei Ansatzpunkte erkennbar, die möglicherweise praktische Wege zur Entspannung des Verhältnisses zwischen Behinderten und Nichtbehinderten aufzeigen.

Verringerung der Selbstaufmerksamkeit. Sofern eine erhöhte Selbstaufmerksamkeit des Nichtbehinderten in der Erstbegegnung mit einem Behinderten entscheidend zur Aktualisierung einer negativ gefärbten, affektiv–motivationalen und einer positiven, kognitiv–normativen Disposition beiträgt, gilt es, Kontaktbedingungen herzustellen, die die Selbstaufmerksamkeit der Beteiligten verringern bzw. solche Begegnungssituationen zu schaffen oder aufzusuchen, in denen affektive Reaktionen und persönliche Normen nicht im Zentrum der Aufmerksamkeit stehen. Wie die Untersuchungsergebnisse vermuten lassen, bringt jedoch bereits ein vergleichsweise unpersönlicher Kontakt mit einem behinderten Interaktionspartner die Selbstaufmerksamkeit Nichtbehinderter mit sich, wenn normative Erwartungen eine weitgehende Konzentration auf den Gesprächsaustausch mit dem behinderten Gegenüber verlangen. Eine reduzierte Selbstaufmerksamkeit wird dagegen eher in solchen Kontaktsituationen zu erwarten sein, die keine ausschließliche Zuwendung auf einen Informationsaustausch mit dem Interaktionspartner erfordern, sondern die Möglichkeit zulassen, die Aufmerksamkeit von der eigenen affektiven Befindlichkeit und normativen Ansprüchen weg auf außerhalb des Gesprächsgeschehens liegende Stimuli zu lenken. Solche

Bedingungen werden am ehesten in solchen Kontakten gegeben sein, bei denen eine gemeinsame Aufgabe im Vordergrund steht (Arbeitskontakte), bei denen die Beteiligten gemeinsamen Interessen nachgehen (Hobbies, Freizeit- und Sportaktivitäten) oder an denen mehrere Personen beteiligt sind. Derartige Begegnungssituationen ermöglichen es den Beteiligten eher, ihre Aufmerksamkeit von ihren gefühlsmäßigen Regungen und von der Frage nach einem ihren persönlichen Wertmaßstäben angemessenen Verhalten abzulenken und auf außenstehende Sachverhalte zu richten.

Unterbrechung der 'sich-selbst-erfüllenden-Prophezeihung'. Wenn die Erwiderung des diskrepanten Interaktionsverhaltens durch den behinderten Interaktionspartner die negativ gefärbte, affektiv-motivationale und die positive, kognitiv-normative Disposition des nichtbehinderten Interaktionspartners im Sinne einer 'sich-selbst-erfüllenden-Prophezeihung' verstärkt, sollten Bedingungen, die diesen Prozeß der gegenseitigen Erwartungsbestätigung durchbrechen, zum Abbau von Spannungen und Unbehagen zwischen Behinderten und Nichtbehinderten beitragen.

Da Behinderte häufiger als Nichtbehinderte mit dem Problem eines diskrepanten Interaktionsverhaltens konfrontiert werden, könnte die Stärkung der sozialen Kompetenz Behinderter möglicherweise verhindern, daß sie durch eine Erwiderung des diskrepanten Interaktionsverhaltens zur Störung der Rückmeldungsmechanismen in 'gemischten' Interaktionen beitragen. Eine Förderung der sozialen Fertigkeiten mit dem Ziel, Behinderte auf ein widersprüchliches und inkonsistentes Interaktionsverhalten Nichtbehinderter einzustellen und ein Verhaltensrepertoire aufzubauen, daß es ihnen erleichtert, auf ein widersprüchliches und inkonsistentes Verhalten des nichtbehinderten Gegenübers in entspannter und selbstsicherer Weise zu reagieren, sollte einer Verfestigung gestörter Rückmeldungsprozesse im Verlauf der Interaktion entgegenwirken und zur Entkrampfung sozialer Kontakte zwischen Behinderten und Nichtbehinderten beitragen.

6. Zusammenfassung der Untersuchung

Spannungen, Unbehagen und Verlegenheit zwischen Behinderten und Nichtbehinderten erschweren es behinderten Menschen, soziale Kontakte zu Nichtbehinderten aufzubauen und aufrechtzuerhalten. Ziel dieser Arbeit ist es, die Verhaltensgrundlage von Interaktionsspannungen zwischen Behinderten und Nichtbehinderten aufzuklären.

In einem theoretischen Überblick wurden die Ergebnisse empirischer Untersuchungen sowie soziologische und sozialpsychologische Ansätze zu diesem Thema erörtert. Es zeigte sich, daß vorliegende theoretische Erklärungsansätze den Ergebnissen experimenteller Untersuchungen des Interaktionsverhaltens Nichtbehinderter gegenüber behinderten Interaktionspartnern nur unzureichend gerecht werden.

Ausgehend von den Ergebnissen experimenteller Interaktionsstudien wurde ein Modell zur Erklärung des Verhaltens Nichtbehinderter gegenüber behinderten Interaktionspartern entwickelt. Danach führt das Bemühen eines behinderten Interaktionspartners um einen persönlichen Kontakt beim nichtbehinderten Interaktionspartner infolge einer erhöhten Selbstaufmerksamkeit zur Aktualisierung einer negativ–gefärbten, affektiv–motivationalen und einer positiv–getönten, kognitiv–normativen Disposition. Die positive, kognitiv–normative Disposition wird über intentionale Steuerungsprozesse im verbalen Verhalten gegenüber dem behinderten Interaktionspartner wirksam, während sich die negative, affektiv–motivationale Disposition in überwiegend nicht–intentional kontrollierten, nonverbalen Verhaltensaspekten durchsetzt.

Mit dem Ziel, spannungserzeugende Verhaltensmuster in 'gemischten' Interaktionen aufzuzeigen, wurden in experimentell kontrollierten Interviews verbale und nonverbale Verhaltensaspekte nichtbehinderter Vpn gegenüber einer körperbehinderten oder nichtbehinderten Interviewerin erfaßt, die in ihrem Interaktionsverhalten während des Interviews entweder ein Bemühen um einen persönlichen Gesprächskontakt zu ihrer Interviewpartnerin erkennen ließ oder den Wunsch verdeutlichte, einen unpersönlichen Gesprächskontakt beizubehalten. Ausgehend von den theoretischen Überlegungen wurde ein positv–akzentuiertes verbales (intentionales) Verhalten (im Sinne einer größeren Wertschätzung für die Interviewerin) und ein negativ–akzentuiertes nonverbales (nicht–intentionales) Verhalten (im Sinne einer vermehrten Spannung und Zurückhaltung) gegenüber der körperbehinderten Interviewerin erwartet, die sich im Interview um einen persönlichen Kontakt zu ihrer Interviewpartnerin bemüht zeigte ('Stigma–Nähe'–Hypothese).

Erwartungsgemäß wurde das affiliative Verhalten der Interviewerin von ihren Interviewpartnerinnen erwidert. Gegenüber der Interviewerin, die in ihrem Interaktionsverhalten während des Interviews ihr Bemühen um einen persönlichen Kontakt erkennnen ließ, zeigten die Vpn in ihrem nonverbalen Verhalten eine stärkere Zugewandtheit und Involviertheit und in ihrem verbalen Verhalten eine größere Wertschätzung für die Interviewerin und ihr Interview, als gegenüber der Interviewerin, die sich in ihrem Verhalten bestrebt zeigte, einen unpersönlichen Gesprächskontakt während des Interviews aufrechtzuerhalten.

Die 'Stigma—Nähe'—Hypothese konnte nicht bestätigt werden. Die Ergebnisse zeigen jedoch einen bedeutsamen Einfluß der Körperbehinderung der Interviewerin, unabhängig davon, ob sie durch ihr Verhalten während des Interviews den Wunsch nach einem persönlchen oder unpersönlichen Gesprächskontakt zu erkennen gab. Die Körperbehinderung der Interviewerin führte zu einer negativen Akzentuierung einiger nonverbaler Verhaltensaspekte und zu einer positiven Akzentuierung verbaler Verhaltensaspekte der Interviewpartnerinnnen. Im Vergleich zum Interaktionsverhalten gegenüber der nichtbehinderten Interviewerin reduzierten die Interviewpartnerinnen den Blickkontakt mit der behinderten Interviewerin, zeigten im Interview der behinderten Interviewerin vermehrte selbstmanipulative Hand—/Arm—Bewegungen und wählten nach dem Interview in einer erneuten Begegnungssituation zur Rollstuhlfahrerin eine größere räumliche Distanz als zur nichtbehindertzen Interviewerin.
Während das nonverbale Verhalten gegenüber der behinderten Interviewerin auf Spannungs— und Vermeidungstendenzen der Interviewpartnerinnen schließen läßt, zeigte sich in ihren verbalen Eindruckurteilen über die Interviewerin und ihr Interview ein 'Sympathie—Effekt' der Körperbehinderung. Unabhängig von ihrem affiliativen Verhalten während des Interviews wurde die behinderte Interviewerin und ihr Interview positiver beurteilt, als die nichtbehinderte Interviewerin.
Die Ergebnisse verweisen auf eine Diskrepanz im Interaktionsverhalten Nichtbehinderter gegenüber körperbehinderten Interaktionspartnern. Im intentionalen (verbalen) Verhalten Nichtbehinderter wird das Bemühen um eine freundliche und zuvorkommende Haltung gegenüber dem körperbehinderten Interaktionspartner sichtbar, während in nicht—intentionalen (nonverbalen) Verhaltensaspekten Spannungs— und Vermeidungstendenzen zum Ausdruck kommen.
Damit können Interaktionsspannungen zwischen Behinderten und Nichtbehinderten auf eine, durch ein diskrepantes Interaktionsverhalten Nichtbehinderter hervorgerufene Störung der Rückmeldungsprozesse zurückgeführt werden. Durch ein positiv—akzentuiertes verbales (intentionales) und ein negativ—akzentuiertes nonverbales (nicht—interntionales) Verhalten des Nichtbehinderten wird der behinderte Interaktionspartner mit widersprüchlichen Informationen seitens seines nichtbehinderten Gegenübers konfrontiert. Indem das verbale (intentionale) Verhalten Zugewandtheit und eine positive Wertschätzung und das nonverbale (nicht—intentionale) Verhalten Reserviertheit und Gespanntheit sinalisiert, ist es für den behinderten Interaktionspartner erschwert, aus dem Verhalten seines nichtbehinderten Gegenübers angemessene und zuverlässige Rückschlüsse auf dessen Haltung, Intentionen, Gefühle etc. zu ziehen. Eine reziproke Erwiderung des diskrepanten Interaktionsverhaltens durch den behinderten Interaktionspartner könnte möglicherweise Prozesse einer 'sich—selbst—erfüllenden—Prophezeiung' auslösen und so infolge einer gegenseitigen Erwartungsbestätigung zur Aufrechterhaltung von Interaktionsspannungen beitragen.

7. Literaturverzeichnis

ALBRECHT, G.L., WALKER, V.G. & LEVY, J.A. Social distance from the stigmatized. A test of two theories. Social Science and Medicine, 1982, 16, 1319–1327.

ALTEMÖLLER, R. & EGGERT, D. Körperliche Ästhetik und Interaktion mit Behinderten – Überlegungen zu einer "Psychologie der Häßlichkeit". Behindertenpädagogik, 1981, 20, 343–356.

ALTMAN, I. & TAYLOR, D.A. Social penetration: The development of interpersonal relationships. New York: Holt, Rinehart & Winston 1973.

ANTHONY, W.A. Societal rehabilitation: Changing society's attitudes toward the physically and mentally disabled. Rehabilitation Psychology, 1972, 19, 117–126.

ARCHER, R.L. Role of personality and the social situation. In: G.J. CHELUNE (Ed.), Self–Disclosure–Origins, Patterns and Implications of Openness in Interpersonal Relationships. San Francisco: Jossey–Bass 1979, 28–58.

ARCHER, R.L. & BERG, J.H. Disclosure reciprocity and its limits: A reactance analysis. Journal of Experimental Social Psychology, 1978, 14, 527–540.

ARGYLE, M. Social interaction. London: Methuen 1969 (1973^2).

ARGYLE, M. Bodily Communication. London: Methuen 1975.

ARGYLE, M. & DEAN, J. Eye–contact, distance and affiliation. Sociometry, 1965, 28, 289–304.

ARGYLE, M. & COOK, M. Gaze and mutual gaze. Cambridge: Cambridge University Press 1976.

BANDURA, A. Social learning theory. Englewood Cliffs: Prentice Hall 1977.

BATES, R.E. Meaning of `disabled' and `handicapped': Their relationship to each other and specific defects. Dissertation University of Houston 1965. Dissertation Abstracts International 1965, 26/02, S. 1166.

BELGRAVE, F.Z. & Mills, I. Effects upon desire for social interaction with a physically disabled person of mentioning the disability in different contexts. Journal of Applied Social Psychology, 1981, 11, 44–57.

BEM, D.J. Self-perception theory. In: L. BERKOWITZ (Ed.), Advances in Experimental Social Psychology, (Vol. 6). New York: Academic Press 1972, 1–62.

BIERHOFF, H.W. Personenwahrnehmung. Berlin: Springer 1986.

BIRDWHISTELL, R.L. Kinesics and context. Philadelphia: University of Pennsylvania Press 1970.

BORTZ, J. Lehrbuch der Statistik. Berlin: Springer 1985.

BRABHAM, R.E. & THORESON, R.W. Relationship of client preferences and counselor's physical disability. Journal of Counseling Psychology, 1973, 20, 10–15.

V. BRACKEN, H. Vorurteile gegen behinderte Kinder, ihre Familien und Schulen. Berlin: Marhold 1976.

BREED, G. The effect of intimacy: Reciprocity or retreat. British Journal of Social and Clinical Psychology, 1972, 11, 134–142.

BREHM, J.W. A theory of psychological reactance. New York: Academic Press 1966.

BUCK, R. The physiological base of nonverbal communication. In: W.M. WAID (Ed.), Sociophysiology. New York: Springer 1984, 139–161.

BULL, P. Body movement and interpersonal communication. New York: Wiley 1983.

BUSZ, M., COHEN, R., POSER, V., SCHÜMER, A., SCHÜMER, R. & SONNENFELD, C. Die soziale Bewertung von 880 Eigenschaftsbegriffen sowie die Analyse der Ähnlichkeitsbeziehungen zwischen einigen dieser Begriffe. Zeitschrift für Experimentelle und Angewandte Psychologie, 1972, 19, 282–308.

CANTER, F.M. The relationship between authoritarian attitudes, attitudes toward mental patients and effectiveness of clinical work with mental patients. Journal of Clinical Psychology, 19, 1963, 124–127.

CAPELLA, J.N. Mutual influence in expressive behavior: Adult – adult and infant – adult interaction. Psychological Bulletin, 1981, 89, 101–132.

CAPPELLA, J.N. & GREEN, J.O. A discrepancy–arousal explanation of mutual influence in expressive behavior for adult and infant–adult interaction. Communication Monograph, 1982, 49, 89–114.

CARVER, C.S., GLASS, D.C., SNYDER, M.L. & KATZ, I. Favorable evaluations of stigmatized others. Personality and Social Psychology Bulletin, 1977, 3, 232–235.

CARVER, C.S., GLASS, D.C. & KATZ, I. Favorable evaluations of blacks and the handicapped: Positive prejudice, unconscious denial, or social desirability? Journal of Applied Social Psychology, 1978, 8, 97–106.

CARVER, C.S., GIBBONS, F.X., STEPHAN, W.G., GLASS, D.C. & KATZ, I. Ambivalence and evaluative response amplification. Bulletin of the Psychonomic Society, 1979, 13, 50–52.

CERTNER, B.C. The exchange of self–disclosures in same–sexed groups of strangers. Journal of Consulting and Clinical Psychology, 1973, 40, 292–297.

CHAIKIN, A.L. & DERLEGA, V.J. Self–disclosure. Morristown: General Learning Press 1974.

CHAPMAN, A.J. Eye contact, physical proximity and laughter: A re–examination of the equilibrium model of social intimacy. Social Behavior and Personality, 1975, 3 (2), 143–155.

CHELUNE, G.J. Nature and assessment of self–disclosing behavior. In: P. McREYNOLDS (Ed.), Advances in Psychological Assessment IV. San Francisco: Jossey–Bass 1978, 278–320.

CHELUNE, G.J. Measuring openess in interpersonal communication. In: G.J. CHELUNE (Ed.), Self–disclosure – Origins, Patterns, and Implications of Openess in Interpersonal Relationships. San Francisco: Jossey–Bass 1979.

CHELUNE, G.J. Summery, implicaitons, and future perspectives. In: G.J. CHELUNE (Ed.), Self–disclosure–Origins, Patterns and Implicaitons of Openness in Interpersonal Relationships. San Francisco: Jossey–Bass 1979b, 243–260.

CHEVIGNY, H. & BRAVERMAN, S. The adjustment of the blind. New Haven 1950.

CHRISTIANSEN-BERNDT, K. Vorurteile gegenüber geistig behinderten Kindern. Meinungen, Einstellungen und Handlungsabsichten gegenüber schwer geistig behinderten Kindern und ihren Familien. Wien/München: Jugend und Volk 1981.

CLINE, M.G. The perception of where a person is looking. American Journal of Psychology, 1967, 80, 41-50.

CLOERKES, G. Einstellung und Verhalten gegenüber Körperbehinder-ten. Berlin: Marhold 1979 (unveränderte Neuauflage 1980)

CLOERKES, G. Sozio-kulturelle Bedingungen für die Entstehung von Einstellungen gegenüber Behinderten. Vierteljahresschrift für Heilpädagogik und ihre Nachbargebiete, 1980, 49, 259-273.

CLOERKES, G. Die Problematik widersprüchlicher Normen in der sozialen Reaktion auf Behinderte. Vierteljahresschrift für Heilpädagogik und ihre Nachbargebiete, 1984, 53, 25-40.

COHEN, J. & STRUENING, E.L. Opinions about mental illness: Hospital social atmosphere profiles and their relevance to effectiveness. Journal of Consulting Psychology, 1964, 28, 291-298.

COMER, R.J. & PILIAVIN, J.A. The effects of physical deviance upon face-to-face interaction: The other side. Journal of Personality and Social Psychology, 1972, 23, 33-39.

COMER, R.J. & PILIAVIN, J.A. As others see us: Attitudes of physically handicapped and normals toward own and other groups. Rehabilitation Literature, 1975, 36, 206-211.

COOK, M. & SMITH, J.M.C. The role of gaze in impression formation. British Journal of Social and Clinical Psychology, 1975, 14, 19-25.

COWEN, E.L., BOBROVE, P.H., ROCKWAY, A.M. & STEVENSON, J. Development and evaluation of an attitudes to deafness scale. Journal of Personality and Social Psychology, 1967, 6, 183-191.

COZBY, P.C. Self-disclosure: A literature review. Psychological Bulletin, 1973, 79, 73-79.

V. CRANACH, M. & ELLGRING, J.H. Problems in the recognition on gaze direction. In: M. v. CRANACH & I. VINE (Eds.), Social Communication and Movement. London: Academic Press 1973, 419–443.

DAVIS, F. Deviance disavowal: The management of strained interaction by the visible handicapped. Social Problems, 1961, 9, 120–132.

DAVIS, F. Neutralisierung der Abweichung: Die Bearbeitung gespannter Interaktionsbeziehungen bei sichtbar Behinderten. In: H. STRASSER (Hrsg.), Fortschritte der Heilpädagogik Bd. 1. Berlin: 1968, 69–84.

DERLEGA, V.J. & GRZELAK, J. Appropriateness of self–disclosure. In: G.J. CHELUNE (Ed.), Self–disclosure Origins, Patterns, and Implications of Openness in Interpersonal Relationships. San Francisco: Jossey–Bass 1979, 151–176.

DIENSTBIER, R.A. Positive and negative prejudice: Interactions of prejudice with race and social desirability. Journal of Personality, 1970, 38, 198–215.

DILLON, W.R. & KUMAR, A. Attitude organization and the attitude–behavior relation : A critique of Bagozzi and Burnkrant's reanalysis of Fishbein and Ajzen. Journal of Personality and Social Psychology, 1985, 49 (1).

DIXON, W.J., BROWN, M.B., ENGELMAN, L., FRANE, J.W., HILL, M.A., JENNRICH, R.I. & TOPOREK, J.D. BMDP statistical software. Berkeley: University of California Press 1983.

DONALDSON, J. Changing attitudes toward handicapped persons: A review and analysis of research. Exceptional Children, 1980, 46 (7), 504–515.

DOOB, A.N. & ECKER, B.P. Stigma and compliance. Journal of Personality and Social Psychology, 1970, 14, 302–304.

DUNCAN, S. Some signals and rules for taking speaking turns in conversations. Journal of Personality and Social Psychology, 1972, 23, 283–292.

DUNCAN, S. & FISKE, D.W. Face–to–face interaction: Research, methods and theory. Hillsdale: Erlbaum 1977.

DUVAL, S. & WICKLUND, R.A. A theory of objective self-awareness. New York: Academic Press 1972.

EDELMANN, R.J., DONE, B., EASTERBROOK, J., EVANS, J., FOSTER, T. & GREEN, M. Disablement and eye contact. Perceptual and Motor Skills, 1984, 58, 849-851.

EFRAN, J.S. Looking for approval: effects on visual behavior of approbation from persons differing in importance. Journal of Personality and Social Psychology, 10, 21-25.

EFRAN, J.S. & BROUGHTON, A. Effect of expectancies for social approval on visual behavior. Journal of Personality and Social Psychology, 1966, 4(1), 103-107.

EGGLI, U. Herz im Korsett. Tagebuch einer Behinderten. Gümlingen: Zytglogge 1981.

EISER, J.R. Cognitive aspects of stereotypes. New York: McGraw-Hill 1980.

EKMAN, P. Three classes of nonverbal behavior. In: W. v. RAFFLER-ENGEL (Ed.), Aspects of Nonverbal Communication. Lisse: Swets and Zeitlinger B.V. 1980, 89-102.

EKMAN, P. Movements with precise meanings. Journal of Communication, 1976, 26, 14-26.

EKMAN, P. Hand movements. Journal of Communication, 1972, 22, 353-374.

EKMAN, P. & FRIESEN, W.V. Non-verbal behavior and psychopathology. In: R.J. FRIEDMAN & M.M. KATZ (Eds.), The Psychology of Depression: Contemporary Theory and Research. Washington, D.C.: Winston and Sons 1974.

EKMAN, P., FRIESEN, W.V. & SCHERER, K. Body movement and voice pitch in deceptive interaction. Semiotica, 1976, 16, 23-27.

EKMAN, P. & FRIESEN, W.V. The repertoire of nonverbal behavior: Categories, origins, usage and coding. Semiotica, 1969, 1, 49-98.

EKMAN, P. & FRIESEN, W.V. Handbewegungen. In: K.R. SCHERER & H.G. WALLBOTT (Hrsg.), Nonverbale Kommunikation: Forschungsberichte zum Interaktionsverhalten. Weinheim: Beltz, 1979, 108–123.

ELLSBERRY, N.L. Attitudes toward persons with physical disabilities. Dissertation, University of Kansas 1973. Dissertation Abstracts International, 1974, 34 (7–A), 4403–A.

ELLSWORTH, R.B. A behavioral study of staff attitudes toward mental illness. Journal of Abnormal Psychology, 1965, 70, 194–200

ELLSWORTH, P.C. & CARLSSMITH, J.M. Effects of eye contact and verbal content on affective response to a dyadic interaction. Journal of Personality and Social Psychology, 1968, 10, 15–20.

ELLSWORTH, P. & ROSS, L. Intimacy in response to direct gaze. Journal of Experimentel Social Psychology, 1975, 11, 592–613.

ELLSWORTH, P.C. & LUDWIG, L.M. Visual behavior in social interaction. Journal of Communication, 1972, 22, 375–403.

ELLSWORTH, P.C., CARLSSMITH, J.M. & HENSON, A. The stare as a stimulus to flight in human subjects: A series of field experiments. Journal of Personality and Social Psychology, 1972, 21, 302–311.

ESSER, F.O. Soziale Einstellungen von Schulkindern zu körperbehinderten Mitschülern. Neuburgweier: Schindele 1975.

ESSER, F.O. Sozialpsychologische Untersuchungen bezüglich der Eingliederung körperbehinderter Kinder. Institutsbericht der Forschungsgemeinschaft "Das körperbehinderte Kind" e.V., Köln 1967.

EVANS, G.W. & HOWARD, R.B. Personal space. Psychological Bulletin, 1973, 80, 334–344.

EXLINE, R.V. Visual interaction: The glances of power and preference. In: S. WEITZ (Ed.), Nonverbal Communication. Readings with Commentary. New York: Oxford University Press 1974, 65–92.

EXLINE, R.V., ELLYSON, S.L. & LONG, B. Visual behavior as an aspect of power role relationship. In: P. PILNER, L. KRAMES & T. ALLOWAY (Eds.), Advances in the Study of Communication and Affect, (Vol. 2). New York: Plenum 1975.

EXLINE, R.V. & WINTERS, L.S. Affective relations and mutual glances in dyads. in: S.S. TOMKINS & C.W. IZARD (Hrsg.) Affect, Cognition, and Personality. New York, 1965.

FARINA, A. The stigma of mental disorders. In: A.G. MILLER (Ed.), In the Eye of the Beholder. New York: Praeger 1982, 305–363.

FARINA, A., HOLLAND, C.H. & RING, K. The role of stigma and set in interpersonal interaction. Journal of Abnormal Psychology, 1966, 71, 421–428.

FARINA, A., ALLEN, J.G. & SAUL, B.B. The role of the stigmatized person in affecting social relationships. Journal of Personality, 1968a, 36, 169–182.

FARINA, A., SHERMAN, M. & ALLEN, J.G. Role of physical abnormalities in interpersonal perception and behavior. Journal of Abnormal Psychology, 1968b, 73, 590–593.

FAZIO, R.H. & ZANNA, M.P. Direct experience and attitude–behavior consistency. In: L. BERKOWITZ (Ed.), Advances in Experimental Social Psychology, (Vol. 14). New York: Academic Press 1981, 161–202.

FAZIO, R.H., CHEN, J.M., McDONEL, E.C. & SHERMAN, S.J. Attitude accessibility, attitude–behavior consistency, and the strength of the object–evaluation association. Journal of Experimental Social Psychology, 1982, 18, 339–357.

FENZ, W.D.J. & EPSTEIN, S. Measurement of approach–avoidance conflict along a stimulus dimension by a thematic apperception test. Journal of Personality, 1962, 30, 613–632.

FIRESTONE, I.J. Reconciling verbal and nonverbal model of dyadic communication. Environmental Psychology and Nonverbal Behavior, 1977, 2, 30–44.

FISCHER, H.E. Who volunteers for companionship with mental patients? A study of attitude–belief–intention relationships. Journal of Personality, 1971, 39, 552–563.

FISHER, J.D. & BYRNE, D. Too close for comfort: Sex differences in response to invasions of personal space. Journal of Personality and Social Psychology, 1975, 32, 15–21.

FREED, E.X. Opinions of psychiatric hospital personnel and college students toward alcoholism, mental illness, and physical disability: An exploratory study. Psychological Reports, 1964, 15, 615–618.

FREEDMAN, N. The analysis of movement behavior during clinical interview. In: A. SIEGMAN & B. POPE (Eds.), Studies in Dyadic Communication. New York: Pergamon Press 1972, 153–176.

FREEDMAN, N. Hands, words and mind: On the structuralisation of body movements during discourse. In: N. FREEDMAN & S. GRAND (Eds.), Communicative Structures and Psychic Structures. New York: Plenum 1977, 109–132.

FREEDMAN, N. & HOFFMAN, S.P. Kenetic behavior in altered clinical states: Approach to objective analysis of motor behavior during clinical interviews. Perceptual and Motor Skills, 1967, 24, 527–539.

FREEDMAN, H., O'HANLON, J., OLTMAN, P. & WITKIN, H.A. The imprint of psychological differentiation on kinetic behavior in varying communicative contexts. Journal of Abnormal Psychology, 1972, 79, 239–258.

FREEDMAN, N., BLASS, T., RIFKIN, A. & QUITKIN, F. Body movements and the verbal encoding of aggressive affect. Journal of Personality and Social Psychology, 1973, 26, 72–85.

FREIDSON, E. Disability as social deviance. In: M.B. SUSSMAN (Ed.), Sociology and Rehabilitation. Washington (D.C.): American Sociological Association 1966, 71–99.

FREY, S. & von CRANACH, M. A method for the assessment of body movement variability. In: V. CRANACH, M. & VINE, J. , Social Communication and Movement: Studies of Interaction and Expression in Man and Chimpanzee. London: Academic Press 1973, Kap. 9, 389–418.

FREY, S. & POOL, J. A new approach to the analysis of visible behavior. Forschungsberichte aus dem Psychologischen Institut, Universität Bern, 1976.

FREY, D., WICKLUND, R.A. & SCHEIER, M.F. Die Theorie der objektiven Selbstaufmerksamkeit. In: D. FREY (Hrsg.), Kognitive Theorien der Sozialpsychologie. Bern: Huber 1978, 192–216.

FRIESEN, W.V., EKMAN, P. & WALLBOTT, H. Measuring hand movements. Journal of Nonverbal Behavior, 1979, 4, 97–112.

GALBREATH, J. & FEINBERG, L.B. Ambiguity and attitudes towards employment of the disabled: A multidimensional study. Rehabilitation Psychology, 1973, 20, 165–173.

GARGIULO, R.M. & YONKER, R.J. Assessing teachers' attitude toward the handicapped: A methodological investigation. Psychology in the Schools, 1983, 20, 229–233.

GIBBONS, F.X., STEPHAN, W.G., STEPHENSON, B. & PETTY, C.R. Reactions to stigmatized others: Response amplification vs. sympathy. Journal of Experimental Social Psychology, 1980, 16, 591–605.

GIBSON, J.J. & PICK, A.D. Perception of another person's looking behavior. American Journal of Psychology, 1963, 76, 386–394.

GOFFMAN, E. Encounters. Two studies in the sociology of interaction. Indianapolis: Bobbs Merrill Company 1961.

GOFFMAN, E. Stigma: Notes of the management of spoiled identity. Englewood Cliffs: Prentice Hall 1963.

GOFFMAN, E. Stigma. Über Techniken der Bewältigung beschädigter Identität. Frankfurt: Suhrkamp 1967.

GOLDSTEIN, M.A., KILROY, M.C. & VAN DE VOORT, D. Gaze as a function of conversation and degree of love. Journal of Psychology, 1976, 92, 227–234.

GOLIN, A.K. Stimulus variables in the measurement of attitudes toward disability. Rehabilitation Counseling Bulletin, 1970, 14, 20–26.

GOULDNER, A.W. The norm of reciprocity: A preliminary statement. American Sociological Review, 196o, 25 (2), 161–178.

GRAND, S.A., BERNIER, J.E. & STROHMER, D.C. Attitudes toward disabled persons as a function of social context and specific disability. Rehabilitation Psychology, 1982, 27, 165–174.

GREENBERG, C.I. & FIRESTONE, I.J. Compensatory responses to crowding: Effects of personal space intrusion and privacy reduction. Journal of Personality and Social Psychology, 1977, 35, 637–644.

HARPER, R.G., WIENS, A.N. & MATARAZZO, J.P. Nonverbal communication. New York: Wiley 1978.

HARTH, R. Attitudes towards minority groups as a construct in assessing attitudes towards the mentally retarded. Education and Training of the Mentally Retarded, 1971, 6, 142–147.

HASTORF, A.H., NORTHCRAFT, G.B. & PICCIOTTO, S.R. Helping the handicapped: How realistic is the performance feedback? Personality and Social Psychology Bulletin, 1979, 5, 373–376.

HAYDUK, L.A. Personal space: An evaluative and orienting overview. Psychological Bulletin, 1978, 85, 117–134.

HAYS, W.L. Statistics for the social science. London: Holt, Rinehart & Winston 1973.

HEBB, D.O. On the nature of fear. Psychological Review, 1946, 53, 259–276.

HEINEMANN, W., PELLANDER, F., VOGELBUSCH, A. & WOJTEK, B. Meeting a deviant person: Subjective norms and affective reactions. European Journal of Social Psychology, 1981, 11, 1–25.

HENLEY, N.M. Body politics. Power, sex and nonverbal communication. Englewood Cliffs: Prentice–Hall 1977.

HENSLE, U. Einführung in die Arbeit mit Behinderten. Heidelberg: Quelle & Meyer 1979.

HOLTZ, K.–L. (Hrsg.) War's das. Eine Bilanz zum Jahr der Behinderten. Heidelberg: Schindele, 1982.

HORNE, M.D. Attitudes toward handicapped students: Professional, peer, and parent reactions. Hillsdale: Erlbaum 1985.

IMADA, A.S. & HAKEL, M.D. Influence of nonverbal communication and rater proximity on impressions and decisions in simulated employment interviews. Journal of Applied Psychology, 1977, 62 (3), 295–300.

INGWELL, R.H., THORESON, R.W. & SMITS, S.J. Accuracy of social perception of physically handicapped persons. Journal of Social Psychology, 1967, 72, 107–116.

JAFFE, J. Attitudes of adolescents toward persons with disabilities. Dissertation, Columbia University, 1965. Dissertation Abstracts International, 1965, 26/02, S. 1199.

JAFFE, J. "What's in a name" – Attitudes toward disabled persons. Personnel and Guidance Journal, 1967, 45, 557–560.

JAKUBIK, H. Vom Außenseiter zum Partner. Wege zum Abbau sozialer Distanz zwischen Behinderten und Nichtbehinderten. Rehabilitation, 1978, 17, 194–210.

JANKE, W. & DEBUS, G. Die Eigenschaftswörterliste. Göttingen: Hogrefe 1978.

JANSEN, G.W. Die Einstellung der Gesellschaft zu Körperbehinderten. Eine psychologische Analyse zwischenmenschlicher Beziehungen aufgrund empirischer Untersuchungen. Neuburgweier: Schindele 1972.

JANSEN, G.W. Der Behinderte und die Gesellschaft – Möglichkeiten und Grenzen der Einstellungsforschung und Einstellungsänderung. in: J.F. SCHOLZ (Hrsg.), Rehabilitation als Schlüssel zum Dauerarbeitsplatz. Rehabilitation und Prävention 10. Berlin: Springer, 1979, 63–71.

JONES, R.L. The hierarchical structure of attitudes toward the exceptional. Exceptional Children, 1974, 40, 430–435.

JONES, E.E. Interpersonal distancing behavior of hearing–impaired vs. normal–hearing children. Volta Review, 1985, 223–230.

JONES, E.E. & ARCHER, R.L. Are there special effects of personalistic self–disclosure? Journal of Experimental Social Psychology, 1976, 12, 180–193.

JOURARD, S.M. Self–disclosure and other cathexis. Journal of Abnormal Social Psychology, 1959, 59, 428–431.

JOURARD, S.M. & FRIEDMAN, R. Experimenter–subject `distance' and self–disclosure. Journal of Personality and Social Psychology, 1970, 15, 278–282.

KANFER, F.H. Verbal rate, eyeblink, and content in structured psychiatric interviews. Journal of Abnormal and Social Psychology, 1960, 61, 341–347.

KANFER, F.H. Verbal rate, content, and adjustment ratings in experimentally structured interviews. Journal of Abnormal and Social Psychology, 1959, 58, 305–311.

KATZ, I. Stigma: A social psychological analysis. Hillsdale: Erlbaum 1981.

KATZ, I., GLASS, D.C., LUCIDO, D.J. & FABER, J. Ambivalence, guilt and the denigration of a physically handicapped victim. Journal of Personality, 1977, 45, 419–429.

KATZ, I., FABER, J., GLASS, D.C., LUCIDO, D. & EMSWILLER, T. When courtesy offends. Effects of positive and negative behavior by the physically disabled on altruism and anger in normals. Journal of Personality, 1978, 46, 506–518.

KATZ, I., GLASS, D.C., LUCIDO, D.J. & FABER, J. Harm–doing and victim's racial or orthopedic stigma as determinants of helping behavior. Journal of Personality, 1979, 47, 340–364.

KATZ, I. & GLASS, D.C. An ambivalence–amplification theory of behavior toward the stigmatized. In: W. AUSTIN & S. WORCHEL (Eds.), The Social Psychology of Intergroup Relations. Montery (Calif.): Brooks/Cole 1979.

KENDON, A. Some functions of gaze–direction in social interaction. Acta Psychologica, 1967, 26, 22–63.

KLAPPROTT, J. Erwünschtheit und Bedeutung von 338 alltagspsychologischen Eigenschaftsbegriffen. Psychologische Beiträge, 1972, 14, 496–520.

KLECK, R. Emotional arousal in interactions with stigmatized persons. Psychological Reports, 1966, 19, 1226.

KLECK, R. Physical stigma and nonverbal cues emitted in face–to–face interaction. Human Relations, 1968, 21, 19–28.

KLECK, R. Physical stigma and task oriented interactions. Human Relations, 1969, 22, 53–60.

KLECK, R., ONO, M. & HASTORF, A.H. The effects of physical deviance upon face–to–face interaction. Human Relation, 1966, 19, 425–436.

KLECK, R. & NUESSLE, W. Congruence between indicative and communicative functions of eye contact in interpersonal relations. British Journal of Social and Clinical Psychology, 1968, 7, 241–246.

KLECK, R., BUCK, W., GOLLER, R.S., PFEIFFER, J.R. & VUKCEVIC, D.P. Effect of stigmatizing conditions on the use of personal space. Psychological Reports, 1968, 23, 111–118.

KLECK, R.E. & STRENTA, A. Perceptions of the impact of negatively valued physical characteristics on social interaction. Journal of Personality and Social Psychology, 1980, 39, 861–873.

KLEE, E. Behindert. Ein kritisches Handbuch. Frankfurt: Fischer 1980[2].

KLEIN, P. Soziale Erwünschtheit von Eigenschaften in Abhängigkeit von Nationalität, Schulbildung und Geschlecht der Beurteiler. Psychologie und Praxis, 1974, 18, 86–92.

KLEINKE, C.L. Effects of personal evaluations. In: G.L. CHELUNE (Ed.), Self–Disclosure – Origins, Patterns, and Implications of Openness in Interpersonal Relationships. San Francisco: Josssey–Bass 1979.

KLEINKE, C.L., STANESKI, R.A. & BERGER, D.E. Evaluation of an interviewer as a function of interviewer gaze, reinforcement of subject gaze, and interviewer attractiveness. Journal of Personality and Social Psychology, 1975, 31, 115–122.

KRÜGER, K. & HÜCKSTEDT, B. Die Beurteilung von Blickrichtungen. Zeitschrift für experimentelle und angewandte Psychologie, 1969, 16, 452–472.

KUTNER, B. The social psychology of disability. In: W.S. NEFF (Ed.), Rehabilitation Psychology. Washington, D.C., 1971, 143–167.

LAFAVE, H.G., ROOTMAN, I., SYDIAHA, D. & DUCKWOTH, R. The ethnic community and the definition of mental illness. The Psychiatric Quaterly, 1967, 41, 211–227.

LALLJEE, M. The role of gaze in the expression of emotion. Australian Journal of Psychology, 1978, 30 (1), 59–67.

LANGER, E.J., FISKE, S., TAYLOR, S.E. & CHANOWITZ, B. Stigma, staring and discomfort: A novel–stimulus hypothesis. Journal of Experimental Social Psychology, 1976, 12, 451–463.

LAWTON, M.P. Personality and attitudinal correlates of psychiatric–aid performance. Journal of Social Psychology, 1965, 66, 215–226.

LERNER, M.J. The desire of justice and reactions to victims. In: J. MACAULEY & L. BERKOWITZ (Eds.), Altruism and Helping Behavior. New York: Academic Press 1970, 205–229.

LERNER, M.J. The belief in a just world: A fundamental delusion. New York: Plenum 1980.

LERNER, M.J. & MATTHEWS, G. Reactions to suffering of others under conditions of indirect responsibility. Journal of Personality and Social Psychology, 1967, 5, 319–325.

LERNER, M.I. & SIMMONS, C.H. The observers reaction to the "innocent victim": Compassion or rejection. Journal of Personality and Social Psychology, 1966, 4, 203–210.

LERNER, M.J. & MILLER, D.T. Just world research and the attribution process: Looking back and ahead. Psychological Bulletin, 1978, 85, 1030–1051.

LEVY–SHIFF, R. & HOFFMAN, M.A. Social behavior of hearing–impaired and normally hearing preschoolers. British Journal of Ecucational Psychology, 1985, 55, 111–118.

LINVILLE, P.L. & JONES, E.E. Polarized appraisals of outgroup members. Journal of Personality and Social Psychology, 1980, 38, 689–703.

LINVILLE, P. The complexity–extremity effect and age–based stereotyping. Journal of Personality and Social Psychology, 1982, 42, 193–211.

LIVNEH, H. On the origins of negative attitudes toward people with disabilities. Rehabilitation Literature, 1982, 43, 339–347.

LOEB, F.F. The fist: The microscopic film analysis of the function of a recurrent behavioral pattern in a psychotherapeutic session. Journal of Nervous and Mental Disease, 1968, 147, 102–112.

LORD, C.G., LEPPER, M.R. & MACKIE, D. Attitude prototypes as determinants of attitude–behavior consistency. Journal of Personality and Social Psychology, 1984, 46, 1254–1266.

LÜCK, H.E., REGELMANN, S. & SCHÖNBACH, P. Zur sozialen Erwünschtheit von Eigenschaftsbezeichnungen, Datenvergleiche: Köln 1966 – Bochum 1971 – Köln 1972. Zeitschrift für Experimentelle und Angewandte Psychologie, 1976, 23, 253–266.

LUKOFF, I.F. & WHITEMAN, M. Attitudes toward blindness: Some preliminary findings. New Outlook for the Blind, 1961, 55, 39–44.

MAHL, G.F. Gestures and body movements in interviews. Research in Psychotherapy, 1968, 3, 295–346.

MAHL, G.F. Gestures and body movements in interviews. In: J. SHLIEN (Ed.), Research in Psychotherapy. Washington D.C.: American Psychological Association, 1968, 3, 295–346.

MALLENBY, T.W. & MALLENBY, R.G. The personal space of hard-of-hearing children after extended contact with `normals'. British Journal of Social and Clinical Psychology, 1975, 14, 253–257.

MARINELLI, R.P. State anxiety in interactions with visible disabled persons. Rehabilitation Counseling Bulletin, 1974, 18, 72–77.

MARINELLI, R.P. & KELZ, J.W. Anxiety and attitudes toward visibly disabled persons. Rehabilitation Counseling Bulletin, 1973, 16, 198–205.

MARTIN, W.W. & ROVIRA, M.L. An experimental analysis of discriminability and bias in eye-gazing judgement. Journal of Nonverbal Behavior, 1981, 5, 155–163.

MARTIN, W.W. & JONES, R.F. The accuracy of eye-gaze judgement: A signal detection approach. British Journal of Social Psychology, 1982, 21, 293–299.

MASSATAGANI, G.N. Hand-gesturing behavior in psychotic children. American Journal of Occupational Therapy, 1973, 27, 24–29.

MATTHEWS, P.R. Students on wheels. Rehabilitation Literature, 1980, 41, 122–123.

McALEER, C.A. The effect of a cooperative game set on attitudes and behaviors toward physically disabled. Dissertation, University of Missouri-Columbia, 1972. Dissertation Abstracts International, 1973, 34, 1360-A.

McDANIEL, J.W. Physical disability and human behavior. New York: Pergamon Press 1969.

MEHRABIAN, A. Some referents and measures of nonverbal behavior. Behavior Research Methods and Instrumentation, 1969, 1, 203–207.

MEHRABIAN, A. Nonverbal communication. Chicago: Aldine–Atherton 1972.

MEHRABIAN, A. & WILLIAMS, M. Nonverbal concomitants of perceived and intended persuasiveness. Journal of Personality and Social Psychology, 1969, 13, 37–58.

MEHRABIAN, A. & FRIAR, J.T. Die Übermittlung von Einstellungen durch Körperhaltung und Körperorientierung. In: K.R. SCHERER & H.G. WALLBOTT (Hrsg.), Nonverbale Kommunikation: Forschungsberichte zum Interaktionsverhalten. Weinheim: Beltz 1979, 176–185.

MILLS, J. A procedure for explaining experiments involving deception. Personality and Social Psychology Bulletin, 1976, 2, 3–13.

MITCHELL, J.C. Disabled counselors: Perception of their effectiveness in a therapeutic relationship. Archives of Physical Medicine and Rehabilitation, 1976, 57, 348–352.

MULLFORD, C.L. & MURPHY, J.B. Selected correlates of the stigma associated with mental illness. Journal of Social Psychology, 1968, 74, 103–110.

MUMMENDEY, H.D. & BOLTEN, H.–G. Zur Überprüfung des Bogus–Pipeline–Paradigmas: Verhaltens–Bericht und Verhaltens–Bewertung in vier Bereichen sozialen Verhaltens. Zeitschrift für Sozialpsychologie, 1985, 16, 139–148.

NOVAK, P.W. & LERNER, M.J. Rejection as a consequence of perceived similarity. Journal of Personality and Social Psychology, 1968, 9, 147–152.

PATTERSON, M.L. Nonverbal behavior. A functional perspective. New York: Springer 1983.

PATTERSON, M.L. An arousal model of interpersonal intimacy. Psychological Review, 1976, 83 (3), 235–245.

PATTERSON, M.L. Compensation in nonverbal immediacy behaviors: A review. Sociometry, 1973, 36, 237–252.

PATTERSON, M.L. & SECHREST, L.B. Interpersonal distance and impression formation. Journal of Personality, 1970, 38, 161–166.

PATTERSON, M.L., MULLENS, S. & ROMANO, J. Compensatory reactions to spatial intrusion. Sociometry, 1971, 34, 114–121.

PEDERSEN, D.M. & SHEARS, L.M. A review of personal space research in the framework of general system theory. Psychological Bulletin, 1973, 80, 367–388.

PELLANDER, F. Psychologische Voraussetzungen für die Integration körperbehinderter Kinder: Über den Einfluß vorbereitender Information auf Vorstellungen und Verhalten nichtbehinderter Kinder in Kontakten mit körperbehinderten Kindern. Dissertation, Ruhr–Universität Bochum, 1983.

PELLEGRINI, R.J., HICKS, R.A. & GORDON, L. The effect of an approval seeking conduct on eye contact in dyads. British Journal of Social and Clinical Psychology, 1970, 9, 373–374.

REGAN, D.T. & FAZIO, R.H. On the consistency between attitudes and behavior: Look to the method of attitude formation. Journal of Experimental Social Psychology, 1977, 13, 28–45.

RICHARDSON, S.A. Attitudes and behavior toward the physically handicapped. Birth Defects, 1976, 12, 15–34.

RING, K. & FARINA, A. Personal adjustment as a determinant of aggressive behavior toward the mentally ill. Journal of Consulting and Clinical Psychology, 1969, 33, 683–690.

ROSENFELD, H.M. Approval–seeking and approval–inducing functions of verbal and nonverbal responses in the dyad. Journal of Personality and Social Psychology, 1966, 4, 597–605.

ROSENFELD, H.M. Nonverbal reciprocation approval: An experimental analysis. Journal of Experimental Psychology, 1967, 3, 102–111.

ROSENFELD, H.M. The experimental analysis of interpersonal influence processes. Journal of Communication, 1972, 22, 424–442.

RUBIN, Z. Measurement of romantic love. Journal of Personality and Social Psychology, 1970, 16, 256–273.

RUBIN, Z. Liking and loving: An invitation of social psychology. New York: Holt, Rinehart & Winston 1973.

RUBIN, Z. Disclosing oneself to a stranger: Reciprocity and its limits. Journal of Experimental Social Psychology, 1975, 11, 233–260.

RUMSEY, N., BULL, R. & GAHAGAN, D. The effect of facial disfigurement on the proxemic behavior of the general public. Journal of Applied Social Psychology, 1982, 12 (2), 137–150.

RYAN, K.M. Developmental differences in reactions to the physically disabled. Journal of Human Development, 1981, 24, 240–256.

SAFILIOS–ROTHSCHILD, C. The sociology and social psychology of disability and rehabilitation. New York: Random House, 1970.

SAFILIOS–ROTHSCHILD, C. Social– and psychological parameters of friendship and intimacy for disabled people. In: M.G. EISENBERG, C. GRIGGINS & R.J. DUVAL (Eds.) Disabled People as Second–Class Citizens. New York: Springer 1982, 40–51.

SCHACHTER, S. & SINGER, J.E. Cognitive, social, and physiological determinants of emotional state. Psychological Review, 1962, 69, 379–399.

SCHEIER, M.F. Self–awareness, self–consciousness, and angry aggression. Journal of Personality, 1976, 44, 627–644.

SCHEIER, M.F. & CARVER, C.S. Self–focused attention and the experience of emotion: Attraction, repulsion, elation, and depression. Journal of Personality and Social Psychology, 1977, 35, 625–636.

SCHEIER, M.F., CARVER, C.S., SCHULZ, R., GLASS, D.C. & KATZ, I. Sympathy, self–consciousness, and reactions to the stigmatized. Journal of Applied Social Psychology, 1978, 8, 270–282.

SCHERER, K.R. Die Funktionen des nonverbalen Verhaltens im Gespräch. In: D. WEGNER (Hrsg.), Gesprächsanalyse. Bericht zum fünften IPK–Kolloquium. Hamburg: Buske 1977, 273–295.

SCHERER, K.R. Die Funktionen des nonverbalen Verhaltens im Gespräch. In: K.R. SCHERER & H.G. WALLBOTT (Hrsg.), Nonverbale Kommunikation: Forschungsberichte zum Interaktionsverhalten. Weinheim: Beltz 1979, 25–32.

SCHERER, U. & SCHERER, K.R. Bürgernähe im Publikumsverkehr: Die Rolle des menschlichen Faktors in der Sozialplanung. In: F.–X. KAUFMANN (Hrsg.), Bürgernahe Gestaltung der sozialen Umwelt. Meisenheim: Hain 1977, 237–272.

SCHERER, K.R., WALLBOTT, H.G. & SCHERER, U. Methoden zur Klassifikation von Bewegungsverhalten. Ein funktionaler Ansatz. Zeitschrift für Semiotik, 1979, 1, 177–192.

SCHERWITZ, L. & HELMREICH, R. Interactive effects of eye contact and verbal content on interpersonal attraction in dyads. Journal of Personality and Social Psychology, 1973, 25 (1), 6–14.

SCHILDER, P. The image and appearance of the human body. London: Kegan 1935.

SCHNEIDER, C.R. & ANDERSON, W. Attitudes toward the stigmatized: Some insights from recent research. Rehabilitation Counseling Bulletin, 1980, 23, 299–313.

SCHNEIDER, D.J., HASTORF, A.H. & ELLSWORTH, P.C. Person perception. Reading: Addison–Wesley, 1979.

SCHÖNBACH, P. Likableness ratins of 100 German personality–trait words corresponding to a subset of Anderson's 555 trait words. European Journal of Social Psychology, 1972, 2, 327–334.

SCHÖNBERGER, F. Die Verhaltensunsicherheit gegenüber Körperbehinderten – ihre sozialpsychologische Analyse. In: A. MÖCKEL (Hrsg.), Sonderschule im Wandel. Neuburgweier: Schindele 1971, 67–74.

SEIFERT, K.K. Einstellungen von Nichtbehinderten gegenüber Behinderten. Neuere Forschungsergebnisse. Erziehung und Unterricht, 1984, 134, 100–111.

SEIFERT, K.H. & STANGL, W. Einstellung zu Körperbehinderten und ihrer beruflich–sozialen Integration. Bern: Huber 1981.

SEIFERT, K.H. & BERGMANN, C. Entwicklung eines Fragebogens zur Messung der Einstellungen gegenüber Körperbehinderten. Heilpädagogische Forschung, 1983, 10, 290–320.

SEMMEL, M.L. & DICKSON, S. Connative reactions of college students to disability levels. Exceptional Children, 1966, 32, 443–450.

SEYWALD, A. Physische Abweichung und soziale Stigmatisierung. Zur sozialen Isolation und gestörten Rollenbeziehung physisch Behinderter und Entstellter. Rheinstetten: Schindele 1976.

SEYWALD, A. Körperliche Behinderung. Grundfragen einer Soziologie der Benachteiligten. Frankfurt: Campus Paperback 1977.

SHEARS, L.M. & JENSEMA, C.J. Social acceptability of anomalous persons. Exceptional Children, 1969, 36, 91–96.

SIEGMAN, A.W. The telltale voice: Nonverbal messages of verbal communication. In: A.W. SIEGMAN & S. FELDSTEIN (Eds.), Nonverbal Behavior and Communication. Hillsdale N.J.: Erlbaum 1978, 183–243.

SIEGMAN, A.W. & POPE, B. Effects of question specifity and anxiety producing messages on verbal fluency in the initial interview. Journal of Personality and Social Psychology, 1965, 2, 522–530.

SIEGMAN, A.W. & POPE, B. The effects of ambiguity and anxiety on interviewee verbal behavior. In: A.W. SIEGMAN & B. POPE (Eds.), Studies in Dyadic Communication. New York: Pergamon Press 1972.

SIGALL, H. & PAGE, R. Current stereotypes: A little fading, a little faking. Journal of Personality and Social Psychology, 1971, 18, 247–255.

SIGALL, H. & PAGE, R. Reducing attenuation in the expression of interpersonal affect via the bogus pipeline. Sociometry, 1972, 35, 629–642.

SILLER, J. Attitudes toward disability. In: H. RUSALEM & D. MALIKIN (Eds.): Contemporary Vocational Rehabilitation. New York: New York University Press, 1976, 63–80.

SILLER, J., CHIPMAN, A., FERGUSON, L.T. & VANN, D.H. Attitudes of the nondisabled toward the physically disabled. Studies in reactions to disability XI/XII. New York: School of Education 1967.

SILLER, J., FERGUSON, L.T., VANN, D.H. & HOLLAND, B. Structure of attitudes toward physically disabled: The disability factor scales – amputation, blindness, cosmetic conditions. Proceedings, 76th Annual Convention, APA, 1968.

SLOAT, W.L. & FRANKEL, A. The contributions of subjects, disabilities, situations, sex of target person, and items to the variation of attitudes toward persons with a disability. Rehabilitation Psychology, 1972, 19, 3–17.

SOMMER, R. Personal space: The behavioral basis of design. Engelwood Cliffs, N.J.: Prentice–Hall, 1969.

SNYDER, M. When belief creates reality. In: L. BERKOWITZ (Ed.), Advances in Experimental Social Psychology (Vol. 18). New York: Academic Press 1984, 247–305.

SNYDER, M.L., KLECK, R.E., STRENTA, A. & MENTZER, S.J. Avoidance of handicapped: An attributional ambiguity analysis. Journal of Personality and Social Psychology, 1979, 37, 2297–2306.

SNYDER, M., TANKE, E.D. & BERSCHEID, E. Social perception and interpersonal behavior: On the self–fulfilling nature of social stereotypes. Journal of Personality and Social Psychology, 1977, 35, 656–666.

SNYDER, M. & SWANN, W.B. JR. Behavioral confirmation in social interaction: From social perception to social reality. Journal of Experimental Social Psychology, 1978, 14, 148–162.

SOBLE, S.L. & STRICKLAND, L.H. Physical stigma, interaction, and compliance. Bulletin of the Psychonomic Society, 1974, 4, 130–132.

SODIKOFF, C., FIRESTONE, I.J. & KAPLAN, K.J. Subject self–disclosure and attitude change as a function of interviewer self–disclosure and eye–contact. Personality and Social Psychology Bulletin, 1974, 1, 243–246.

STANGL, W. Entwicklung eines Behinderten–Einstellungsstrukturtests: BESTT83. International Journal of Rehabilitation Research, 1984, 7, 25–36.

STENSRUD, R. & STENSRUD, K. Interpersonal stress as a consequence of being disabled. Journal of Rehabilitation, 1981, 47, 43–46.

STRENTA, A.G. & KLECK, R.E. Physical disability and the perception of social interaction: It's not what you look at but how you look at it. Personality and Social Psychology Bulletin, 1984, 10, 279–288.

SUNDSTROM, E. An experimental study of crowding: Effects of room size, intrusion, and goal blocking on nonverbal behavior, self–disclosure, and self–reported stress. Journal of Personality and Social Psychology, 1975, 32, 645–654.

SUNDSTROM, E. & ALTMAN, I. Interpersonal relationships and personal space: Research review and theoretical model. Human Ecology, 1976, 4, 47–67.

TAYLOR, D.A. Motivational bases. In: G.J. CHELUNE (Ed.), Self–disclosure. Origins, Patterns and Implications of Openness in Interpersonal Relationships. San Francisco: Jossey–Bass, 1979, 110–150.

TAYLOR, J.A. A personality scale of manifest anxiety. Journal of Abnormal and Social Psychology, 1953, 48, 285–290.

THOMPSON, T.L. Gaze toward and avoidance of the handicapped: A field experiment. Journal of Nonverbal Behavior, 1982, 6, 188–196.

THOMPSON, T.L. & SEIBOLD, D.R. Stigma management in normal–stigmatized interactions: Test of the disclosure hypothesis and a model of stigma acceptance. Human Communication Research, 1978, 4, 231–242.

TOOMEY, L.C., REZNIKOFF, M. BRADY, J.P. & SCHUHAMANN, W.D. Some relationships between the attitudes of nursing students toward psychiatry and success in psychiatric affiliation. Nursing Research, 1961, 10, 165–169.

TRINGO, J.L. The hierarchy of preference toward disability groups. Journal of Special Education, 1970, 4, 295–306.

TRÖSTER, H. Sozialpsychologische Aspekte in der Rehabilitationspsychologie: Einstellungen und Verhalten gegenüber Behinderten. In: J. SCHULTZ–GAMBARD (Hrsg.), Angewandte Sozialpsychologie. Weinheim: Beltz 1987, 331–358.

ULRICH, G. Videoanalyse depressiver Verhaltensaspekte. Stuttgart: Enke 1981.

UNO, T., SEARS, J. & GARGIULO, R. Galvanic skin response of special edication students to relevant and non – relevant verbal cues. College Student Journal, 1978, 12, 204 – 211.

VANDER KOLK, C.J. Physiological measures as a means of assessing reactions to the disabled. New Outlook for the Blind, 1976, 70, 101 – 103.

VINE, I. Judgements of direction of gaze – an interpretation of discrepant results. British Journal of Social and Clinical Psychology, 1971, 10, 320 – 331.

WAGNER, H., ELLGRING, J.H. & CLARKE, A.H. Binäre Kodierung von Sprechen und Blicken: Validität, Reliabilität und ihre Abhängigkeit von der zeitlichen Auflösung. Zeitschrift für Experimentelle und Angewandte Psychologie, 1980, 27 (4), 670 – 687.

WAGNER, H., ELLGRING, J.H. & CLARKE, A. Analyse des Blickverhaltens in sozialen Situationen. In: P. WINKLER (Hrsg.), Methoden der Analyse von Face – to – face – Situationen. J.B. Metzlersche Verlagsbuchhandlung, 1981, S. 330 – 343.

WALLBOTT, H.G. Subjektive und objektive Aspekte gestischen Verhaltens: Pilotuntersuchungen an psychiatrischen Patienten. In: P. WINKLER (Hrsg.), Methoden der Analyse von Face – to – face – Situationen. J.B. Metzlersche Verlagsbuchhandlung, 1981, S. 285 – 301.

WALSTER, E., WALSTER, G. & BERSCHEID, E. Equity: Theory and research. Boston: Allyn & Bacon 1978.

WEBB, E.J., CAMPBELL, D.T., SCHWARTZ, R.D. & SECHREST, L. Nichtreaktive Meßverfahren. Weinheim: Beltz 1975.

WEITZ, S. Body movements and gestures. In: S. WEITZ (Ed.), Nonverbal Communication: Readings with Commentary. New York: Oxford University Press, 1974, S. 127 – 133.

WESOLOWSKI, M.D. The relationship between psychophysiological indicants of autonomic arousal and attitudes toward physically disabled persons. Dissertation, Southern Illinois University at Carbondale, 1977. Dissertation Abstracts International, 1977, 6032 – A.

WESTWOOD, M.J., VARGO, J.W. & VARGO, F. Methods for promoting attitude change toward and among physically disabled persons. Journal of Applied Rehabilitation Counseling, 1981, 12, 220 – 225.

WHITE, R.K., WRIGHT, B.A. & DEMBO, T. Studies in adjustment to visible injuries: Evaluation of curiosity by the injured. Journal of Abnormal and Social Psychology, 1948, 18, 13–28.

WHITE, J.H., HEGARTY, J.R. & BEASLEY, N.A. Eye contact and observer bias: A research note. British Journal of Psychology, 1970, 61, 271–273.

WHITEMAN, M. & LUKOFF, I.F. Attitudes toward blindness and other physical handicaps. Journal of Social Psychology, 1965, 60, 135–145.

WICKLUND, R.A. Objective self–awareness. In: L. BEREKOWITZ (Ed.), Advances in Experimental Social Psychology (Vol. III). New York: Academic Press, 1975, 233–275.

WINER, B.J. Statistical principles in experimental design. New York: McGraw–Hill 1971.

WOLBOLD, S. Untersuchungen zum Neugierverhalten in der Interaktion von Körperbehinderten und Nichtbehinderten. Unveröffentlichte Diplomarbeit, Marburg 1978.

WOLFGANG, J. & WOLFGANG, A. Personal space – An unobstrusive measure of attitudes toward the physically handicapped. Proceedings, 76th Annual Convention, APA, 1968, 663–654.

WORD, C.O., ZANNA, M.P. & COOPER, J. The nonverbal mediation of self–fulfilling prophecies in interracial interaction. Journal of Experimental Social Psychology, 1974, 10, 109–120.

WORLD HEALTH ORGANIZATION (WHO). International classification of impairments, disabilities, and handicaps. Genf: World Health Organization 1980.

WORTHINGTON, M.E. Personal space as a function of the stigma effect. Environment and Behavior, 1974, 6, 289–294.

WOTHINGTON, M.E. Nonverbal communication as a function of stigma effect. Dissertation, Florida Institute of Technology, 1981. Dissertation Abstracts International, 1981, 42/3, 1216–B.

WORTMAN, C.B., ADESMAN, P., HERMAN, E. & GREENBERG, R. Self–disclosure: An attributional perspective. Journal of Personality and Social Psychology, 1976, 33, 184–191.

WORTHY, M., GARY, A.L. & KAHN, G.M. Self-disclosure as an exchange process. Journal of Personality and Social Psychology, 1969, 13, 59-63.

WRIGHT, B. Physical disability: A psychological approach. New York: Harper 1960 (Neuauflage 1983).

YUKER, H.E., BLOCK, J.R. & YOUNNG, J.H. A scale to measure attitudes toward disabled persons. Human Resources Study No. 5. Albertson (N.Y.): Human Resources Center 1960.

YUKER, H.E., BLOCK, J.R. & YOUNNG, J.H. The measurement of attitudes toward disabled persons. Albertson (N.Y.): Human Resources Center 1966 (Neuauflage 1970).

YUKER, H.E. Attitudes as determinants of behavior. Journal of Rehabilitation, 1965, 31, 15-16.

ZANNA, M.P. & FAZIO, R.H. The attitude-behavior relation: Moving toward a third generation of research. In: M.P. ZANNA, E.T. HIGGINS & C.P. HEMAN (Eds.), Consistency in Social Behavior. The Ontario Symposium, (Vol 2). Hillsdale: Erlbaum 1982, 283-301.

ZOLA, I.K. Communication barriers between 'the able-bodied' and 'the handicapped'. Archives of Physical Medicine and Rehabilitation, 1981, 62, 355-359.

ZYCH, K. & BOLTON, R. Calvanic skin responses and cognitive attitudes toward disabled persons. Rehabilitation Psychology, 1972, 19, 172-173.